# 言語聴覚療法習得のための
# 必須基礎知識

| 山田 弘幸 | 阿部 晶子 | 飯干 紀代子 |
| 池野 雅裕 | 太田 栄次 | 北風 祐子 |
| 斉藤 吉人 | 福永 真哉 | 吉村 貴子 |

エスコアール

## 最初にお読み下さい

### 1. 今さらこんなこと質問できない、質問は苦手というあなたへ

本書を手に取って下さいましてどうも有り難うございます。

本書は、養成課程で言語聴覚士を目指している学生、新人および経験年数の短い言語聴覚士、あるいはブランク後に復職する言語聴覚士といった方々を主な読者として想定しています。

そして、言語聴覚療法の習得に必須の重要基礎事項について、無意味な丸暗記ではなく、内容を理解した上で身に付けていただくことに徹底的にこだわった学習ツールです。

具体的には、言語聴覚療法の習得に際して不可欠な基礎知識のうち、あまりに基本的であるとして当然習得されていると見なされがちにもかかわらず、実際には理解できていないことが多い項目を取り上げて解説しています。では、なぜこのような超基本的ともいえる学習ツールが必要なのでしょうか？

あなたは、講義や研修会などの場面で、本当は理解できていないのに、こんな簡単そうなことを質問するのは恥ずかしいという気持ちから、本来ならするべき質問を見送ってしまった経験はありませんか？　正直に言うと、私自身も何度となくそうした経験をしてきました。しかしながら、あまりにもそういう経験を繰り返してしまうと、やがて「何がわからないのかがわからない」という厄介な状態に陥ってしまうことになります。当然のことながら、そのような状態のまま、言語聴覚士を目指した学習や、言語聴覚士としてのレベルアップのための学習に取り組むことは不可能です。

このような厄介な状態に陥らないように、あるいは、すでに陥っている場合には速やかに脱出して、本来の学習に取り組めるようになるためには、一体どうすれば良いのでしょうか？

### 2. 本書の特徴

本来の学習にきちんと取り組むためには、わからないことは質問するということがもちろん重要ですが、実のところただそれだけでは十分とはいえません。当たり前のように質問することをなるべく頑張るだけでなく、早急に基礎知識を充実させることが不可欠なのです。

そこで、本書では、よく理解できていないけれど質問はしづらい、と感じてしまうような基礎的なことを取り上げて、自力で不足がちな基礎知識を習得できるように工夫（たとえば、本文中に関連事項の参照先頁を明記するなど）しています。

また、取り上げた項目をなぜ学ばなければならないのか、つまりそれらが言語聴覚療法とどのように関連しているのかについても言及し、無意味な机上の知識の丸暗記に終わるのではなく、目的意識を持って学習に取り組んでいただけるよう工夫しています。このように目的意識を持つ

ことは、言語聴覚療法について学ぶ場合に限らず、何かを学ぶ上においては非常に重要なことなのです。

　本文のページを繰っていただければ一目瞭然（いちもくりょうぜん）ですが、解説に際しては図表を豊富に用い、なるべく簡潔で平易（へいい）な記述を心がけました。以下の「本書の使い方」を参考にしていただき、ぜひ本書を最大限にご活用下さい。

### 3．本書の使い方

　本書を有効活用していただくためには、「索引（さくいん）」が重要な鍵の一つとなります。もし、あなたが書籍の索引というものについてよくご存じなら、本書の最初から順番に読むなり、必要な箇所を探しながらあちらこちらを読むなり、あなたが最も使い易い方法でお使い下さい。

　もし、あなたが索引についてあまりよくご存じでなければ、最初に「索引」（36頁）の解説を読んで、索引の活用方法をしっかり習得するようにして下さい。その上で、最初から順番に読むなり、必要な箇所を探しながらあちらこちらを読むなり、あなたが最も使い易い方法でお使い下さい。

　索引を駆使（くし）しながら読み進めることによって、本書のあちらこちらに散らばっている情報のうち、今のあなたにとって必要な情報を素早く見つけることができるので、基礎的なことが理解できないために解説自体が理解できない、といったことを防ぐことができます。また、本文中に関連事項の参照先を「（○頁）」というように明記していますので、索引とともにご活用いただくと一層効果的です。

　このように、本書はわからないところから始めるというコンセプトに沿っているので、単に講義の際のサブテキストとして使うだけでなく、常にあなたの手元に置いて自主学習に活用していただくのが、本書の特徴を活かしきる使用法といえます。

　普段使いの教材として、ぜひご活用いただければ幸いです。

　なお、「障害」の表記については、「害」の使用は不適切として「障がい」「障碍（しょうがい）」などが用いられるようになってきましたが、医学用語としての「障害」が定着している現状を考え、本書においては「障害」を用いています。

2015年8月31日<br>
編著者　山田弘幸

# 目次

## 最初にお読み下さい　　3

1. 今さらこんなこと質問できない、質問は苦手というあなたへ　　3
2. 本書の特徴　　3
3. 本書の使い方　　4

## 第1章　『スピーチ・チェイン（話しことばの鎖）』に関すること　　13

1. オリジナルの『スピーチ・チェイン（話しことばの鎖 ; speech chain）』　　15
2. スピーチ・チェインの意義　　16
3. 修正版スピーチ・チェイン　　17
4. 自己音声フィードバック・リンク（feedback link）　　19
5. 自分の録音音声を聴いたときの違和感　　20

## 第2章　表記法、用語、文献等に関すること　　23

1. 表記法（orthography, notational system）　　25
2. 専門用語（technical term）の表記　　25
3. 音声表記（phonetic transcription）　　27
4. 国際音声記号（International Phonetic Alphabet ; IPA）　　28
5. 音韻表記（phonological transcription）　　30
6. 頭字語（acronym）　　30

## 第3章　書籍、文献等に関すること　　33

1. 書籍（book）、雑誌（journal）　　35
2. 索引（index）　　36
3. 辞書・辞典（dictionary）、字書・字典（dictionary, Chinese character dictionary）、事典（encyclopedia）　　39
4. 凡例（introductory notes, explanatory notes）　　41
5. 文献（literature）、論文（paper, article）　　42
6. 引用文献（reference）、文献リスト・文献一覧（bibliography）　　43
7. 論文の構成　　45
8. 要約（summary）、アブストラクト（abstract）　　46

| | |
|---|---|
| 9. キイワード（key word） | 46 |
| 10. 図（figure）と表（table） | 47 |
| 11. 文献検索（document retrieval）、文献データベース（bibliographic database） | 49 |
| 12. 図書館（library） | 50 |

## 第4章　数・データ処理に関すること　53

| | |
|---|---|
| 1. アラビア数字（Arabic numerals）、ローマ数字（Roman numerals）、漢数字（Chinese numerals） | 55 |
| 2. 記数法（numeral system） | 56 |
| 3. 整数（integer） | 60 |
| 4. 小数（decimal, decimal fraction） | 61 |
| 5. 分数（fraction） | 62 |
| 6. 数直線（number line） | 63 |
| 7. 加減乗除（addition, subtraction, multiplication and division） | 63 |
| 8. 常用対数（common logarithm） | 66 |
| 9. 累乗（power） | 68 |
| 10. 指数（exponent） | 68 |
| 11. 数式（numerical formula） | 69 |
| 12. 関数（function） | 70 |
| 13. 統計学（statistics）、統計的仮説検定（statistical hypothesis testing） | 70 |
| 14. 代表値（average） | 71 |
| 15. 散布度（dispersion） | 74 |
| 16. 母集団（population） | 77 |
| 17. 標本（sample） | 77 |
| 18. 偏差値（deviation） | 78 |
| 19. 平均値（mean） | 78 |

## 第5章　尺度・単位に関すること　81

| | |
|---|---|
| 1. 尺度（scale, measure）、尺度水準（level of scale） | 83 |
| 2. 国際単位系（International System of Units ; SI） | 85 |
| 3. 単位（unit）、単位記号（unit symbol） | 87 |
| 4. 接頭語・接頭辞（prefix） | 88 |
| 5. 国際標準化機構（International Organization for Standardization ; ISO） | 88 |
| 6. 日本工業規格（Japanese Industrial Standards ; JIS） | 89 |
| 7. デシベル（decibel ; dB） | 90 |

    8. 音圧レベル（sound pressure level ; SPL）   91
    9. 聴力レベル（hearing level ; HL）   93
    10. A特性周波数重み付け音圧レベル（A-weighted sound pressure level）、騒音レベル（sound level）   94
    11. 感覚レベル（sensation level）   95

## 第6章　測定・検査に関すること   97

    1. 測定（measurement）   99
    2. 信頼性（reliability）、妥当性（validity）   100
    3. 検査（test）、検査バッテリー（test battery）   102
    4. スクリーニング検査・選別検査（screening test）   103
    5. 閾値（threshold）   104
    6. 精神物理学的測定法（psychophysical methods）   106
    7. 視覚的アナログ尺度（visual analogue (analog) scale ; VAS）   107
    8. 条件詮索反応聴力検査（conditioned orientation response audiometry ; COR）と視覚強化式聴力検査（visual reinforcement audiometry ; VRA）   108
    9. ピープショウ検査（peep-show test）   114
    10. 観察法（observational method）、実験法（experimental method）   117
    11. 知能検査・知能テスト（intelligence test）   118
    12. 心理検査・心理テスト（psychological test）   119

## 第7章　診断に関すること   121

    1. 診断（diagnosis）   123
    2. 言語病理学的診断（speech pathological diagnosis）   124
    3. 鑑別診断（differential diagnosis）   125
    4. 診断基準（diagnostic criteria）   125

## 第8章　評価、訓練・指導に関すること   129

    1. 評価（assessment）、再評価（reassessment）   131
    2. 評価法（assessment method, evaluation method）   131
    3. 知能指数（intelligence quotient ; IQ）   134
    4. 発達指数（developmental quotient ; DQ）   136
    5. 行動（behavior）   136
    6. 認知（congnition）   138

7. 注意（attention）　138
　8. 記憶（memory）　139
　9. 汎化（generalization）　140
　10. 認知モデル（cognitive model）・認知神経心理学的モデル（neuro psychological model）　141
　11. 学習（learning）　142
　12. 強化刺激（reinforcing stimulus）・強化子（reinforcer）、報酬（reward）・罰（punishment）　145
　13. 記録の取り方（実習日誌やカルテの記載法、各種の記号システム）　145
　14. ポインティング課題（pointing task）　148
　15. マッチング課題（matching task）　150

## 第9章　発達に関すること　155

　1. 発達（development）　157
　2. 生涯発達（life-span development）　160
　3. 成長（growth）　161
　4. 発達の里程標（マイルストーン、mile stone）　164
　5. 発達スクリーニングと発達評価　166
　6. 発達理論　169
　7. 運動発達（motor development）　176
　8. 精神作用としてのシンボル機能の獲得　177
　9. 言語発達（development of speech and language）　179
　10. 定型発達（typical development）・正常発達（normal development）　183
　11. 発達障害（developmental disorder）　183
　12. 発達遅滞（developmental retardation）　186
　13. 発達の歪み　186
　14. 発達支援　186
　15. 社会啓発　187

## 第10章　臨床活動全般に関すること　193

　1. パーソナリティ（personality）　195
　2. 感情（feeling, affection）　196
　3. カウンセリング（counseling, counselling）　197
　4. 自己決定（autonomy, self-determination）　198
　5. 倫理（ethics）　200
　6. 哲学（philosophy）　201
　7. クオリティ・オブ・ライフ（quality of life ; QOL）　202

8. インフォームド・コンセント（informed consent）　　　　　　　　　　202
　　9. セカンドオピニオン（second opinion）　　　　　　　　　　　　　　　203
　10. 虐待（abuse）　　　　　　　　　　　　　　　　　　　　　　　　　　204
　11. バリアフリー（barrier-free）　　　　　　　　　　　　　　　　　　　205
　12. ユニバーサルデザイン（universal design）　　　　　　　　　　　　　206
　13. コ・メディカル（co-medical）　　　　　　　　　　　　　　　　　　209
　14. 遺伝相談・遺伝カウンセリング（genetic counseling）　　　　　　　　209
　15. EBM・根拠に基づく医療（evidence based medicine；EBM）　　　　　210

## 第11章　コミュニケーション、言語に関すること　　　　　　　　　　213

　　1. コミュニケーション（communication）　　　　　　　　　　　　　　215
　　2. 言語的コミュニケーション（verbal communication）と非言語的コミュニケーション（non-　216
　　　verbal communication）
　　3. 拡大・代替コミュニケーション（augmentative and alternative communication；AAC）　219
　　4. 語用論（pragmatics）　　　　　　　　　　　　　　　　　　　　　　220
　　5. 言語（language）　　　　　　　　　　　　　　　　　　　　　　　　221
　　6. 記号（sign）　　　　　　　　　　　　　　　　　　　　　　　　　　223
　　7. 言語学（linguistics）　　　　　　　　　　　　　　　　　　　　　　　226
　　8. 音声学（phonetics）　　　　　　　　　　　　　　　　　　　　　　　227
　　9. モーラ（mora）　　　　　　　　　　　　　　　　　　　　　　　　　229
　10. プロソディ（prosody）　　　　　　　　　　　　　　　　　　　　　　230
　11. アクセント（accent）　　　　　　　　　　　　　　　　　　　　　　　231
　12. イントネーション（intonation）　　　　　　　　　　　　　　　　　　233
　13. 高次脳機能（higher brain function）とその障害　　　　　　　　　　　234
　14. 失行（apraxia）　　　　　　　　　　　　　　　　　　　　　　　　　235
　15. 失認（agnosia）　　　　　　　　　　　　　　　　　　　　　　　　　236
　16. 遂行機能（executive function）　　　　　　　　　　　　　　　　　　236
　17. 脳損傷性の情動の障害　　　　　　　　　　　　　　　　　　　　　　237

## 第12章　研究、学会に関すること　　　　　　　　　　　　　　　　　241

　　1. 研究活動（research activities）　　　　　　　　　　　　　　　　　　243
　　2. 学会（academic society）学術講演会・学術集会（academic meeting, academic　244
　　　conference）
　　3. 予稿集・抄録集（proceeding）　　　　　　　　　　　　　　　　　　245
　　4. プレゼンテーション（presentation）　　　　　　　　　　　　　　　　246

## 第13章　人体の構造・機能・病態に関する基礎医学　　249

    1. 解剖学（anatomy）　　251
    2. 生理学（physiology）、病理学（pathology）　　257

## 第14章　神経に関すること　　259

    1. ニューロン（neuron）　　261
    2. 神経系（nervous system）　　263
    3. 活動電位（action potential）　　264
    4. 末梢神経系（peripheral nervous system ; PNS）　　266
    5. 中枢神経系（central nervous system ; CNS）　　267
    6. 脳神経（cranial nerve）　　269
    7. 自律神経系（autonomic nervous system ; ANS）　　270
    8. 神経生理学的検査（neurophysiological examination）、神経画像検査（neuroimaging test）　　272

## 第15章　聴覚に関すること　　277

    1. 感覚（sensation）・知覚（perception）・認知（cognition）　　279
    2. 聴覚系（auditory system）　　282
    3. 聴覚器（auditory organ）、聴覚伝導路・聴覚上行路・聴覚路（auditory pathway, acoustic pathway）、聴覚中枢（auditory center, acoustic center）　　287
    4. 聴覚障害（hearing disorder, hearing impairment）　　290

## 第16章　発声発語・摂食嚥下に関すること　　295

    1. 発話動作　　297
    2. 発話障害（speech disorders）とその種類　　297
    3. 呼吸器系（respiratory system）　　298
    4. 喉頭（larynx）　　302
    5. 声道（vocal tract）　　306
    6. 発話障害の適切な評価のために　　311
    7. 摂食嚥下器官の解剖　　311
    8. 摂食嚥下に関係する筋と神経　　312
    9. 摂食嚥下障害の評価・診断　　313

## 第17章　各種の制度や法規に関すること　　329

1. 社会福祉（social welfare）　　331
2. 社会福祉関係法規　　331
3. 身体障害者手帳（physically disabled certificate）　　333
4. 精神障害者保健福祉手帳（mental disability certificate, certificate of the mentally disabled）　　334
5. 療育手帳（rehabilitation certificate）　　335
6. 医療保険（medical insurance, health insurance）、報酬点数（medical remuneration points）　　335
7. 関係法規（related laws and regulations）、言語聴覚士法（Speech-language-hearing therapists act）　　337

# あとがき　　343

# 索引　　344

# 第1章

『スピーチ・チェイン（話しことばの鎖）』
に関すること

第1章 『スピーチ・チェイン（話しことばの鎖）』に関すること

**1. オリジナルの『スピーチ・チェイン（話しことばの鎖 ; speech chain）』**

『スピーチ・チェイン』あるいは『話しことばの鎖』と称される図は、1963年刊行の "The Speech Chain"[1]という本に掲載されたものがオリジナルです。図1-1に、同じ著者による改訂版[2]に掲載されたものを示します。

スピーチ・チェインの図とは、話しことば（音声言語）によって、話し手から聴き手（文献3）では「聞き手」。本章では「聴き手」とする）へ何らかのメッセージが伝わるプロセス（経過）を示すものであり、人間の認知情報処理過程についての仮説をわかり易く図式化したものです。

図1-2（16頁）に、"The Speech Chain"[1]の和訳書として1966年に刊行された、『話しことばの科学』[3]に掲載されたスピーチ・チェインの図を示します。

言語聴覚士あるいは言語聴覚療法を専攻する学生の方であれば、おそらくこの図は見飽きていることでしょう。しかし、学生の方の場合、見飽きている割にはよく理解できていないという方もおられるのではないでしょうか。また、言語聴覚士の方の場合、学生の頃はよく理解できていなかったけれど、臨床現場で働き始めてから「何だ、こんな簡単なことか」と納得がいった経験をお持ちの方もおられるのではないでしょうか。

このようなことが生じてくるのは、スピーチ・チェインが表している内容、つまり話しことばによって話し手から聴き手へとメッセージが伝わるプロセスは、一見単純で簡単なことのようですが、実際には音声言語を中心として非常に広範囲にわたる多くの事柄が関係する複雑な過程であるためです。このように奥が深い内容であるため、音声言語のことをほんの少し知っているくらいでは、スピーチ・チェインの図が表す内容をきちんと理解することは難しく、ある程度広範囲の専門的な知識が身についた言語聴覚士の方にとっては簡単なことでも、発展の途上にあって

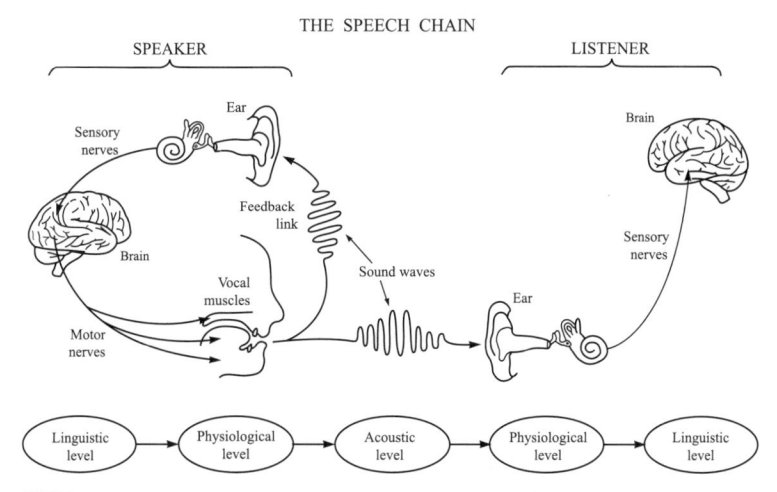

FIGURE 1.1　The speech chain: the different forms of a spoken message in its progress from the brain of the speaker to the brain of the listener.

図1-1　オリジナルの『スピーチ・チェイン』[2]

知らないことだらけの学生の方にとっては難しい、ということが起こってくるのです。スピーチ・チェインの図は、実は見かけほど簡単な内容ではないのです。

しかし、難しいとはいっても、言語やコミュニケーションというものの本来の複雑さからすると、圧倒的に単純化されたスピーチ・チェインの図は、落ち着いて考えれば必ず理解できることでしょう。以下を参考に、スピーチ・チェインの図の内容や意義をしっかりと理解し、自分のものになさって下さい。

### 2．スピーチ・チェインの意義

図1-2からわかるように、スピーチ・チェインには、話し手のメッセージが発信されてから聴き手に理解されるまでのプロセスとして、1）話し手の言語学的段階（言語的メッセージの産生）に始まって、2）話し手の生理学的段階（発声発語運動の実行）、3）音響学的段階（音声の大気中の伝播〔伝わること〕）、4）聴き手の生理学的段階（音声の聴取）、5）聴き手の言語学的段階（言語的メッセージの聴覚的理解）の5段階が示されています。さらに、「フィードバックの環（フィードバック・リンク）」として、話し手が自分自身の音声をモニターしている経路も示されています。

このように、6段階のプロセスは各々が他の段階と連携しながら機能を発揮しているので、もしどこか1つの段階にトラブルが生じれば、途端にメッセージ伝達に支障が生じてしまうことがわかります（もちろん、6段階のうち複数の段階で同時にトラブルが生じることもあり得ます）。

また、6段階が各々異なる機能を担当しているので、どの段階にトラブルが生じるかによって、コミュニケーション上の問題点が異なってくることになります。

たとえば、上記の「1）話し手の言語学的段階」のトラブルは、どのような言語聴覚障害となって現れてくるでしょうか？

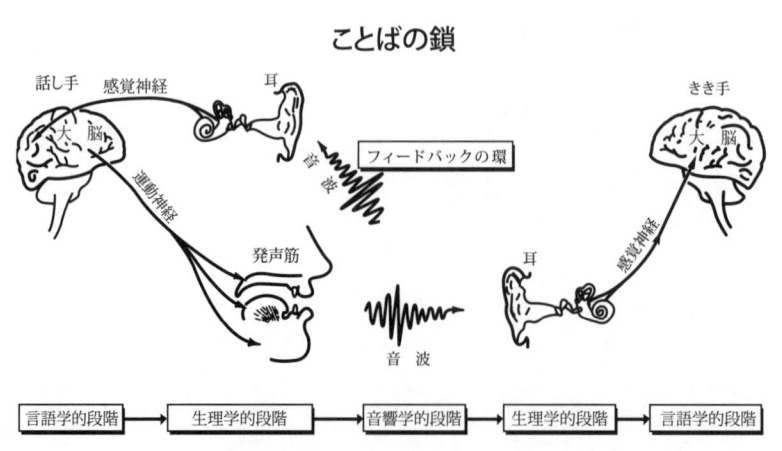

図1.1 ことばの鎖：話し手の伝えたいことが、話しことばとして、きき手に理解されるまでのいろいろな現象．
出典 ピーター B デニッシュら 監修 『話しことばの科学』 東京大学出版会 1966年

図1-2 翻訳版の『スピーチ・チェイン（ことばの鎖）』[3]

第1章 『スピーチ・チェイン（話しことばの鎖）』に関すること

同様に、「2）話し手の生理学的段階」、「4）聴き手の生理学的段階」、「5）聴き手の言語学的段階」のトラブルは、どのような言語聴覚障害となって現れてくるでしょうか？

ぜひ、まず自分で答えを考えてみて下さい（21頁に回答例を示します）。

このように、どの段階にトラブルが生じるかによって言語聴覚障害の種類が決まってくることから、スピーチ・チェインの図に表されているのは、言語聴覚障害の診断（疾患名や障害名を確定すること。123頁）や鑑別（所見が似ている疾患や障害を区別すること。125頁）の考え方そのものといえます。つまり、スピーチ・チェインは、音声言語機能の評価（131頁）・診断に際しての、最もシンプルな障害鑑別のためのモデルであると考えられます。

言語聴覚士が行う種々の仕事のうち、特に重要なのが対象児・者の言語聴覚療法的評価および訓練の実施であることを考えると、スピーチ・チェインの図式をきちんと理解できるようになることは、言語聴覚士としての評価能力を身に付け、それを高めていく過程の出発点に立つという意味を持った重要なことといえます。

### 3．修正版スピーチ・チェイン

図1-1（15頁）および図1-2（16頁）で示したオリジナルのスピーチ・チェインは、シンプルかつ有意義な図式ですが、一つどうしても物足りない点があります。

オリジナルの図では、話し手の言語学的段階（レベル）に始まり、聴き手の言語学的段階（レベル）に終わっていますが、果たしてそれで音声言語によるコミュニケーションのプロセスを正確に表したことになるでしょうか？　コミュニケーションはことばから始まるのでしょうか？　それは少し違うと思うので、図1-3 [4]に修正版スピーチ・チェインを示します。

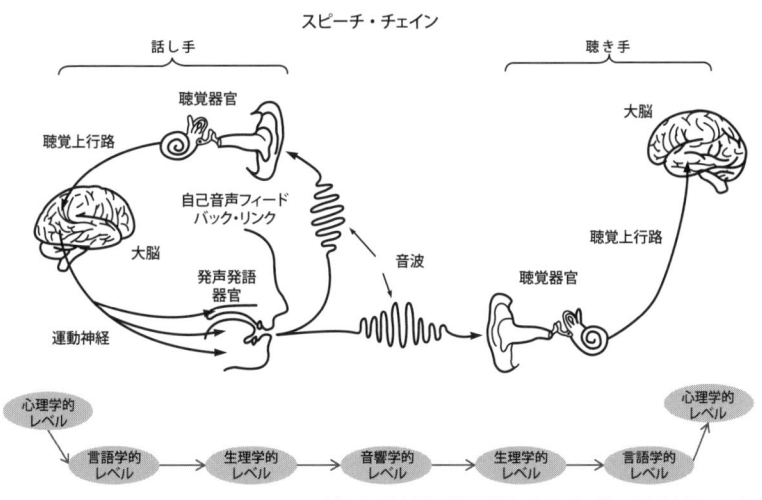

出典　山田弘幸編著『言語聴覚士のための心理学』医歯薬出版　2012年

図1-3　修正版の『スピーチ・チェイン』[4]

オリジナルの図に追加された「話し手の心理学的レベル」とは、話し手の心の中に相手に伝えたい何らかの思いや感情など、言語化される以前のイメージが湧き上がったレベル（段階）のことを意味します。また、「聴き手の心理学的レベル」とは、話し手からの言語的メッセージを理解した結果、聴き手の心の中に生じた何らかの思いや感情など、非言語的なイメージが湧き上がったレベル（段階）を意味します。

　たとえば、朝、A君（話し手）がBさん（聴き手）を見かけたときに、ぜひ挨拶をしたいという気持ちが湧き上がったとします。この段階は、言語化される以前の気持ちが湧き上がっただけの状態なので話し手の心理学的レベルといいます。この湧き上がった気持ちを、頭の中で「おはよう」ということばへ変換するのが話し手の言語学的レベル、こうして産生された「おはよう」ということばを実際に発語するのが話し手の生理学的レベル、「おはよう」という音声が大気中を伝わっていくのが音響学的レベルです。

　さらに、大気中を伝わってきた「おはよう」という音声をBさんが音として聴取するのが聴き手の生理学的レベル、聴き取った「おはよう」という音をことばとして理解するのが聴き手の言語学的レベル、「A君が挨拶してくれて嬉しい」か「A君には会いたくなかった」かのいずれかはわかりませんが、ことばを聴いたことによってBさんの心の中に生じる状態を聴き手の心理学的レベルといいます。

　つまり、ことばに始まりことばに終わるのではなく、心理学的レベルに始まり心理学的レベルに終わるのがコミュニケーションだということを表現するために、オリジナルのスピーチ・チェインの始まり（話し手）にも終わり（聴き手）にも心理学的レベルを追加しました。

　では、話し手あるいは聴き手の心理学的レベルで生じ得る、コミュニケーション上のトラブルとして、どのようなものが考えられるでしょうか？　先ほどの問いと同様に、まず自分で答えを考えてみて下さい（21頁に回答例を示します）。

　以上のことから、スピーチ・チェインの図式を音声言語における言語聴覚障害のシンプルな鑑別モデル（障害の種類を見分けるための図式）としてとらえる場合には、オリジナルの方ではなく、話し手および聴き手の心理学的レベルを追加した修正版の方の図式を用いることをお勧めします。

第1章 『スピーチ・チェイン（話しことばの鎖）』に関すること

### 4. 自己音声フィードバック・リンク（feedback link）

スピーチ・チェインの図において話し手に関するものの1つとして、自己音声フィードバック・リンク（フィードバックの環）があります（図1-3、17頁）。これは、話し手自身が、たとえば周囲の騒がしさに応じて声の大きさを調節したり、発音をチェックしたりするために、自分の音声をモニターしている段階のことです。たとえば、話し手は常に自分が発した音声を聴いていて、もし周囲が騒がしい場合には声を大きくするし、周囲が静かな場合には声を潜める（小さくする）といった具合です。

少し細かい話しになりますが、自己音声フィードバック・リンクには、実際には2系統あることを知っておきましょう。

図1-4に示すように、話し手自身がリアルタイムで聴く自分の音声には、一旦口から大気中へ放射され、話し手自身の聴覚器官に到達する気導音と、発声にともなって喉頭で生じた振動が、脊柱や頭蓋骨などの骨を介して内耳に伝わる骨導音との2系統があります。スピーチ・チェインに図示されている自己音声フィードバック・リンクは、2系統のうちの気導音だけであり、実際には図には示されていない骨導音も存在するのです。

つまり、実際の自己音声フィードバック・リンクには、気導音と図には示されていない骨導音との2系統があって、話し手が聴いている自分自身の音声は、気導音および骨導音が足し合わされた（ミキシングされた）ものなのです。

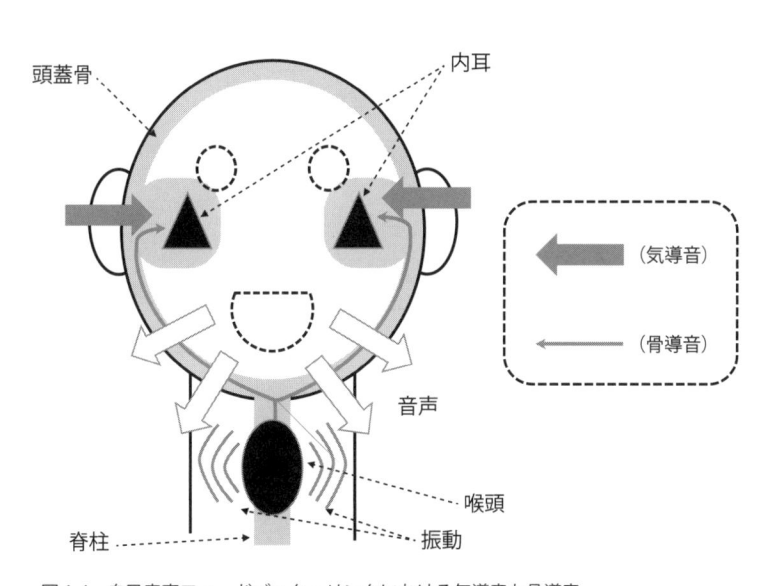

図1-4 自己音声フィードバック・リンクにおける気導音と骨導音

### 5. 自分の録音音声を聴いたときの違和感

あなたは録音された自分の声を聴いたとき、自分の声はこんな感じではないという違和感を抱いたことはありませんか？　こうした違和感が生じることには、話者が自己音声フィードバック・リンクから聴く自分自身の音声は、気導音と骨導音とがミキシングされたものであることが関係しています（図1-4、19頁）。

図1-5aおよび図1-5bに示すように、あなたは普段、気導音と骨導音の2種類の音がそれぞれ別の経路で内耳へ到来し、両方がミキシングされたものを自分自身の音声として聴いています。ところが、録音音声というのは、図1-5aから分かるように気導音としてマイクロホンに到達した音波だけを録音したものです。

したがって、あなたが自分の録音音声を聴いたときには、普段聴き慣れている自分の音声（図1-5b）と比べて、骨導音として到達するはずの成分が抜け落ち、気導音だけとなった音声（図1-5c）を聴くことになります。その結果、自分の音声はこんな感じではないという違和感を抱くことになるのです。

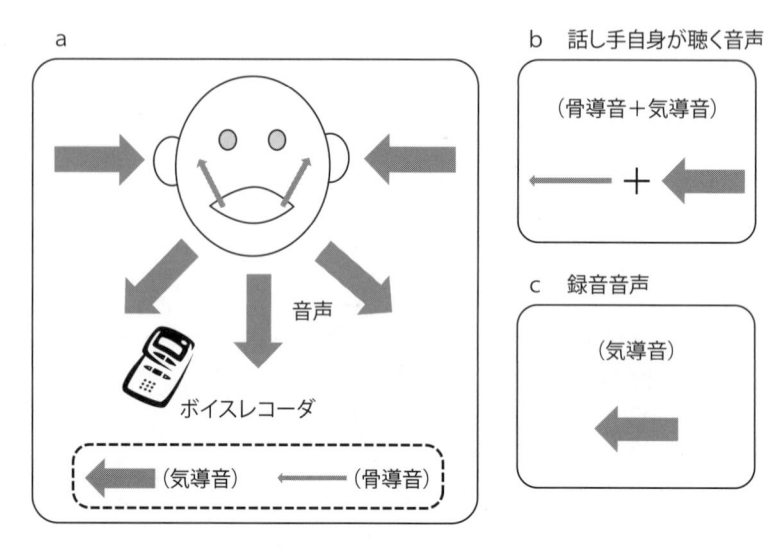

図1-5　自己音声フィードバック・リンクの気導音・骨導音と録音音声との関係

## 第1章 『スピーチ・チェイン（話しことばの鎖）』に関すること

### 16頁「2. スピーチ・チェインの意義」の問題回答例

図1-2（16頁）において、「話し手の言語学的レベル」のトラブルによって生じる言語聴覚障害の具体例は失語症・言語発達遅滞など、「話し手の生理学的レベル」のトラブルによるものは運動障害性構音障害・器質性構音障害など、「聴き手の生理学的レベル」のトラブルによるものは聴覚障害、「聴き手の言語学的レベル」のトラブルによるものは失語症・言語発達遅滞などが考えられる。

### 17頁「3. 修正版スピーチ・チェイン」の問題回答例

図1-3（17頁）の「話し手の心理学的レベル」で生じ得るトラブルの例として、アスペルガー症候群の方のコミュニケーション障害が考えられる。具体的には、相手（聴き手）の立場や気持ちを理解せずに思ったままを発言してしまうために、まったく悪意はないものの結果的に相手を傷つけてしまうような事態が起こることがある。また、「聴き手の心理学的レベル」で生じるトラブルの例としても、アスペルガー症候群の方のコミュニケーション障害が考えられる。具体的には、相手（話し手）の発言をことばどおりにしか解釈できず、冗談や比喩（例え話）などが理解できないために、やはりまったく悪意はないものの結果的に様々な問題点が生じることがある。

文献

1) Denes PB, Pinson EN : "The Speech Chain -The Physics and Biology of Spoken Language". Bell Telephone Laboratories, Inc. 1963
2) Denes PB, Pinson EN : "The Speech Chain -The Physics and Biology of Spoken Language". 2nd ed. Freeman and Company, New York, 5, 2007
3) ベル電話研究所, ピーター B デニシュ, エリオット N ピンソン（神山五郎, 戸塚元吉 訳）：話しことばの科学（切替一郎, 藤村靖 監修）. 東京大学出版会, 東京, 4, 1966
4) 山田弘幸：言語聴覚士のための心理学. 医歯薬出版, 東京, 13, 2012

# 第 2 章

表記法、用語、文献等に関すること

第2章　表記法、用語、文献等に関すること

## 1. 表記法 (orthography, notational system)

　表記とは、文字や記号を使って何かを書き表すことをいいます。たとえば、図 2-1 に示すように、日本語において「猫」と漢字表記されるものは、平仮名表記では「ねこ」、片仮名表記では「ネコ」、さらにローマ字表記では「neko」となり、同じ内容を英語表記すると「cat」となります。なお、書くといっても、鉛筆やペンを使った手書きとは限りません。各種のデジタル機器で文字の入出力を行う場合にも当てはまることです。現在では、手書きよりもむしろこちらの操作の方が主流といえるでしょう。

　そして、このように文字や記号を使って何かを表記する際の様々なルールや、文字・記号等の種類の使い分け方などに関するルールのことを表記法といいます。

　たとえば、日本語表記において、送り仮名が「有り難う」なのか「有難う」なのか、漢字が「思う」なのか「想う」なのかといったことや、縦書きなのか横書きなのか、といったことなどに関するルールや使い分け方のことです。

　言語聴覚士と表記法との間にどのように関わりがあるのかというと、たとえば対象児・者の方の書字能力の評価・訓練に際しては、言語聴覚士が表記法についての正しい知識を持っていなければ、検査課題の正誤の判定や誤り方の分類ができません。また、カルテや紹介状、症例報告などを作成したりする際にも、表記法についての正しい知識がなければ業務に支障を来しかねません。

## 2. 専門用語 (technical term) の表記

　専門用語の表記について述べる前に、言語聴覚療法の習得における専門用語の重要性および位置づけについて述べておきます。

　言語聴覚士が使いこなさなければならない専門用語は、保健・医療・福祉・教育分野を中心とする広大な領域にわたる膨大な数に上り、習得するのがとても大変です。しかし、たとえば英会話の習得に際しては、まず最低限の必須単語（必ず知っておかなければならない単語）が身に付

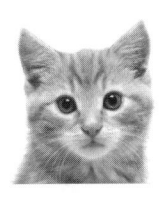

| 漢字表記 | 平仮名表記 | 片仮名表記 | ローマ字表記 | 英語表記 |
|---|---|---|---|---|
| 猫 | ねこ | ネコ | neko | cat |

図 2-1　同じ対象のさまざまな表記

25

いていなければ全くレッスンが進まないのと同じく、言語聴覚療法の習得に際しても、まずいくつかの専門用語を習得しなければいつまでたっても学習が進みません。

ただし、英単語を覚えるだけでは英会話を習得できないのと同じように、専門用語を覚えるだけでは言語聴覚療法を習得できないのは当然です。つまり、関連する専門用語を習得することは、言語聴覚療法を習得するために必ずクリアしなければならないこと（必要条件）ではありますが、それを習得することが言語聴覚療法を習得することになる（十分条件）とはいえません。

結局、最初にある程度の数の専門用語をしっかり理解して習得しなければ、いつまで経っても言語聴覚療法の専門的な学習は進展しませんし、同時に、専門用語を少し身に付けたからといって、専門的な知識を習得したつもりになっていてはいけないということです。

言語聴覚療法領域で用いられる専門用語には、漢字表記されたもの（たとえば「言語聴覚療法」、「高次脳機能」など）の他に、欧米の言語に由来する外来語を片仮名表記したもの（たとえば「リハビリテーション」、「アクセシビリティ」など）や、英語表記で用いられる頭字語（たとえば、"auditory brainstem response" → "ABR"、"quality of life" → "QOL" など）、漢字表記で用いられる頭字語（たとえば、「健康診断」→「健診」など）があります。さらに、英語が実質的には世界共通語となっている現在、最新の文献情報なども英文で流通しているので、和文においても英語表記のまま用いられる専門用語も多くあります。

したがって、専門用語を覚える際は、必ず一つの用語についての日本語表記、英語表記および存在するものについてはその頭字語の三点セットを一つの単位として下さい（図2-2）。もちろん、頭字語が存在しないものは二点セットで覚えて下さい。

日本語表記が漢字表記となるものについては、漢字そのものも正しく覚えて下さい。たとえば、

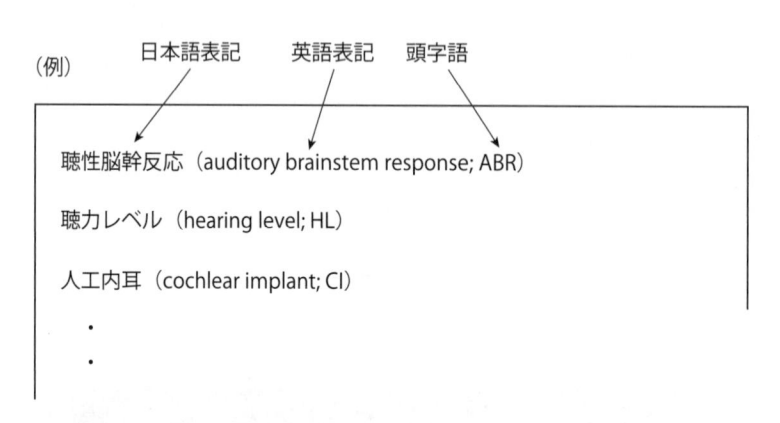

（例）　日本語表記　英語表記　頭字語

聴性脳幹反応（auditory brainstem response; ABR）

聴力レベル（hearing level; HL）

人工内耳（cochlear implant; CI）

・
・

専門用語を覚える際の留意点
・基本的には、「日本語表記（英語表記; 頭字語）」の三点セットで覚える。
・頭字語のない用語は、「日本語表記（英語表記）」の二点セットで覚える。
・漢字表記の用語は、漢字も正しく覚える。

図2-2　専門用語を覚える際の三点セット（日本語表記・英語表記・頭字語）

「咽喉」の「喉」には、気候の「候」にある「｜」はありません。また、漢字熟語を覚える際は、たとえば「補償・保障・保証」のような同音異義語（読み方が同じで意味が異なる単語）の区別に注意が必要です。

### 3. 音声表記 (phonetic transcription)

　言語聴覚士は、対象児・者の音声や構音を評価したり訓練したりする中で、実際に対象児・者の発した言語音を正確に記録しなければなりません。あるいは、対象児・者にとってはどのような言語音 (speech sound) がどのように聴こえているのか、あるいは人工内耳 (cochlear implant;CI)・補聴器 (hearing aid) によってどのように聴こえが改善するのかといったことなどを把握しなければならないので、各種の言語音をできるだけ正確に表現できる方法が必要不可欠です。

　というのも、音声（音響）は目で見ることができず、しかも常に存在し続けるのではなく、一瞬一瞬過ぎ去っていく時間の流れの中にしか存在することができないからです。ビデオ画像のように、スロー再生や一時停止を活用してじっくりと観察することなどできません。

　そこで活躍するのが、「4.」(28頁)に示す『国際音声記号』という音声記号 (phonetic alphabet) を用いた音声表記です。音声表記は、誰かが実際に発音した音声をなるべく正確に記号で表示しようとするものであり、音声を可視化 (visualization)、つまり目で見ることができない音声を目に見えるように表現しようとするものといえます。それだけでなく、一瞬毎に変化しながら時間経過の中においてしか存在できない音声を、ずっと見え続ける存在として眼前に定着してくれるものといえます。

　図2-3に示すように、音声表記であることを示すために、たとえば[asa]のように、国際音声記号を用いて書き記したものを「[ ]」の記号で囲い、音素 (30頁) を示すための音韻表記 (30頁) をする場合は、たとえば/asa/のように「/ /」の記号で囲みます。

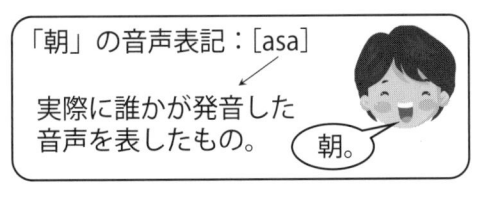

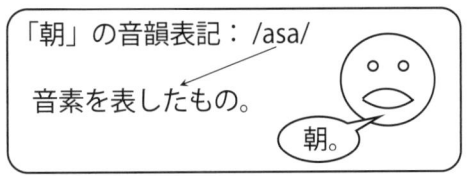

「朝」の音声表記：[asa]
実際に誰かが発音した音声を表したもの。
朝。

「朝」の音韻表記：/asa/
音素を表したもの。
朝。

図2-3　国際音声記号による音声表記と音韻表記（例）

## 4. 国際音声記号（International Phonetic Alphabet ; IPA）

国際音声記号あるいは国際音声字母とは、国際音声学会（International Phonetic Association）によって最初 19 世紀に定められ、その後改訂が行われてきた記号体系であり、世界中の言語に適用できる音声記号のことです（表 2-1 [1]）。

国際音声記号（IPA）においては、音声の構成要素である各種の母音（vowel）および子音（consonant）を表す記号、各種の補助記号などが体系化されています。現在の最新版は、2005 年改訂版です。IPA を用いて日本語のモーラ（mora;「子音＋母音」という形で、音の長さの単位）に対応する音声を示したものが表 2-2 [1]（29 頁）です。この表は、左端の列に示された「子音音素」の後ろに、後続要素となる音素（母音単独または子音＋母音）が組み合わさって形作られるモーラを示したもので、形成されたモーラが語頭の位置にある場合と語頭以外の位置にある場合に分けて示してあります。

IPA の身近な例としては、英和辞典や英英辞典などには、英単語の発音の仕方が IPA で表記されていますので参照してみて下さい。

表 2-1　国際音声記号

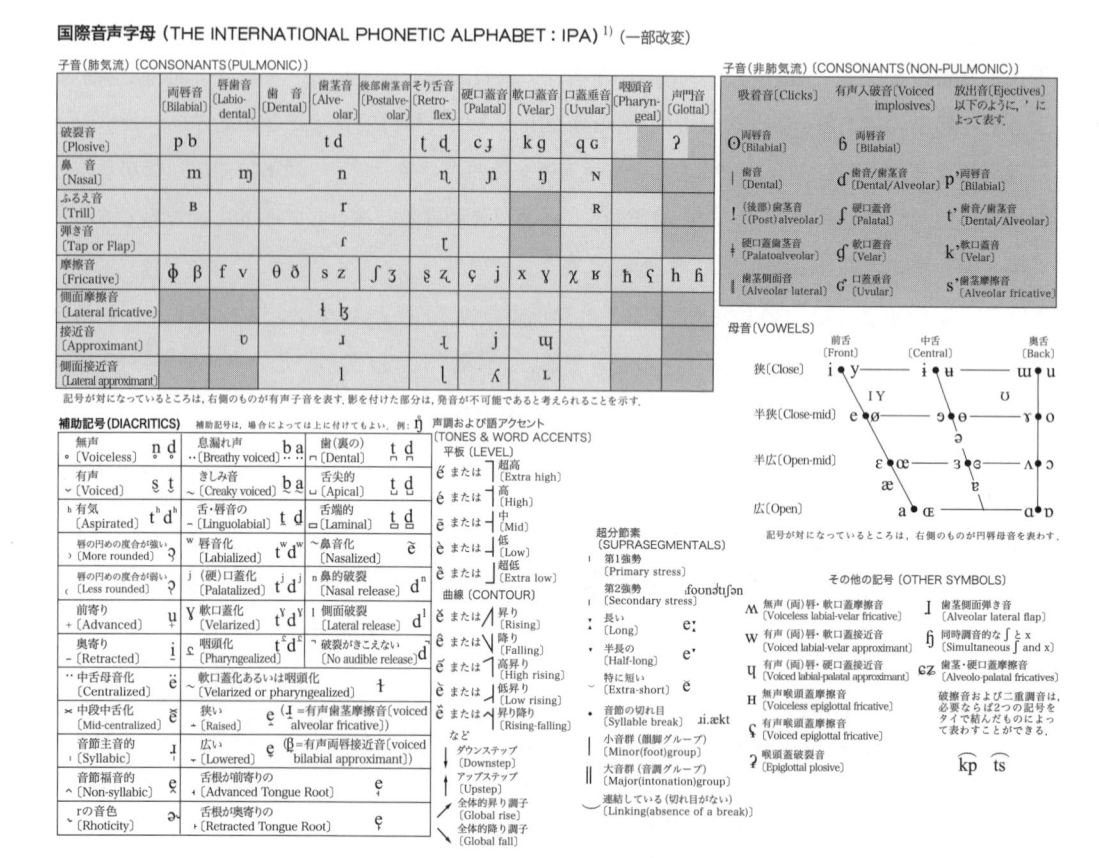

出典　亀井孝　河野六郎　千葉栄一　著『言語学大辞典』三省堂　1996 年

第2章　表記法、用語、文献等に関すること

IPAには特殊な記号も多くありますが、日本語の標準語の音声を表記する場合には概ねローマ字表記に似ていますので、習得するのにそれほどの困難はないはずです。言語聴覚士にとって必須の仕事道具なので、ぜひ臨床現場で使いこなせるようにしっかり習得しておいて下さい。

表2-2　国際音声記号による日本語モーラ表とその音声

| 子音音素 | 条件 | 後続要素 | 母音音素 /e/ | /a/ | /o/ | /u/ | /i/ | 子音が2つ重なる場合 /ya/ | /yo/ | /yu/ |
|---|---|---|---|---|---|---|---|---|---|---|
| /p/ | 音素 | | /pe/ | /pa/ | /po/ | /pu/ | /pi/ | /pya/ | /pyo/ | /pyu/ |
| | 語頭 | | [pʰe] | [pʰa] | [pʰo] | [pʰɯ] | [pʲʰi] | [pʲʰa] | [pʲʰo] | [pʲʰɯ] |
| | 語頭以外 | | [pe] | [pa] | [po] | [pɯ] | [pʲi] | [pʲa] | [pʲo] | [pʲɯ] |
| /b/ | 音素 | | /be/ | /ba/ | /bo/ | /bu/ | /bi/ | /bya/ | /byo/ | /byu/ |
| | 語頭 | | [be] | [ba] | [bo] | [bɯ] | [bʲi] | [bʲa] | [bʲo] | [bʲɯ] |
| | 語頭以外 | 母音間 | [be] | [ba] | [bo] | [bɯ] | [bʲi] | [bʲa] | [bʲo] | [bʲɯ] |
| | | | [βe] | [βa] | [βo] | [βɯ] | [βʲi] | [βʲa] | [βʲo] | [βʲɯ] |
| | | 非母音間 | [be] | [ba] | [bo] | [bɯ] | [bʲi] | [bʲa] | [bʲo] | [bʲɯ] |
| /t/ | 音素 | | /te/ | /ta/ | /to/ | /tu/ | /ti/ | /tya/ | /tyo/ | /tyu/ |
| | 語頭 | | [tʰe] | [tʰa] | [tʰo] | [tsɯ] | [tɕi] | [tɕa] | [tɕo] | [tɕɯ] |
| | 語頭以外 | | [te] | [ta] | [to] | | | | | |
| /d/ | 音素 | | /de/ | /da/ | /do/ | | | | | |
| | | | [de] | [da] | [do] | | | | | |
| /k/ | 音素 | | /ke/ | /ka/ | /ko/ | /ku/ | /ki/ | /kya/ | /kyo/ | /kyu/ |
| | 語頭 | | [kʰe] | [kʰa] | [kʰo] | [kʰɯ] | [kʲʰi] | [kʲʰa] | [kʲʰo] | [kʲʰɯ] |
| | 語頭以外 | | [ke] | [ka] | [ko] | [kɯ] | [kʲi] | [kʲa] | [kʲo] | [kʲɯ] |
| /g/ | 音素 | | /ge/ | /ga/ | /go/ | /gu/ | /gi/ | /gya/ | /gyo/ | /gyu/ |
| | 語頭 | | [ge] | [ga] | [go] | [gɯ] | [gʲi] | [gʲa] | [gʲo] | [gʲɯ] |
| | 語頭以外 | 母音間 | [ge] | [ga] | [go] | [gɯ] | [gʲi] | [gʲa] | [gʲo] | [gʲɯ] |
| | | | [ŋe] | [ŋa] | [ŋo] | [ŋɯ] | [ŋʲi] | [ŋʲa] | [ŋʲo] | [ŋʲɯ] |
| | | | [ɣe] | [ɣa] | [ɣo] | [ɣɯ] | [ɣʲi] | [ɣʲa] | [ɣʲo] | [ɣʲɯ] |
| | | 非母音間 | [ge] | [ga] | [go] | [gɯ] | [gʲi] | [gʲa] | [gʲo] | [gʲɯ] |
| | | | [ne] | [na] | [no] | [nɯ] | [nʲi] | [nʲa] | [nʲo] | [nʲɯ] |
| /m/ | 音素 | | /me/ | /ma/ | /mo/ | /mu/ | /mi/ | /mya/ | /myo/ | /myu/ |
| | | | [me] | [ma] | [mo] | [mɯ] | [mʲi] | [mʲa] | [mʲo] | [mʲɯ] |
| /n/ | 音素 | | /ne/ | /na/ | /no/ | /nu/ | /ni/ | /nya/ | /nyo/ | /nyu/ |
| | | | [ne] | [na] | [no] | [nɯ] | [ɲi] | [ɲa] | [ɲo] | [ɲɯ] |
| /s/ | 音素 | | /se/ | /sa/ | /so/ | /su/ | /si/ | /sya/ | /syo/ | /syu/ |
| | | | [se] | [sa] | [so] | [sɯ] | [ɕi] | [ɕa] | [ɕo] | [ɕɯ] |
| /z/ | 音素 | | /ze/ | /za/ | /zo/ | /zu/ | /zi/ | /zya/ | /zyo/ | /zyu/ |
| | 語頭 | | [dze] | [dza] | [dzo] | [dzɯ] | [dzi] | [dza] | [dzo] | [dzɯ] |
| | 語頭以外 | 母音間 | [ze] | [za] | [zo] | [zɯ] | [dzi] | [dza] | [dzo] | [dzɯ] |
| | | | | | | | [zi] | [za] | [zo] | [zɯ] |
| | | 非母音間 | [dze] | [dza] | [dzo] | [dzɯ] | [dzi] | [dza] | [dzo] | [dzɯ] |
| /h/ | 音素 | | /he/ | /ha/ | /ho/ | /hu/ | /hi/ | /hya/ | /hyo/ | /hyu/ |
| | | | [he] | [ha] | [ho] | [ɸɯ] | [çi] | [ça] | [ço] | [çɯ] |
| /y/ | 音素 | | | /ya/ | /yo/ | /yu/ | | | | |
| | | | | [ja] | [jo] | [jɯ] | | | | |
| /w/ | 音素 | | | /wa/ | | | | | | |
| | | | | [ɰa] | | | | | | |
| | | | | [ɯʷa] | | | | | | |
| /r/ | 音素 | | /re/ | /ra/ | /ro/ | /ru/ | /ri/ | /rya/ | /ryo/ | /ryu/ |
| | 語頭 | | [ɖe] | [ɖa] | [ɖo] | [ɖɯ] | [ɖʲi] | [ɖʲa] | [ɖʲo] | [ɖʲɯ] |
| | | | [le] | [la] | [lo] | [lɯ] | [lʲi] | [lʲa] | [lʲo] | [lʲɯ] |
| | 語頭以外 | 母音間 | [le] | [la] | [lo] | [lɯ] | [lʲi] | [lʲa] | [lʲo] | [lʲɯ] |
| | | | [ɾe] | [ɾa] | [ɾo] | [ɾɯ] | [ɾʲi] | [ɾʲa] | [ɾʲo] | [ɾʲɯ] |
| | | | [ɹe] | [ɹa] | [ɹo] | [ɹɯ] | [ɹʲi] | [ɹʲa] | [ɹʲo] | [ɹʲɯ] |
| | | 非母音間 | [ɖe] | [ɖa] | [ɖo] | [ɖɯ] | [ɖʲi] | [ɖʲa] | [ɖʲo] | [ɖʲɯ] |
| | | | [le] | [la] | [lo] | [lɯ] | [lʲi] | [lʲa] | [lʲo] | [lʲɯ] |

例：パンダ /paNda/ [panda]，くち /kuti/ [kɯtɕi]，ポケット /pokeqto/ [poketto]，ぶどう /budoH/ [bɯdoː]，人形 /niNgyoH/ [ɲiŋɲoː]，ラッパ /raqpa/ [lappa]，テレビ /terebi/ [terebʲi]

出典　廣瀬肇　監『言語聴覚士テキスト　第2版』医歯薬出版　2011年

## 5. 音韻表記 (phonological transcription)

たとえば、日本語の [tako] と [kako] という音の組み合わせにおいては、[t] と [k] という音の違いが、たとえば「タコ」と「過去」という意味の違いとなっています。この場合の [t] と [k] のように、ある言語体系（本例では日本語）において種類の異なる語音として認識されているとき、それらは異なる音素 (phoneme) として認識されているといいます。

そして、実際の音声についてではなく、音素について表記したものを音韻表記といい、たとえば /tako/ のように「/ /」の記号で音素記号を囲んで表記します（図2-3、27頁）。

なお、音韻 (phoneme, phonetic form) とは、音素とアクセントなどのプロソディ（prosody; 韻律、230頁）的要素とを合わせたもののことをいい、たとえば、食事に使う「箸」と、へりやふちを意味する「端」とは、同じ音素で構成されていますが、音韻は異なっていると考えます。

## 6. 頭字語 (acronym)

頭字語とは、たとえば「ABR (auditory brainstem response, 聴性脳幹反応)」のように、単語の頭文字を連ねて作る略語のことで、英語では通常は大文字表記されます（図2-4）。

専門用語の表記（25頁）でも述べたように、専門用語を覚える際には、日本語表記・英語表記・頭字語の三点セットとして覚えることが基本です。もっとも、アルファベットの文字数が多くて難しい単語を含む場合などは、どうしても頭字語だけ覚えて済ませたくなることがあるかもしれません。しかし、頭文字（語頭文字）が同じ英単語は膨大な個数存在するわけですから、頭文字に対応する元の単語が何であるかがわかっていなければ、頭文字だけを覚えていても意味がよく理解できていないのと同じで、あまり意味がありません。少し大変ではありますが、やはり三点セットできちんと覚えるようにがんばって下さい。

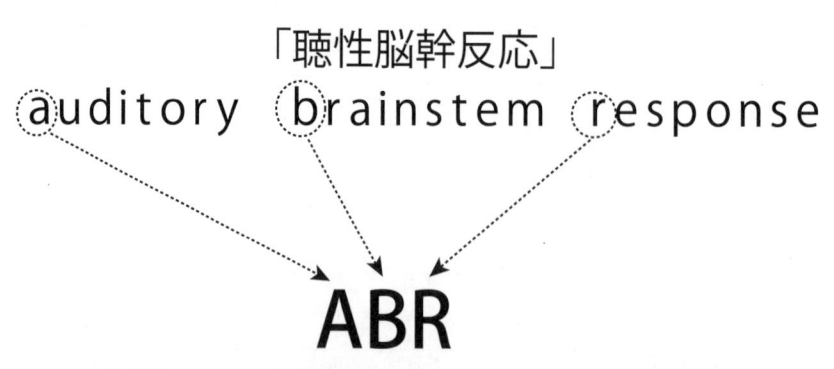

「聴性脳幹反応」
ⓐuditory ⓑrainstem ⓡesponse
↓ ↓ ↓
**ABR**
（各単語の頭文字(語頭文字)を順次配列し、通常は大文字表記とする）

図 2-4 英語の頭字語の構成方法例

言語聴覚療法に関する頭字語として圧倒的に多いのは英語の頭字語であり、日本語の頭字語は比較的少数ですが、たとえば「国試(国家試験)」「健診(健康診査)」「聴検(聴力検査)」などのように、複合語を構成する各漢字熟語の頭文字から頭字語が作られます。あるいは、「ツ反(ツベルクリン反応検査)」などのように、外来語など漢字熟語以外の要素を含む頭字語もあります(図2-5)。

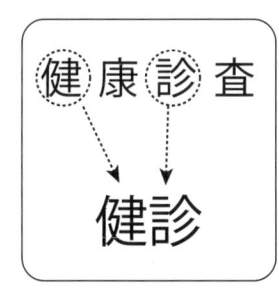

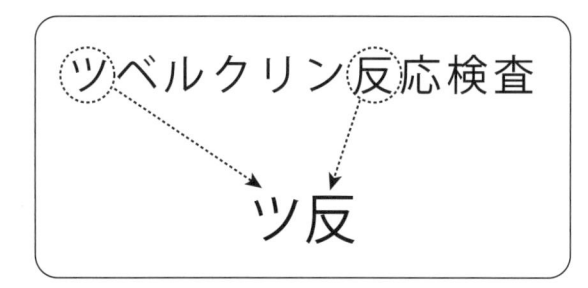

(各漢字熟語あるいは単語の頭文字(語頭文字)を順次配列する)

図 2-5　日本語の頭字語の構成方法例

文献

1) 亀井孝, 河野六郎, 千葉栄一: 言語学大辞典. 三省堂, 1996.

# 第3章

書籍、文献等に関すること

第 3 章　書籍、文献等に関すること

## 1. 書籍 (book)、雑誌 (journal)

　書籍とは、いわゆる本あるいは図書のことであり、本書も書籍の一員です。図 3-1 [1]）に示すように、本の各部分には名称がついています。

　書籍の種類には、一冊一冊が独立した内容の本である単行本（本書も単行本）、ある一人の著者の作品や著作物をすべて集めた全集、いわゆる「シリーズもの」である叢書・双書などがあります。言語聴覚士あるいは言語聴覚士を目指す学生の方々にとっては、言語聴覚療法関連分野の専門書が重要で身近な存在の書籍といえます。

　一方、雑誌とは、たとえば週刊（1週間に1回発行）とか月刊（1か月に1回発行）というように、定期的に継続発行される逐次刊行物（同じタイトルで順次刊行されるもの）の一種です（表 3-1、36頁）。

　雑誌と聞くと、まず娯楽雑誌やマンガ雑誌などが思い浮かぶかも知れませんが、言語聴覚士にとって重要な雑誌は学術雑誌（scholarly journal）というものです。学術雑誌は、各種の学会が症例報告や研究論文（42頁）などを掲載し、会員へ向けて定期的に発行しているものであり、専門書（書籍）と並んで言語聴覚士あるいは学生の方々にとって重要な情報源となる刊行物です。

　ただ、言語聴覚士あるいは学生の方々が使いこなすべき専門書（書籍）や学術雑誌は、いずれもかなりの数となるため、当然必要なものすべてを自分で購入することは不可能です。したがって、如何にしてコストと手間を抑えて、必要な書籍や雑誌を入手するかということがとても重要になってきます。必要な刊行物の入手に際しては、文献データベース（49頁）や図書館（50頁）の活用が非常に有効ですから、ぜひ早いうちにそれらを使いこなせるようになっておくべきです。

　現在学生である方々は、毎日が勉強でとても忙しく、文献探しなどやっている暇はないと感じておら

出典　日本エディタースクール 編『本の知識』日本エディタースクール　2009年

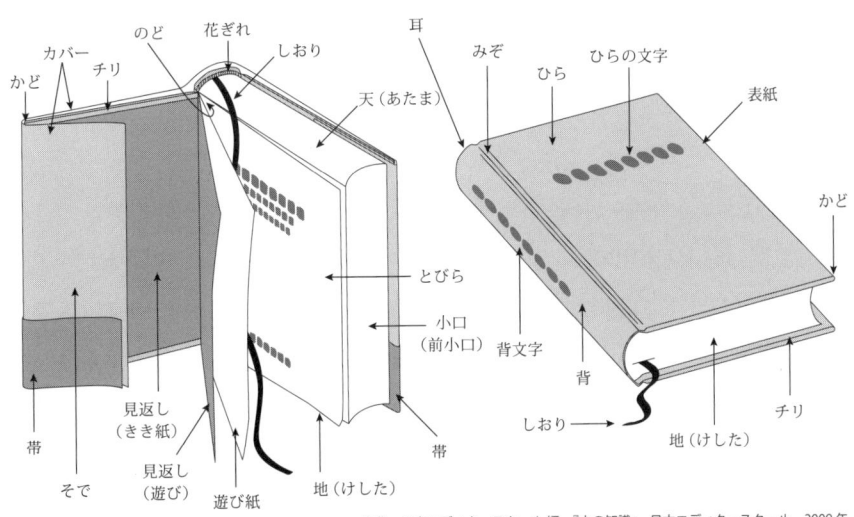

図 3-1　本の各部分の名称

表 3-1　雑誌等の主な刊行インターバル

| 刊行インターバル | 名称 |
| --- | --- |
| 1回／1日 | 日刊（daily） |
| 1回／1週間 | 週刊（weekly） |
| 1回／2週間 | 隔週刊（biweekly） |
| 1回／1か月 | 月間（monthly） |
| 1回／2か月 | 隔月刊（bimonthly） |
| 1回／3か月 | 季刊（quarterly） |
| 1回／6か月 | 半年刊（semiannual） |
| 1回／1年 | 年刊（annual） |

れるかも知れません。しかし、社会人として、しかも言語聴覚士という専門職として重い責任を担うようになると、特に最初のうちは多くの方が目の前の仕事をこなすだけで精一杯という状態になるはずです。その結果、そのような状態の時こそ参考となる文献が数多く必要となるにもかかわらず、慣れない文献検索まではとても手が回らないという困ったことになってしまうわけです。

　ですから、学生の皆様は、ぜひ今のうちに文献の検索や収集に慣れておいて下さい。忙しいとはいっても、勉強に専念できる学生のうちに文献の検索や収集に習熟しておけば、本当に忙しい社会人となった時にも、ピンチを救ってくれる資料をあなたの自力で手元に引き寄せることができることでしょう。

　また、すでに言語聴覚士として働いておられて、あまり文献の検索と収集に慣れていないという方の場合、職場の同僚や先輩などに相談するとともに、ぜひ養成課程の教員にも相談されることをお勧めします。快く相談に応じてくれるはずです。

　ある程度経験年数が長くなると、誰かに素直に質問するということが、何となくしづらく感じるようになるかも知れません。でも、そうしたちょっとした心の壁を取り払うと、仕事や勉強への取り組みにおいて、必ず良い具合にいろいろな歯車が噛み合い始めるはずです。ぜひ本書を手に取られたことを機に、チャレンジなさってみて下さい。

## 2. 索引（index）

　索引とは、書籍の巻末（末尾の部分）にある語句のリストのことです。その本に掲載されている語句のうち、キイワードに該当するものが五十音順あるいはアルファベット順で配列されていて、その語句が掲載されている本文の頁番号とともに示されています（図 3-2、37 頁）。

　日本語で書かれた書籍、すなわち和書の場合、通常は日本語項目についての和文索引と英語項目についての英文索引とに分かれています。また、項目の内容から、事項索引と人名索引とに分かれている場合や、多くの頭字語（30 頁）が登場する書籍では略語索引が設けられている場合も

あります。本書においては、巻末の344頁から357頁にかけて和文・英文別に事項索引が掲載されていますのでご参照下さい。

　小説などの本を読むような場合とは異なり、専門書を活用する場合には、本の最初の頁から最後まで通読することより、必要な箇所だけを参照することの方が圧倒的に多くあります。その際、まずは目次によって必要な頁番号を検索することになりますが、目次では見つけられなかったときや目次が何頁もあって検索が大変な場合には、索引を活用することになります。

　このように、専門書の利用に際しては、索引を活用することが重要です。そこで、ぜひ本書を使って学習する中で索引の使い方を習得し、さらに習熟するようにして下さい。

　まず、書籍の索引が作成される過程を辿ってみます。和文項目、すなわち日本語のキーワードを項目とする索引を例とすると、図3-3（38頁）に示すように、1）書籍の本文中の重要キーワードを和文索引項目として抽出（選出）し、2）それらを何らかの順序（五十音順・文字コード[注1]順など）にソーティング、つまり一定のルールに基づいて配列し、3）その項目が掲載されている本文の頁番号とともに示す、となります。

　英文項目の場合も、和文項目と原理は同じです。つまり、1）書籍の本文中の重要キーワードを英文索引項目として抽出（選出）し、2）それらをアルファベット順にソーティングし、3）その項目が掲載されている本文の頁番号とともに示す、となります。

　また、人名が数多く登場する書籍においては、人名索引が掲載される場合もありますが、その際は、和文人名索引と英文（欧文）人名索引とに分けて掲載されます。

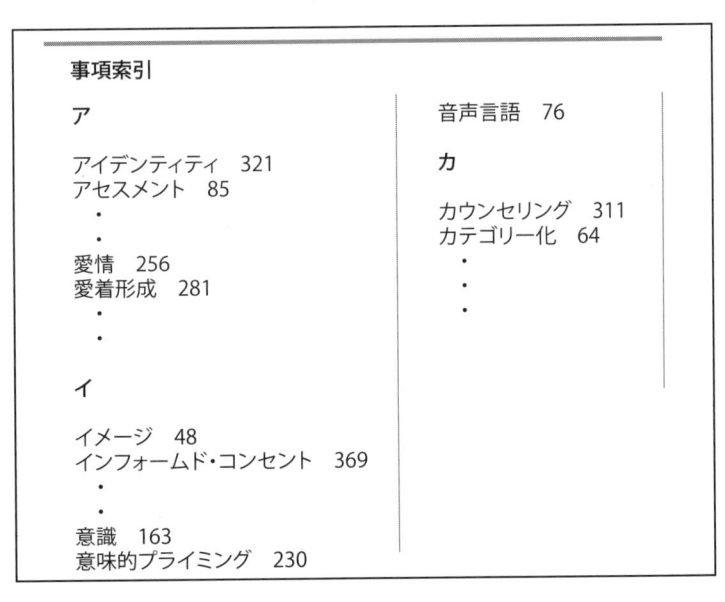

```
事項索引
ア                          音声言語　76

アイデンティティ　321       カ
アセスメント　85
  ・                        カウンセリング　311
  ・                        カテゴリー化　64
愛情　256                     ・
愛着形成　281                 ・
  ・                         ・
  ・
イ

イメージ　48
インフォームド・コンセント　369
  ・
  ・
意識　163
意味的プライミング　230
```

図3-2　書籍の索引の例

索引はこのようにして作成されているので、たとえば（図3-4、39頁）に示すように、「データベース」という項目について調べたいときには、まず索引の「て・テ」の頁に「データベース」が掲載されているか否かを検索し、掲載されていたならばその掲載頁（本例では123頁）を確認し、次に該当頁である123頁を開いて読めばよいのです。索引では、五十音順といったような一定の規則に従って索引項目が配列されているので、目次を検索する場合とは異なり、簡単に必要な項目を検索することができます。

　このように、索引によって自分が調べたいキイワードの掲載頁を知ることができるのですが、索引の機能はただそれだけではありません。和文項目にしても英文項目にしても、一定のルールに基づいてソーティング（配列）されているため、索引では類似あるいは関連した項目が互いに近い位置に寄り集まることになります。その結果、自分が調べたいと思ったキイワードに類似あるいは関連したキイワードとして、どのようなものが存在するかについても知ることができます。

　また、ある語句が本文の異なる頁に複数回登場する場合、掲載頁番号も複数記載されますが、書籍によっては、その中で最も詳しく述べてある頁番号が太字で表示されている場合もあります。したがって、そのような書籍で索引項目について調べる際は、まず太字で記載された頁を参照するようにします（図3-5、39頁）。

注1）コンピュータで様々な文字を取り扱えるように、個々の文字に固有の符号を割り当てたもので、日本語で用いる文字についてはJIS（日本工業規格）に規定されている。

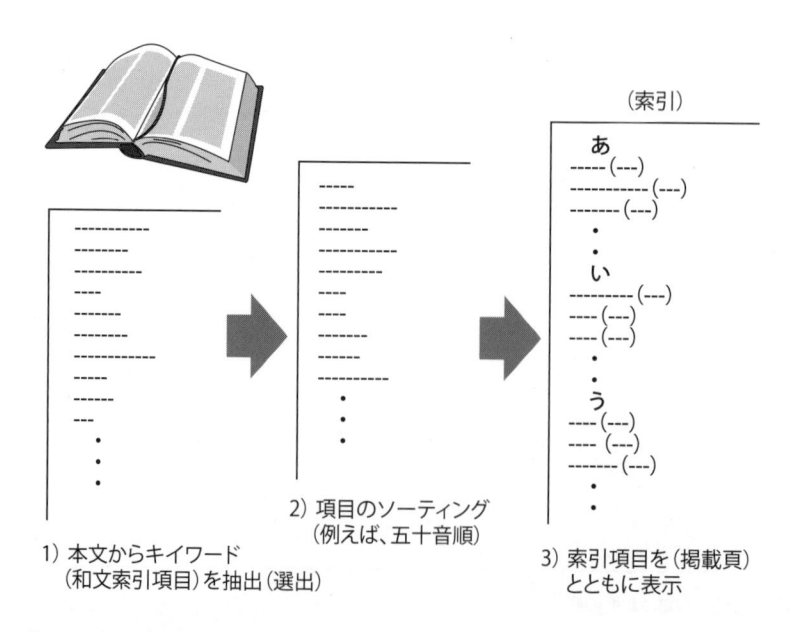

図3-3　和文索引の作成過程例

1）本文からキイワード（和文索引項目）を抽出（選出）
2）項目のソーティング（例えば、五十音順）
3）索引項目を（掲載頁）とともに表示

第 3 章　書籍、文献等に関すること

```
事項索引
‥
‥
テ
‥
データベース　123
‥
```

①索引項目「データベース」を探す
②本文123頁に掲載されていることを確認
③本文の123頁を参照して、「データベース」について読む

123頁
データベース ‥‥
‥‥
‥‥

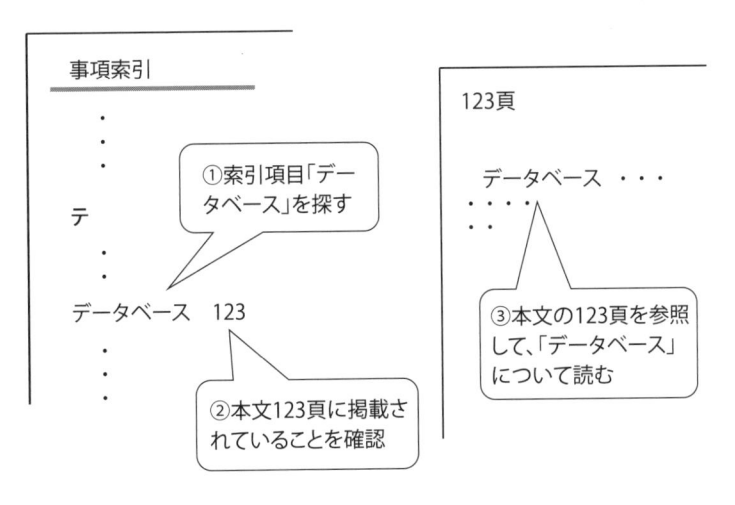

図 3-4　索引の活用方法（例）（索引項目「データベース」を探す）

```
事項索引
‥
‥
テ
‥
データベース　46, 123, 213
‥
```

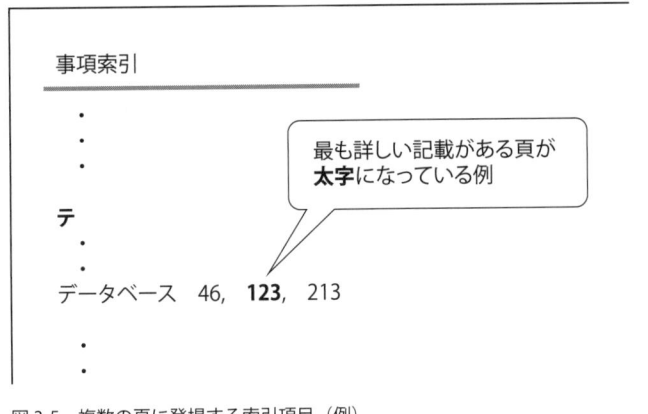

最も詳しい記載がある頁が**太字**になっている例

図 3-5　複数の頁に登場する索引項目（例）

## 3. 辞書・辞典 (dictionary)、字書・字典 (dictionary, Chinese character dictionary)、事典 (encyclopedia)

辞書あるいは辞典とは、多数のことばを五十音順など一定のルールで配列し、ことばの意味などについて解説した本のことであり、国語辞典 (Japanese dictionary)、漢和辞典 (Chinese-Japanese character dictionary)、英和辞典 (English-Japanese dictionary)、和英辞典 (Japanese-English dictionary)、独和辞典 (German-Japanese dictionary)、仏和辞典 (French-Japanese dictionary)・・・などが該当します。それぞれの専門分野などに特化したものとして、医学辞典、心理学辞典、言語学辞典などもあります。

字書あるいは字典とは、部首(図3-6)に関する一定のルールで多数の漢字を配列し、漢字の読み方や意味などについて解説した本のことで、漢字字典などが該当します。

　部首というのは、たとえば「木偏」([木])とか「しんにょう・しんにゅう」([辶])のように、ある共通性によって分類された漢字の構成要素のことであり、偏、旁、冠、脚、構、垂、繞がありますが、代表的な部首を総称して、あるいは部首全体を総称して「偏旁冠脚」(図3-6)といいます。

　一方、事典とは、ある分野に関する多数の事柄や事物について解説した本のことです。ある一定のルールに従って配列された、多数の見出し語(キイワード)について解説がなされており、心理学事典、神経学事典など非常に多くの学問分野に関するものが刊行されています。

　なお、同音異義である辞典・字典・事典を区別するために、辞典を「ことばてん」、字典を「もじてん」、事典を「ことてん」という場合があります。

　以前は、辞典類といえば書籍以外にはなかったのが、現在ではいわゆる電子辞書の専用機であったり、パソコンやスマートフォンにインストールして使うものであったり、あるいはオンライン辞書という形であったり、いずれにしてもデジタル機器を介して利用するものが普及しています。

　では、書籍形態の辞典類の存在価値はもうなくなってしまったのかというと、そういうことはまったくありません。やはり、書籍の辞典類にも電子辞書にも各々に一長一短があり、両者を適切に使い分けることがポイントです。

　書籍形態の辞典類においては、ある項目が掲載されている頁を開いたとき、その項目だけが見えるのではなく、常にその前後の多数の項目も見えています。その結果、関連項目について知る機会も自然と多くなり、長い目で見ると辞典を使う中で知識の幅が広がることになります。

　一方、電子辞書においては、部分的な手掛かり(キイワードの一部)のみでも検索可能なので、素早く項目を調べることができます。いわゆる曖昧検索(検索条件が完全に合致しない対象でも、関連が深そうなものは抽出してくれる検索方式)も可能なのでうろ覚えのキイワードについても検索できますし、1つのキイワードについて複数の異なる辞書を同時に横断的に検索(いわゆる串刺し検索)することもできます。

　こうした両者の特徴をふまえて、うまく使い分けていくことが重要です。

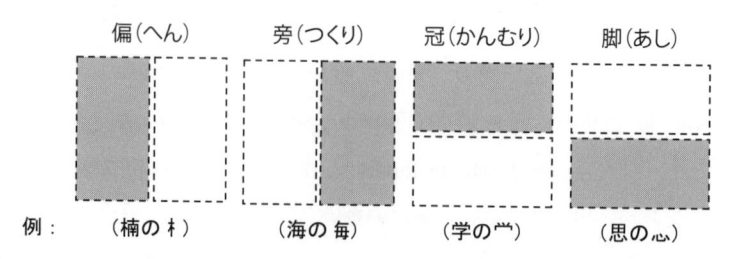

図3-6　漢字の代表的な部首(「偏旁冠脚」)

第 3 章　書籍、文献等に関すること

## 4. 凡例 (introductory notes, explanatory notes)

凡例とは、書籍の巻頭（初めの部分）にあって、その本の編集方針、使い方、用いられている記号や略号などについての説明などが箇条書きされているものをいいます（図3-7a [2]）。

すべての専門書に必ず凡例があるわけではありませんが、辞典類には必ずありますので、辞典類を使いこなすためには最初にその凡例を参照して下さい。

なお、凡例という用語ではなく、「本書の使い方」といった表現で、凡例と同趣旨の記述がなされている書籍もあります（図3-7b [3]）。

辞典類は掲載すべき情報量が膨大であるため、少しでも文字数を節約してより多くの情報を盛り込めるよう、各種の記号や略号が多く用いられています。したがって、予め凡例あるいは「本書の使い方」の頁に目を通して記号や略号の意味を理解しておかなければ、せっかく何かを調べたとしても貴重な情報を取り込めないままに終わってしまいますので注意して下さい。

図 3-7a　凡例の例

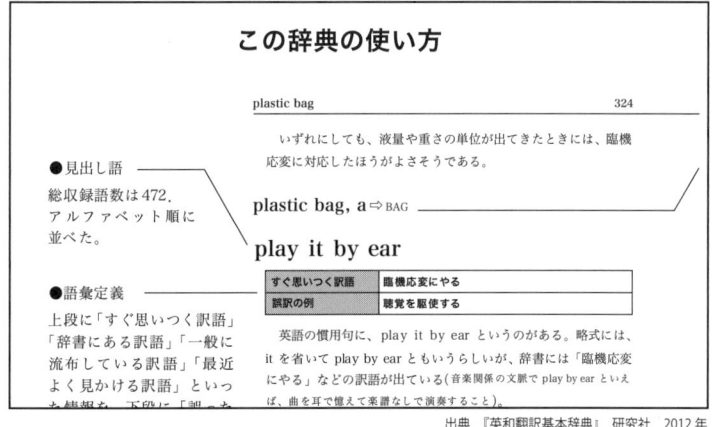

図 3-7b　「本書の使い方」の例

### 5. 文献 (literature)、論文 (paper, article)

　文献とは、研究や勉学などに用いる書物（本、書籍）や印刷物全般のことをいいます。

　また、論文とは、ある研究についてその内容、結果、意義などについて書かれた文章のことをいいます。つまり、「学術雑誌などの文献に、研究論文が掲載されている」ということになります。

　しかし、現在は電子媒体とネットワークで管理・提供される論文が増えており、紙に印刷された形ではなく、デジタル・ジャーナルあるいはデジタル・ブックという形でインターネットを介して入手する論文が増えています。以前のように、文献といえば紙に印刷されたものという時代ではなくなった現在、文献と論文という用語の使い分けが曖昧となり、同義語のように用いられることが多くあります。

　言語聴覚士あるいはそれを目指す学生の方々にとって、学術雑誌に掲載される論文は重要な情報、特に最新情報の入手先です。というのは、専門書の場合は、企画段階から実際に刊行されるまでにどうしてもある程度の月日あるいは年月を要するので、掲載された内容は最短でも1年近く前のものになってしまい、場合によっては数年前のものになってしまいますが、学会誌などの専門雑誌の多くは、月1回、2か月に1回、3か月に1回といったように短いサイクルで刊行されており、比較的最新の内容が掲載されることになるからです。

　このように、専門雑誌を介して最新の研究動向を知り、最新の研究成果を知ることができるのですが、ある論文で主張されていることが真実か否かはまた別問題です。多くの場合、あるテーマについて、それぞれ正反対の主張がなされている論文が存在します。また、残念ながら、中には捏造したデータを用いたり、他の論文から盗用したりといった研究論文もあり得るので、たまたま出会ったたった一本の論文だけを頭から信じ込むのではなく、幅広く情報収集を行うと共に、信頼できる指導者のアドバイスを受けながら勉強することが大切です。

　以下の「6.」(43頁)とも密接に関連することですが、信頼できる論文を入手するためには、その論文の出所をしっかり確認することがとても重要です。なぜなら、インターネットが普及した現在、誰もが非常に手軽に情報発信することが可能なので、見かけだけは立派な「論文擬き」が、本当に価値のある論文と入り交じって存在しているからです。

　したがって、論文を読む際は、きちんとした査読（掲載に値する論文か否かの審査）のシステムが整っていて、なおかつそれが正常に機能している信頼できる学会が刊行する学術雑誌を利用するように気をつけて下さい。名称が「○○学会」「○○研究会」であっても、あるいは見かけが学術雑誌であっても、残念ながら当てにならないということもあるので十分に注意して下さい。

## 6. 引用文献（reference）、文献リスト・文献一覧（bibliography）

引用とは、他の文献に記述されている内容であることを明示した上で、ある文献の中に元のままの形で記述することをいい、引用文献とは、ある文献の中で引用された他の文献のことを指します。また、引用に関連することとして、引用の範囲を超えて他の文献から多くの頁数にわたって掲載する「転載」があります。

引用にしても、転載にしても、個人的な学習のための個人的な資料であれば著作物等の「例外的な無断利用」が可能となりますが、その場合も図3-8 [4] に示すような条件を満たさなければなりません。私たちがよく利用する書籍や文献に限らず、著作物には著作権（著作物の著者が有する権利）があって、著作権法という法律で保護されているのです。

引用に際しては、必要最小限の引用にとどめること、本文が主で引用部分が従であること、引用部分を引用符（「　」・『　』など）で囲って明確に示すこと、引用部分の出典（引用元の文献）を明示することなどに十分注意しなければなりません。

ある研究テーマに関心を持つ研究者は、世界中に非常に多数いるので、まるで正反対の内容のものも含めて様々な学説が次々と主張されることになります。その結果、ある１つの研究テーマについて多数の研究が次々となされ、それらの研究結果を受けてさらに次々と多数の研究がなされることになります。つまり、よほど独創的で画期的な研究でない限り、関連する他の研究に言及することなく行うことは不可能であり、ほぼすべての研究論文には引用文献があることになるので、専門書を読む際には引用文献リストの書式（書類等の書き方のルール）について知っておく必要があります。

---

⑧ 「引用」「転載」関係

ア．「引用」（第32条第1項）
　　他人の主張や資料等を「引用」する場合の例外です。
【条件】
1　すでに公表されている著作物であること
2　「公正な慣行」に合致すること
3　報道, 批評, 研究などの引用の目的上「正当な範囲内」であること
4　引用部分とそれ以外の部分の「主従関係」が明確であること
5　カギ括弧などにより「引用部分」が明確になっていること
6　引用を行う「必然性」があること
7　「出所の明示」が必要（コピー以外はその慣行があるとき）

出典　文化庁『著作権テキスト〜初めて学ぶ人のために〜平成26年度』2014年

図3-8　引用において例外的な無断利用ができる条件

図3-9に、文献リスト・文献一覧の例を示します。

図3-10に、文献リストの書式の例を示します。これは、投稿論文の引用文献の書き方について述べた投稿規定の一部分です。図3-9に示した文献リストの書き方とは若干異なりますが、これは学術雑誌や書籍によってそれぞれの書式が指定されているためです。

■文献
1) 山田太郎：言語聴覚療法の基本—プロフェッショナルを目指して—. 医療本出版, 2010, p52.
2) 亀谷浩美：感覚の機能低下と認知症の関係. 医学の進歩, 239：388-391, 2011.
3) Dantes-Mayed HX et al.：Decreasing trend and its method of treatment of nerve fibers in Alzheimer's patients, 67：1852-1854, 2006.
4) 並木 隆・他：日本人の聴力加齢性変化の概要. Language Hearing, 45：241-250, 2002.
5) 東村忠明, 山下鉄朗, 堀井裕司：痴呆性難聴. 聴覚内科, 99：436-441, 2001.
6) Student HD, Clark KT：Study of senile hearing loss and cochlear pathology, 101：1-10, 1990
7) 髙柳 裕：高齢者耳鼻疾患. 公衆衛生管理, 77：300-309, 2001.
8) 髙井啓一・他：高齢者における聴覚の劣化が破裂音の識別に及ぼす影響について. 日本音域学会誌, 70：500-510, 2000.
9) 水谷裕治：聴覚皮質は老化による影響を受けるか. 医学の進歩, 199：180-182, 2012.
10) 今泉真一：音声言語音響検査. MB ENT, 20：19-23, 2000.
11) 全日本音声医学会編：音声の検査法 基本編. 医薬出版, 1997, pp.180-200.

図3-9 文献リスト・文献一覧の例

6. 文献一覧の書き方は統一し, 外国雑誌は原則としてIndex Medicusに従って略号で記載して下さい.
著者の著者が3名以内の場合は全員の名前を記載し, 4名以上のときは最初の3名を記載し, 残りは「…ら」, または「et al.」と表記する. 著者間は英文の場合も&を入れずに, カンマで区切ること.
〔雑誌の場合の表記〕
著者名：論文タイトル. 雑誌名, 巻数(号数)；最初の頁-最後の頁, 西暦発行年
例 1) 福岡達男, 川島直子, 野山園美ら：嚥下障害における随意咳嗽の空気力学的測定及び誤嚥の関連性. 言語聴覚実習, 9(1)；125-130, 2014
2) Naezer NA, Marck JI, Nimoi M, et al.：Naming of the improved image of a chronic aphasia after TMS in part of the right Broca's area：Studies of brain Lang of open protocol, 90：91-100, 2000
3) Nex P, Lodman DM：And accuracy of the person-to-stuttering, the variation of the isochronous rhythmic timing of the entire motor. A speech language is heard, 44：100-110, 2013
〔書籍の場合の表記〕
〈和書〉
著者名(訳者名)：論文タイトル. 書籍名(編者名 編). 版数, 出版社, 出版地, 引用頁, 西暦発行年
訳本の場合は, 著者名と訳者名の両方を記載する. 訳者名は著者名の後ろに(○○訳)と書く.
例 1) 篠山純子, 綿貫静子, 福原陽子ら：失語症の言語訓練. 医学部出版, 東京, 55-75, 1968
2) 東山佳以子：機能的聴覚障害. 定番言語聴覚障害学—聴覚障害(中村君子, 城間晶子, 鈴木佳子編). 医学部出版, 東京, 290-293, 2014
3) Bach A(武田克美訳)：失語症—治療への前進. 中村出版, 東京, 202-220, 2000
〈洋書〉
著者名：論文タイトル. In：書籍名(eds 編者名). Xth Ed., 出版社, 出版地, 引用頁, 西暦発行年
例 1) Goodpod H：Aphasia is understood. University Press, New York, 10-40, 1990
2) Gaym S：Linguistic production understanding network of functional image. In：Normal language and pathological development (eds Diva D, Lapin I, Zartini E). John Library Englishtext, Malakoff, 55-60, 2015

図3-10 引用文献リストの書き方を示した投稿規定の例

### 7. 論文の構成

　小説などの文学作品とは異なり、学術論文や専門書においては、読む人によって内容が様々に解釈されるようなことは許されません。その分野に関わる人であれば、誰が読んでも誤解なく同じ意味として読み取れるものでなければなりません。

　そのため、学術論文の章立てにはある程度一定のスタイルがあり、その共通ルールさえ知っておけば、初めて読む論文であっても戸惑うことなく読めるように工夫されています。したがって、学術論文にはそうしたスタイルがあるという知識を持っていれば、ただ最初から最後まで一本調子（単純で代わり映えしないこと）で通読するだけでなく、予めその論文の全体像を把握した上で細部を確認するような読み方、あるいは必要に応じてあちこちへ跳びながら参照する読み方などが可能となります。読者の頭の中に、論文の構造についての地図があるようなものなので、迷わずにその論文のあちこちを探索することができるからです。

　図3-11に、論文の構成例を示します。論文の本文のうち「序論」にはその研究の背景、意義、概要など、「方法」には研究対象、研究方法、実施手続き、データ解析の方法など、「結果」には実験や検査、調査などで得られたデータや分析結果を示した図表など、「考察」には得られた研究結果の解釈や先行研究結果との比較検討などが記されています。「結語」は、いわゆる結びのことばですが、独立した章とはせずに、考察の末尾に記されることもあります。

　序論は、「序」「緒言（しょげん、ちょげん）」「はじめに」ともいいます。前半では、主にその研究の背景、意義などが述べられていますが、それに基づき、後半では主にその研究の概要や目的が述べられています。したがって、序論を読む際には、冒頭から通読する前にまず序論の結び（終わりの部分）の数行に記してあることが多い、「～するために、～の～について検討した」といった研究目的を把握した上で、改めて序論の冒頭（始めの部分）から通読することをお勧めします。

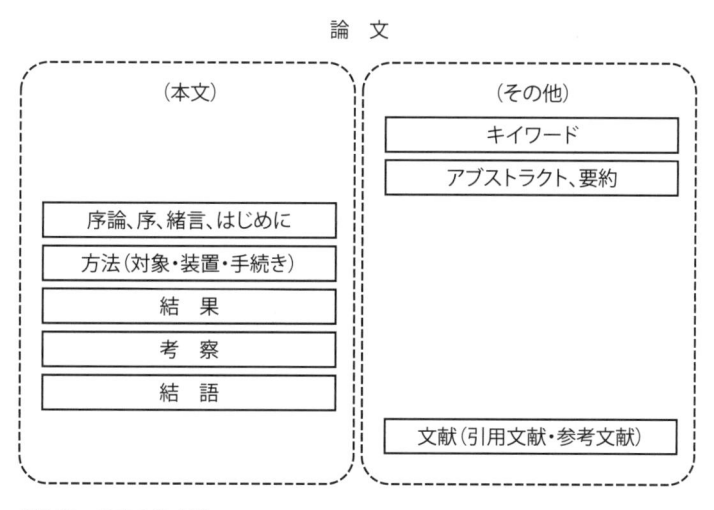

論　文

（本文）
- 序論、序、緒言、はじめに
- 方法（対象・装置・手続き）
- 結　果
- 考　察
- 結　語

（その他）
- キイワード
- アブストラクト、要約
- 文献（引用文献・参考文献）

図3-11　論文の構成例

方法には、研究対象つまりデータを収集する対象、研究方法つまりデータを収集する方法、その具体的な実施手続き、収集したデータの解析方法などについて書かれています。方法の役割は、その研究が公正かつ適切に行われた根拠を示すものであると同時に、第三者がその研究を再現できるように具体的な情報を開示するものです。また、その記述は、基本的には過去時制でなされます。なぜなら、方法とはすでに行ったことの報告文だからです。

　結果は、得られたデータ、それについての統計的分析や検定結果などについて、図と表（47頁）も活用しながら書かれています。ここでは、解釈については触れずに、データそのものについて客観的に述べることが重要です。方法と同じく、過去時制での記述です。

　考察は、「考按」「論議」ともいい、研究目的に沿って著者がデータを解釈し、それを根拠とした学術的な主張や、先行研究との比較検討について書いてあります。論文の中核部分であり、考察以外の章は、すべて考察のためにあるといえるでしょう。また、序論と呼応する章なので、考察を読み進める前にもう一度序論の末尾に記してある研究目的を確認すると、より理解が深まるはずです。

### 8. 要約（summary）、アブストラクト（abstract）

　要約あるいはアブストラクトとは、その論文の内容を簡潔にまとめた文章のことで、多くの場合その論文の冒頭部分あるいは末尾に掲載されています。文の長さは学術雑誌によって異なりますが、多くは日本語では数百文字程度、英語では数百単語程度に制限されています。

　ある論文を通読する前には、まずアブストラクトに目を通し、概要を把握してから細部を読み進むようにすると、効率的にその論文の内容を理解することができます。

　また、文献データベースを検索して必要な論文を探す際、アブストラクトも表示される場合は、それに目を通すことによって全文を読むべき論文か否かの判断材料となります。

### 9. キイワード（key word）

　キイワードという用語の一般的な意味は、ある文章の意味を理解する上で「鍵」となる重要なことばということです。

　学術論文においては、一編につき数個程度のキイワードが設定されています。多くの場合、アブストラクトの付近に掲載されています。学術論文を読む場合には、上記「8.」で述べたように、先にアブストラクトを読んで概要を把握する方法をお勧めしましたが、実はアブストラクトの前にまずキイワードを読む方がより効果的です。ほんの数個の語句ですから読むのに時間はほとんどかかりませんし、予めキイワードを念頭に置くことによってアブストラクトの内容が読み取り易くなります。

　キイワードは、論文を読むときだけでなく、文献データベース（49頁）を検索する際にも重要

な役割を果たします。あるトピックに関する文献を収集したいと考えた時には、まずはそのトピックに関連深いキイワードを使って文献データベースを検索することになるので、文献を探している人の立場からすると、文献に適切なキイワードが設定されていることがとても重要です。

　論文の著者にとっても、多くの人に読んでもらうためには、適切なキイワードを設定することが非常に重要です。いくら論文の内容自体が優れたものであっても、多くの人にその存在を知られないままでは学術的な貢献はできないからです。

### 10. 図（figure）と表（table）

　図とは、各種のグラフ、フローチャート、ブロック図、イラスト、その他の図式のことです。写真は、図として扱われる場合もある一方、「写真（通し番号）」として掲載される場合もあります。

　図を使用する目的は、ことばだけでは表現しきれないことをわかりやすく示したり、物事の概要や全体像を把握しやすく示したりすることです。したがって、もしことばだけの表現に比べてのメリットがなかったり、理解しやすくならなかったりする場合、図を用いる意味はありません。無意味なだけでなく、かえって理解を阻害しかねませんので、図を用いる以上は十分にそれを吟味した上で用いるようにして下さい。

　一方、表とは、複数の項目を行と列で対応させ、多くの情報を効率的かつ見易く表示したもので、基本的には文字、数字、記号のみから構成されています（図3-12）。得られたデータを数値のまま示す場合や、詳細に数値を比較する場合に表の使用が有効です。図と表のことを1つにまとめて、「図表」という言い方をすることがありますが、その図表のタイトルの表示方法にはある程度一定のパターンがあります。言語聴覚療法および関連領域の文献では、図のタイトルはパネルの下方に左寄せで表示、表のタイトルはパネルの上方にセンタリングして表示することが多いようです（図3-13、48頁）。

　では、図と表との使い分けについて、図3-12の中で「表1」として示した言語聴覚士国家試験合格率のデータを使って考えてみましょう。図3-14（48頁）は、「表1」（図3-12）に示した数値のうち、国家試験の実施回と合格率だけを取り出して折れ線グラフとして示したものです。つまり、図3-14のグラフに示されている数値は、「表1」（図3-12）に示されているものの一部とまったく同じものですが、図（グラフ）からは合格率の推移パターンを直観的にと

表1　言語聴覚士国家試験合格率

| 回 | 受験者数 | 合格者数 | 合格率(%) |
|---|---|---|---|
| 1 | 4,556 | 4,003 | 87.9 |
| 2 | 1,565 | 664 | 42.4 |
| 3 | 1,908 | 936 | 49.1 |
| 4 | 2,113 | 1,137 | 53.8 |
| 5 | 2,447 | 1,027 | 42.0 |
| 6 | 1,658 | 1,130 | 68.2 |
| 7 | 1,812 | 1,012 | 55.8 |
| 8 | 2,226 | 1,389 | 62.4 |
| 9 | 2,323 | 1,266 | 54.5 |
| 10 | 2,574 | 1,788 | 69.5 |
| 11 | 2,347 | 1,344 | 57.3 |
| 12 | 2,498 | 1,619 | 64.8 |
| 13 | 2,374 | 1,645 | 69.3 |
| 14 | 2,263 | 1,410 | 62.3 |
| 15 | 2,381 | 1,621 | 68.1 |
| 16 | 2,401 | 1,779 | 74.1 |
| 計 | 37,446 | 23,770 | 63.5 |

図3-12　表の例

らえることができますし、表からは実施回毎の合格率を詳細に読み取ることができます。
　このように、全く同じデータであっても、全体像を把握したい場合には図による表示が、数値を直読したい場合には表による表示が適していることがわかります。

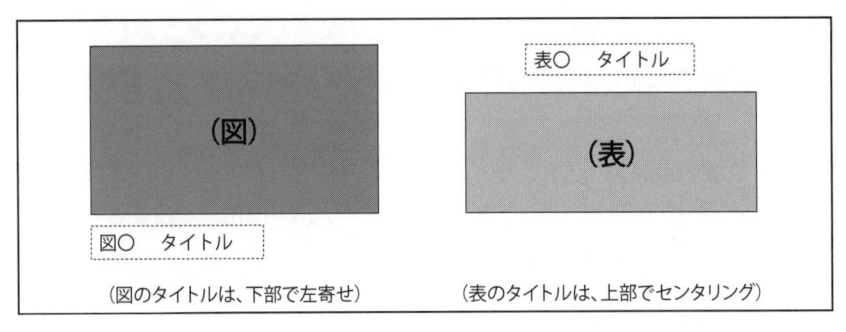

図 3-13　図表のタイトルの位置

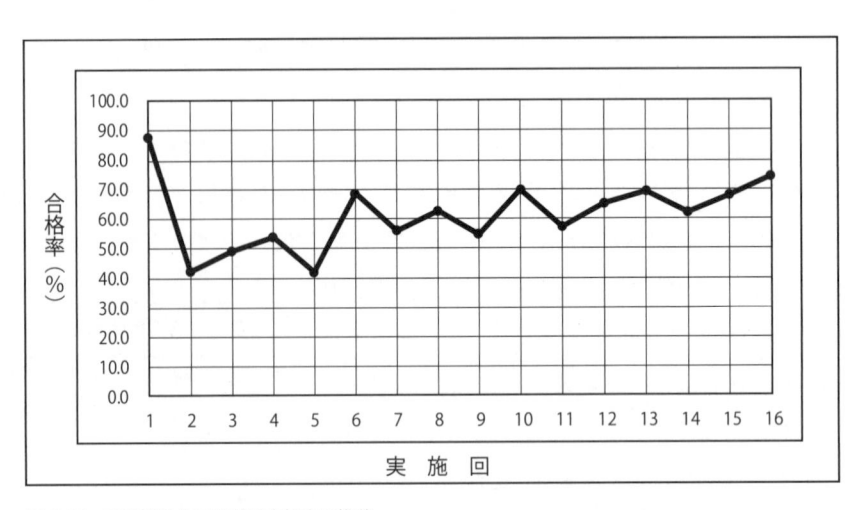

図 3-14　言語聴覚士国家試験合格率の推移

## 11. 文献検索（document retrieval）、文献データベース（bibliographic database）

日々増大し続ける膨大な数の文献の中から、言語聴覚療法についてより深く理解するため、あるいは担当した患者さんに最も適した訓練を行うためなど、それぞれの必要性に応じた適切な論文を見つけ出す際に鍵となるのが文献検索です。

検索の一般的な意味は、文書やデータを調べて必要な事項を見つけ出すことであり、文献検索とは、必要な文献を見つけ出すために探すことですが、文献を探す対象として最も重要なのが文献データベースです。

日本語医学系論文の商用データベースの1つに、『医学中央雑誌』[5]）があります。個人ユーザーとしても利用できますが、所属先の学校や施設が法人・団体ユーザーになっていれば、ローコストで手軽に利用することができます。

英語医学系論文については、"PubMed" が便利です。これは、アメリカ合衆国の国立医学図書館（National Library of Medicine;NLM）にある国立生物科学情報センター（National Center for Biotechnology Information;NCBI）が作成しているデータベースであり、無料で自由に使用できます。

"PubMed" では、アメリカ合衆国内で発表された論文だけでなく、世界中の主要な医学系雑誌等に発表された文献を検索することができます。また、"PubMed" というデータベースの主な構成要素となっているのは、同じ国立医学図書館が提供する "MEDLINE" という医学文献のデータベースです。

膨大な数の文献から必要なものを見つけ出すためには、適切な絞り込み検索を行うことが重要です。たとえば、「失語症」というキイワードだけで検索すれば、タイトルを一覧することも無理なくらい多数の論文がヒットしてしまうことでしょう。そこで、たとえば「失語症」「評価」「聴理解」の3つのキイワードすべてに関与する論文を検索すると、詳細にタイトルやアブストラクトを検討することができるような数に絞り込むことができます。

図3-15に示すように、絞り込み検索のパターンのことを「AND検索」といいます。AND検索

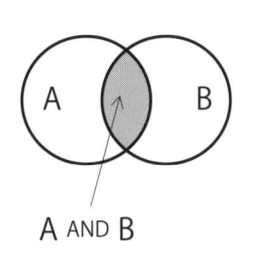

AとBの両方の条件を満たすものだけがヒットする検索

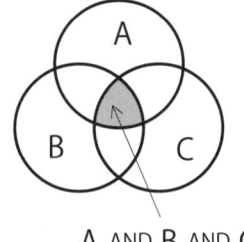

AとBとCのすべての条件を満たすものだけがヒットする検索

図3-15　AND検索の例（検索語が2または3の場合）

では、Aという条件とBという条件の両方に該当するもの（たとえば、「失語症」というキイワードと「評価」というキイワードの両方を含む論文）だけがヒットします。

一方、該当する論文が少ない場合には、「OR 検索」が必要となります。これは、図 3-16 に示すように、Aという条件かBという条件のどちらかに該当するもの（たとえば、「視覚聴覚二重障害」というキイワードか「盲ろう」というキイワードのどちらかを含む論文）すべてがヒットする検索です。

文献検索の目的はあくまでも必要な論文を見つけ出すことであって、最終的には必要な論文を実際に入手できるかどうかが問題となります。もちろん文献サービスを行う専門業者も多数あるので、コストさえかければいくらでも論文を入手することはできますが、ほとんどの個人にとってそれは経済的に不可能なことです。

そこで、合法的かつ効率的に必要な論文を入手する方法を身に付けることが大切ですが、特に図書館について知ることが鍵といえます。

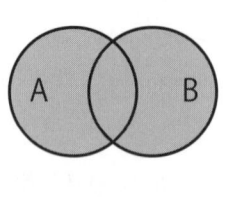

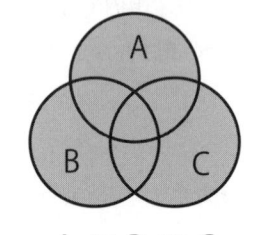

図 3-16　OR 検索の例（検索語が 2 または 3 の場合）

### 12. 図書館（library）

図書館といえば本を借りるところ、あるいは自由閲覧室で自習をする場所というイメージをお持ちの方が多いかも知れませんが、それだけではなく、必要な論文のコピーを入手する際にも頼りになる施設です。

専門業者に依頼して論文のコピーを入手しようとすると、1 本の論文につき数千円のコストがかかることと思いますが、図書館をうまく活用すれば数分の一以下にコストダウンすることができるのです。

もし、あなたの所属先に充実した図書館があるならば、ぜひ存分にそれを活用して下さい。何かわからないことがあるときには、図書館の司書の方に尋ねれば丁寧に教えて下さるはずです。

残念ながら充実した図書館が無い場合でも諦めないで下さい。図書室レベルであっても、図書館の相互貸借という仕組みを利用して、他の図書館の蔵書を借りることができたり、文献複写サービスを利用できたりするのです。その場合、1本の論文につき数百円のコストでコピーを入手することができます。

　自分の所属先の図書館・図書室だけでなく、地域の図書館（市立図書館、県立図書館など）にも相互貸借の仕組みがあり、多くはレファレンスサービス（資料収集に関わる様々な相談や手助けのサービス）を行っているので、そこの司書の方に相談してみて下さい。

　日本における唯一の国立図書館である国立国会図書館（National Diet Library）についても知っておくと、文献検索や文献収集に役立ちます。国立国会図書館は、基本的には国内のすべての刊行物が収蔵されるので、そこの蔵書検索システム（NDL-OPAC）を利用することで、国内の刊行物の大部分を検索対象とすることができるのです。ぜひ、ウェブサイト（http://www.ndl.go.jp/index.html）へアクセスしてみて下さい。

　また、国立情報学研究所のウェブサイト（http://www.nii.ac.jp/）でも、文献情報・学術情報に関する各種サービスが利用できますので、ぜひアクセスしてみて下さい。

　文献検索や文献収集に関しても、やはり自分自身で実際にやってみることがとても大切です。そこで、本書を利用して自分でできる範囲のことをまず実践してみて、その上で直面した具体的な問題点について、養成課程の教員や先輩に相談するようにして下さい。そして、相談に際しては、36頁でも述べたように、現在学生である方だけでなく、すでに有資格者として臨床現場で活躍されている方もどうか気軽に養成課程の教員に相談してみて下さい。

文献
1) 日本エディタースクール 編：本の知識．日本エディタースクール，東京，11，2009
2) 中村保男 編：英和翻訳表現辞典．研究社，東京，vi，2008
3) 宮脇孝雄 編：英和翻訳基本辞典．研究社，東京，vii，2012．
4) 著作権テキスト～初めて学ぶ人のために～平成26年度（文化庁長官官房著作権課）．文化庁ウェブサイト（http://chosakuken.bunka.go.jp/naruhodo/outline/8.h.html），2014年6月12日アクセス
5) 医学中央雑誌（医学中央雑誌刊行会）．(http://www.jamas.or.jp/)，2014年7月20日アクセス

# 第 4 章

数・データ処理に関すること

## 1. アラビア数字 (Arabic numerals)、ローマ数字 (Roman numerals)、漢数字 (Chinese numerals)

アラビア数字は、算用数字(計算に用いる数字)ともいい、普段最もよく目にする数字です(表4-1)。言語聴覚療法分野においても、検査・計測結果の記録やデータ処理、各種の表示などに多用されています。

ローマ数字は、本の章番号の表示やアナログ時計の文字盤などによく用いられています(表4-2)。言語聴覚療法分野では、専門書の章の表示や解剖学用語などに含まれる数字としてよく目にします。

漢数字は、その名のとおり数を表す漢字です(表4-3)。ローマ数字と同じく、言語聴覚療法分野の専門用語などに含まれる数字として目にします。また、縦書き文書において数値を記載する際にも用いられます。

表4-1 アラビア数字(算用数字)

| アラビア数字 |
|---|
| 0 |
| 1 |
| 2 |
| 3 |
| 4 |
| 5 |
| 6 |
| 7 |
| 8 |
| 9 |

表4-2 ローマ数字とアラビア数字との対応

| ローマ数字 | アラビア数字 |
|---|---|
| Ⅰ | 1 |
| Ⅱ | 2 |
| Ⅲ | 3 |
| Ⅳ | 4 |
| Ⅴ | 5 |
| Ⅵ | 6 |
| Ⅶ | 7 |
| Ⅷ | 8 |
| Ⅸ | 9 |
| Ⅹ | 10 |

| ローマ数字 | アラビア数字 |
|---|---|
| ⅩⅠ | 11 |
| ⅩⅡ | 12 |
| ⅩⅢ | 13 |
| ⅩⅣ | 14 |
| ⅩⅤ | 15 |
| ⅩⅥ | 16 |
| ⅩⅦ | 17 |
| ⅩⅧ | 18 |
| ⅩⅨ | 19 |
| ⅩⅩ | 20 |

表4-3 漢数字とアラビア数字との対応

| 漢数字 | アラビア数字 |
|---|---|
| 零 (れい) | 0 |
| 一・壱 | 1 |
| 二・弐 | 2 |
| 三・参 | 3 |
| 四 | 4 |
| 五 | 5 |
| 六 | 6 |
| 七 | 7 |
| 八 | 8 |
| 九 | 9 |
| 十・拾 | 10 |

| 漢数字 | アラビア数字 |
|---|---|
| 百 | 100 |
| 千 | 1,000 |
| 万・萬 | 10,000 |
| 億 | 100,000,000 |
| 兆 | 1,000,000,000,000 |
| 京 (けい) | 10,000,000,000,000,000 |

(壱・弐・参・拾・萬は、領収証などで文字の改ざんを防ぎたい場合に用いる)

全般的にはアラビア数字が多く用いられていますが、言語聴覚療法分野だけでなく日常生活においても、用途に応じて各種の数字が使い分けられています（表4-4）。

また、情報端末での数字入力に際しては、数字の半角・全角の使い分け方にも注意して下さい。検査結果などの数値は、通常、半角文字を用いて表記します。

表4-4　数字の種類の使い分け例

| 数字の種類 | 主な用途（例） | 備考 |
| --- | --- | --- |
| アラビア数字<br>（0, 1, …） | ・各種の数値の表示<br>・計算（算用数字）<br>・各種のナンバー表示 | ・文書中に用いる場合、基本的には半角文字で表記。 |
| ローマ数字<br>（Ⅰ, Ⅱ, …） | ・アナログ時計の文字盤<br>・書籍の章番号<br>・解剖学用語など | ・Ⅰ, Ⅱ, …の下位レベルとして、小文字表記（ⅰ, ⅱ, ⅲ, ⅳ, ⅴ, …）を用いる。 |
| 漢数字<br>（零、一、…） | ・縦書き文書<br>・姓名<br>・熟語、慣用句の中の数字 | ・領収証などの数字の改ざんを防ぎたい場合、壱（一）・弐（二）・参（三）・拾（十）・萬（万）。 |

## 2. 記数法（numeral system）

記数法とは、数字を使って数を表す際のルールのことです。

そうした記数法の中で、普段最もよく目にしたり使ったりするのは十進法（decimal system）です。表4-5aに示すように、十進法では0から9までの10毎のまとまりで1桁が構成されています。また、表4-5bに示すように、「$10^n$（10のn乗）」のnの数だけ末尾に0がつき、桁が上がったり（増えたり）、下がったり（減ったり）するようになっています。たとえば、$10^1$であれば0が1個だけつくので10、$10^2$であれば0が2個つくので100となります。

表4-5a　十進法による表記

| 1桁の数 | 2桁の数 | 3桁の数 | 4桁の数 | 5桁の数 | 6桁の数 |
| --- | --- | --- | --- | --- | --- |
| 0 | 10 | 100 | 1,000 | 10,000 | 100, |
| 1 | 11 | 101 | 1,001 | 10,001 | 100 |
| 2 | ・ | ・ | ・ | ・ | |
| 3 | ・ | ・ | ・ | ・ | |
| 4 | ・ | ・ | ・ | ・ | |
| 5 | | | | | |
| 6 | | | | | |
| 7 | | | | | |
| 8 | 98 | 998 | 9,998 | 99,998 | 9 |
| 9 | 99 | 999 | 9,999 | 99,999 | 9 |

十進法では、0〜9の10種類の数字を用いて表記し、10のまとまり毎に1桁分が構成される。

表4-5b　十進法の桁上がり・桁下がり

| 十進数 | （累乗） |
| --- | --- |
| 1 | $10^0$ |
| 10 | $10^1$ |
| 100 | $10^2$ |
| 1,000 | $10^3$ |
| 10,000 | $10^4$ |
| 100,000 | $10^5$ |
| 1,000,000 | $10^6$ |
| 10,000,000 | $10^7$ |
| 100,000,000 | $10^8$ |
| 1,000,000,000 | $10^9$ |

# 第4章 数・データ処理に関すること

十進法以外の記数法としては、たとえば十二進法（duodecimal）があります。十二進法なので12種類の要素を表す記号が必要となり、0～9の数字の他にAおよびBという文字を用います（表4-6a）。具体例としては、缶や瓶などを数える単位として用いられるダース（dozen）やグロス（gross）が十二進法に由来するものです。1ダースは十進法では12（$12^1$。十二進法では10）、1グロスは十進法では144（$12^2$。十二進法では100）となります。

桁の上がり下がりについては、十進法の場合は「$10^n$」のnの数だけ末尾に0がつく形でしたが（表4-5b、56頁）、十二進法での桁上がりを十進法で表記すると、12、144、1,728、・・・というように、$12^n$毎に数値が増えていきます（表4-6b）。

表4-6a　十二進法による表記（十進法との対応）

| 十二進法 | 十進法 | 十二進法 | 十進法 | 十二進法 | 十進法 |
|---|---|---|---|---|---|
| 0 | 0 | 10 | 12 | 20 | 24 |
| 1 | 1 | 11 | 13 | 30 | 36 |
| 2 | 2 | 12 | 14 | 40 | 48 |
| 3 | 3 | 13 | 15 | 50 | 60 |
| 4 | 4 | 14 | 16 | 60 | 72 |
| 5 | 5 | 15 | 17 | 70 | 84 |
| 6 | 6 | 16 | 18 | 80 | 96 |
| 7 | 7 | 17 | 19 | 90 | 108 |
| 8 | 8 | 18 | 20 | A0 | 120 |
| 9 | 9 | 19 | 21 | B0 | 132 |
| A | 10 | 1A | 22 | 100 | 144 |
| B | 11 | 1B | 23 | | |

十進法では0～9の10種類の数字を用いて表記し、10のまとまり毎に1桁分が構成されるように、十二進法では0～9, A, Bの12種類の数字・記号を用いて表記し、12のまとまり毎に1桁分が構成される。

表4-6b　十二進法の桁上がり・桁下がり（十進法との対応）

| 十二進法 | 十進法 | |
|---|---|---|
| 0 | 0 | 0 |
| 1 | $12^0$ | 1 |
| 10 | $12^1$ | 12 |
| 100 | $12^2$ | 144 |
| 1,000 | $12^3$ | 1,728 |
| 10,000 | $12^4$ | 20,736 |
| 100,000 | $12^5$ | 248,832 |
| 1,000,000 | $12^6$ | 2,985,984 |
| 10,000,000 | $12^7$ | 35,831,808 |
| 100,000,000 | $12^8$ | 429,981,696 |
| 1,000,000,000 | $12^9$ | 5,159,780,352 |

他には、六十進法（sexagesimal）という記数法もあって、60秒で1分、60分で1時間という時間の分秒（ふんびょう）表示などに用いられています。

さらに、二進法（binary system）（表4-7a）もあって、電子回路のデジタル回路を理解する上での基本事項の1つです。言語聴覚療法とデジタル回路とはあまり関連がないように思われるかも知れませんが、たとえば音声・音響分析装置のデジタル録音の考え方を理解するためには、二進法を理解しておくことが必要です。

二進法の説明に先立って、まず十進法について説明します。

図4-1（59頁）に、十進法による記数法の例を示します。この「123,456」という6桁の十進数（十進法で表記された数）の例では、「1の位（くらい）」すなわち「$10^0$（10の0乗（じょう））の位」は「6」ですが、これは $10^0$ の位が6個分、（$6 \times 10^0$）つまり（$6 \times 1$）= 6 という意味です[注1]。

さらに、「10の位」すなわち「$10^1$ の位」は5個分あるので（$5 \times 10^1$）、つまり（$5 \times 10$）= 50 という意味です。以下、同様に、「$10^2$ の位」は4個分あるので（$4 \times 10^2$）=（$4 \times 100$）= 400、「$10^3$ の位」は3個分あるので（$3 \times 10^3$）=（$3 \times 1,000$）= 3,000、「$10^4$ の位」は2個分あるので（$2 \times 10^4$）=（$2 \times 10,000$）= 20,000、「$10^5$ の位」は1個分あるので（$1 \times 10^5$）=（$1 \times 100,000$）= 100,000 なので、各桁の値をすべて足し合わせると「123,456」となるのです。

一方、二進法では、0と1との2つの値のまとまりで1桁分が構成されています（表4-7a）。また、十進法の場合は「$10^n$」のnの数だけ末尾に0がつく形でしたが（表4-5b、56頁）、二進法での桁上がりを十進法で表記すると、2、4、8、・・・というように、$2^n$ ステップで数値が増えていきます（表4-7b）。

図4-2（59頁）に、二進法による記数法の例を示します。この「101,101」という6桁の二進数

表4-7a　二進法による表記（十進法との対応）

| 二進法 | 十進法 | |
|---|---|---|
| 0 | 0 | 0 |
| 1 | $2^0$ | 1 |
| 10 | $2^1$ | 2 |
| 11 | $2^1+2^0$ | 3 |
| 100 | $2^2$ | 4 |
| 101 | $2^2+2^0$ | 5 |
| 110 | $2^2+2^1$ | 6 |
| 111 | $2^2+2^1+2^0$ | 7 |
| 1,000 | $2^3$ | 8 |
| 1,001 | $2^3+2^0$ | 9 |
| 1,010 | $2^3+2^1$ | 10 |

表4-7b　二進法の桁上がり・桁下がり（十進法との対応）

| 二進法 | 十進法 | |
|---|---|---|
| 0 | 0 | 0 |
| 1 | $2^0$ | 1 |
| 10 | $2^1$ | 2 |
| 100 | $2^2$ | 4 |
| 1,000 | $2^3$ | 8 |
| 10,000 | $2^4$ | 16 |
| 100,000 | $2^5$ | 32 |
| 1,000,000 | $2^6$ | 64 |
| 10,000,000 | $2^7$ | 128 |
| 100,000,000 | $2^8$ | 256 |
| 1,000,000,000 | $2^9$ | 512 |

(二進法で表記された数)の例では、「1の位」(十進法では「$2^0$(2の0乗)の位」)は「1」ですが、これは1の位が1個分、つまり(1×1)＝1という意味です(これを十進法で表すと、「$2^0$の位」は1個分なので(1×$2^0$)＝(1×1)＝1)。

さらに、「10の位」は0個分なので、(0×10)＝0という意味です(十進法では、(0×$2^1$)＝(0×2)＝0)。以下、同様に、「100の位」は1個分、つまり(1×100)＝100(十進法では、(1×$2^2$)＝(1×4)＝4)、「1,000の位」は1個分、つまり(1×1,000)＝1,000(十進法では、(1×$2^3$)＝(1×8)＝8)、「10,000の位」は0個分、つまり(0×10,000)＝0(十進法では、(0×$2^4$)＝(0×16)＝0)、「100,000の位」は1個分、つまり(1×100,000)＝100,000(十進法では、(1×$2^5$)＝(1×32)＝32)なので、すべてを合計すると「101,101」となるのです(二進数「101,101」の桁別の内訳およびそれらの合計を十進数で表すと、32＋0＋8＋4＋0＋1＝45)。

注1)$n^0$、つまり $1^0$でも、$2^0$でも、$10^0$でも、どのような数の0乗も、すべて値は「1」となる。

図4-1 十進法による記数法(例)

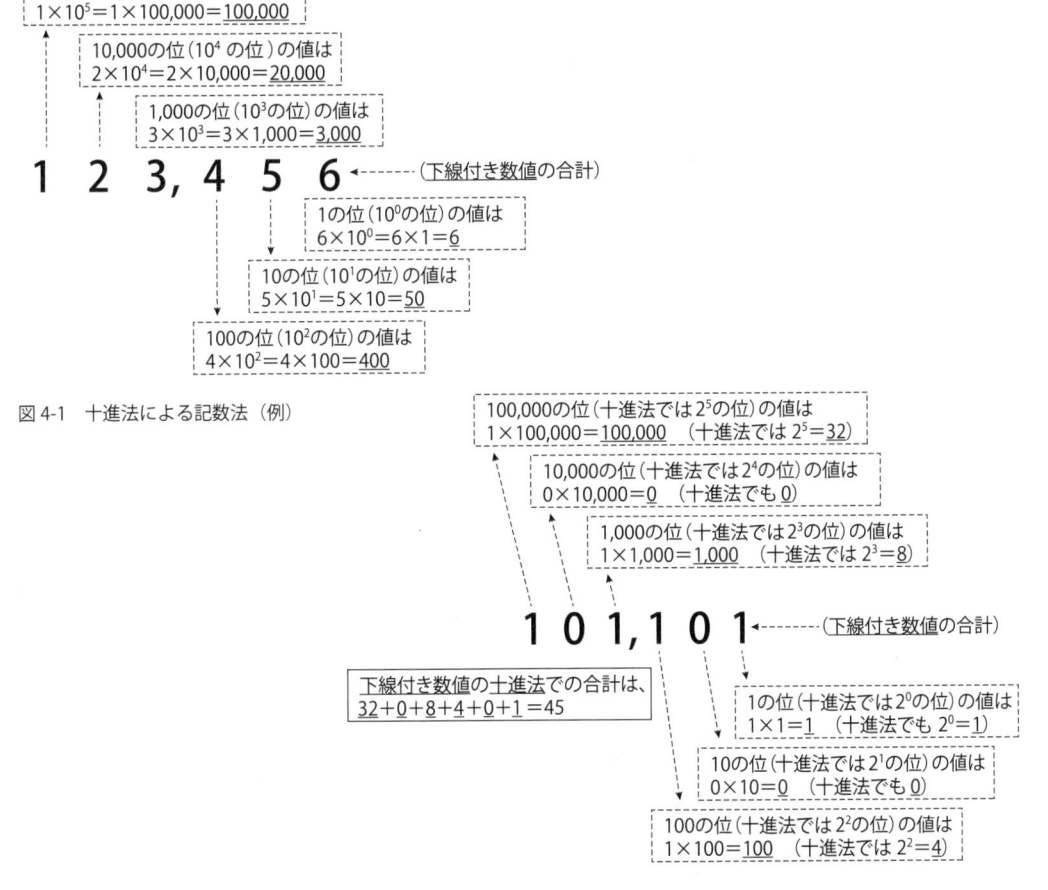

図4-2 二進法による記数法(例)

### 3. 整数 (integer)

　図4-3に示すように、一口に数といってもその性質から様々な種類がありますが、言語聴覚士としてきちんと理解しておくべき対象は実数(real number)というものです。複素数(complex number)、虚数(imaginary number)といった概念は、言語聴覚療法との直接的な関連性はあまりありませんので、本書では省略いたします。

　図4-4(61頁)に示すように、実数は有理数(rational number)と無理数(irrational number)とに分類することができ、有理数は分母・分子が整数である分数(fraction)の形で表すことができる実数(整数は分母を1とする分数と見なせるので、整数も有理数)のことをいい、無理数は分母・分子が整数である分数の形では表すことができない実数(たとえば、$\sqrt{2}$ の値、円周率($\pi$)の値など)のことをいいます。

　実数について理解するには、最初に整数を理解しておく必要があります。図4-5(61頁)に示すように、整数とは、「1, 2, 3, 4, 5, ‥‥‥」のように、1から始まってそれに順次1を加えることによって得られる数(正の整数)と、そうやって得られた正の整数に−1を乗じる(掛ける)ことによって得られる負の整数(たとえば、−1, −2, −3, −4, −5, ‥‥‥)と、0とを総称したものです。

　なお、正の整数は、自然数(natural number)ともいいますが、自然数には0も含まれるという考え方もあります。

　以上のように、整数とは正の整数と、0と、負の整数とを総称したもので、分数(62頁)や小数(61頁)ではない実数のことといえます。

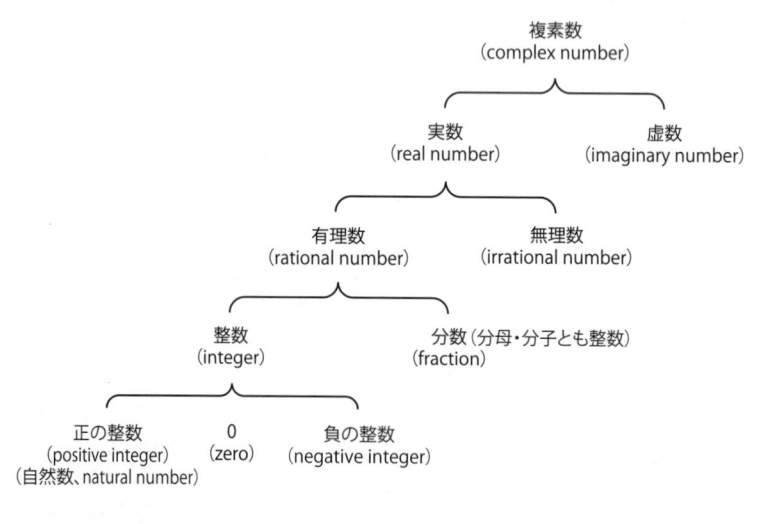

図4-3　数の体系

第4章 数・データ処理に関すること

```
         ┌ 有理数 (rational number)
         │  ・分数（分母・分子とも整数）
         │    (3/5 など)
         │  ・整数
  実 数 ┤    (123 など)
(real number)│
         │ 無理数 (irrational number)
         │  ・分母・分子とも整数の分数で表せない実数
         └   (√2＝1.41421356…, 円周率π＝3.141592…など)
```

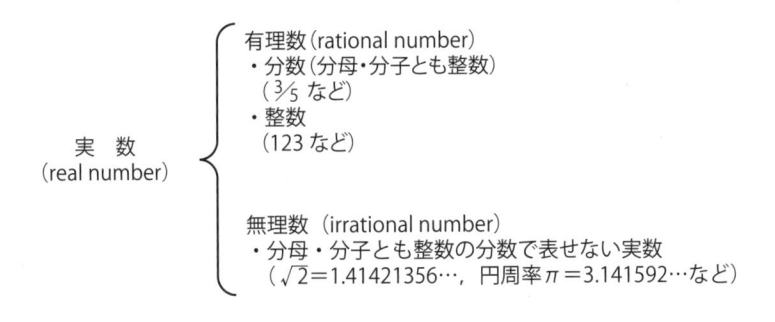

図 4-4　実数

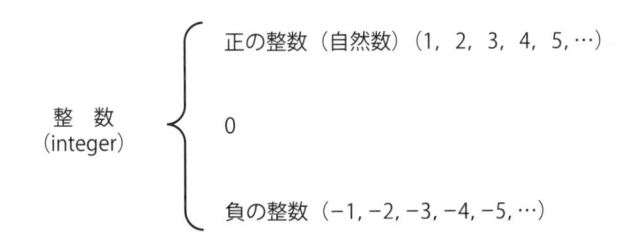

```
         ┌ 正の整数（自然数）(1, 2, 3, 4, 5, …)
  整 数 ┤
(integer)│  0
         │
         └ 負の整数 (−1, −2, −3, −4, −5, …)
```

図 4-5　整数

### 4. 小数 (decimal, decimal fraction)

　小数とは、たとえば 0.125, −0.25 のように、絶対値 (absolute value; 正・負の記号を取り除いた値そのもの) が 1 より小さい数（純小数、真小数）、あるいは、たとえば 3.45, −26.7 のように、絶対値が 1 より大きい数（帯小数）のことをいいます。

　数の体系の中では、小数とは、整数ではない実数を十進法で表記したものと位置づけることができ、たとえば 0.035 のように限られた桁数（この例では小数点以下第 3 位）で表記可能な有限小数と、たとえば円周率 (3.14159…) のように無限の桁数となる無限小数とがあります。

　なお、無限小数のうち、たとえば 0.142857142857… のように、同じ数字の並び（この例では 142857）を無限に繰り返すものを循環小数といいますが、循環小数は分母・分子が整数の分数で表記することができるので（この例では 1/7）、有理数であることがわかります。

　言語聴覚療法関連では、各種の測定値などを扱う際に小数が必要となることがありますが、平均値などを求めたりする際は、測定精度と照らし合わせて、小数点以下の桁数を適切なものにするように注意して下さい。

　たとえば、20 人の身長の平均値を求めなければならないとします。これらの身長は 0.1cm 単位で測定され、平均値を計算したところ数値が「173.256」cm になったとします。では、20 人の身長の平均値として、小数点以下第何位までを採用するのが適切な考え方でしょうか？

　数値の桁数が多いほど精度も高そうに見えるので、ついそのまま小数点以下第 3 位まで採用し

たくなるのですが、測定時の精度は0.1cm単位つまり小数点以下1桁レベルであったことを思い出して下さい。

小数点以下1桁レベルで測定したのに、それらの平均値として小数点以下3桁までの数値が意味を持つことはありません。したがって、この場合には、小数点以下第2位を四捨五入して173.3、あるいは切り捨てて173.2とするのが適切といえます。

また、小数は、$10^n$を分母とする分数（下記「5.」）という形へ変換、あるいは近似的に表示することができます。

たとえば、「0.1」であれば「1/10」となります。「0.12」であれば、「0.1＋0.02」なので「1/10＋2/100」となり、通分(複数の分数の分母を同じ値に揃えること)すると「10/100＋2/100」、つまり「12/100」となります。

さらに、「0.125」であれば、「0.1＋0.02＋0.005」なので「1/10＋2/100＋5/1,000」となり、通分すると「100/1,000＋20/1,000＋5/1,000」、つまり「125/1,000」となります。

このように、小数は、小数点以下第1位の値は10を分母とする分数、小数点以下第2位の値は100を分母とする分数、小数点以下第3位の値は1,000を分母とする分数、・・・として表記することができます。

### 5. 分数 (fraction)

図4-6に示すように、分数は除算(割り算)を意味する記号(「－」)を挟んで分母の上に分子が乗るように表記されますが、記号として「/」、つまりスラッシュ (slash) を挟んで前に分子、後ろに分母の順に表記されることもあります。

また、分子の方が分母より値が小さい真分数(たとえば、1/2など)と、分母と同じか分子の方がより大きい仮分数(たとえば、5/3など)、整数と真分数が組み合わさった帯分数(たとえば、$3\frac{4}{7}$) とがあります。

図4-4(61頁)で示したように、実数のうち有理数とは、分母・分子が整数である分数の形で表すことができるものでしたが、整数も1を分母とする分数と見なすことができるので、有理数に含まれます。

分数には様々な意味があるとしても、数学を研究するためではなく言語聴覚士の仕事の中で適切に使いこなすためであれば、除算(割り算)と同じであると理解しておくことが良いと思います。図4-6の中にあるように、ある分数の値は、「(分子の値)÷(分母の値)」という割り算で求めることができます。

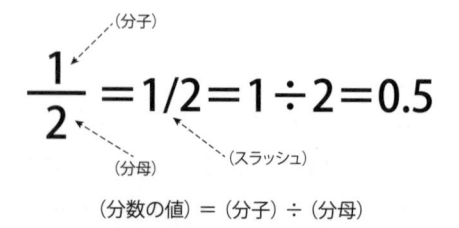

$$\frac{1}{2} = 1/2 = 1 \div 2 = 0.5$$

(分数の値) ＝ (分子) ÷ (分母)

図4-6 分数(例)

## 6. 数直線（number line）

図4-7のように、単位となる長さで直線に目盛りを刻み、原点（0）より右側に正の数、左側に負の数を割り当てたものを数直線といいます。

数直線上には、途切れなく連続的に数（実数）が存在し、数直線上の点全体の集まりは、実数全体の集まりに対応しています。もちろん、実際に数直線を図示する場合には、実数全体のうち必要な部分だけを取り出して描くことになります。

数直線を用いると、数の操作を視覚化することができるので、様々な計算の意味を理解する際の手掛かりとなります。以下の「7.」においても、加算・減算の意味について、数直線を用いて説明しています。

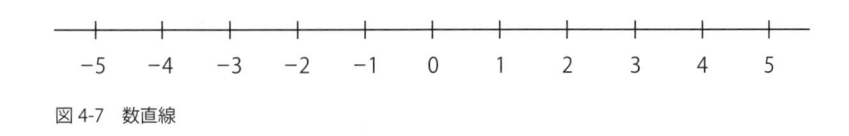

```
 ─┼──┼──┼──┼──┼──┼──┼──┼──┼──┼──┼─
 −5  −4  −3  −2  −1   0   1   2   3   4   5
```

図4-7　数直線

## 7. 加減乗除（addition, subtraction, multiplication and division）

加減乗除（かげんじょうじょ）とは、加算（足し算）・減算（引き算）・乗算（掛け算）・除算（割り算）の4種類の演算方法のことで、四則演算・四則算ともいいます。また、各演算で得られる答えのことを、加算については「和（わ）」、減算は「差（さ）」、乗算は「積（せき）」、除算は「商（しょう）」といいます。

日常生活においては、こうしたごく普通の加減乗除ができれば何の不都合も生じませんが、言語聴覚士の臨床活動においては、たとえば各種の測定等に際してより複雑な演算もこなさなければなりません。加減乗除より複雑な演算をこなすためには、当然、まずは基本的な加減乗除がスムーズにこなせる必要がありますので、以下で復習してみましょう。

加算は、数直線（図4-7）を使って考えると理解し易いことでしょう。正数（0より大きい数）同士を加算する場合は、0からスタートして足し合わせる2つの数の分だけ数直線上を正（＋）の方向へ進むと考えて下さい（図4-8a、64頁）。

正数に負数（0より小さい数）を加算する場合は、まず0からスタートして正数の分だけ数直線上を正の方向へ進んだ後、負数の絶対値（マイナス記号を取り除いた値そのもの）分だけ負（−）の方向へ戻ると考えて下さい（図4-8b、64頁）。もちろん、図中の例題の場合、2＋（−3）＝2−3＝−1　というように、加算ではなく減算としても考えることができますが、この場合も数直線上での動き方は結果的には先ほどとまったく同じになります。

負数同士を加算する場合は、0からスタートして足し合わせる2つの数の分だけ数直線上を負の方向へ進むと考えて下さい（図4-8c、64頁）。

（例）2＋3＝5

① 0から正の方向へ 2
② 2から正の方向へ 3
③ 和（5）

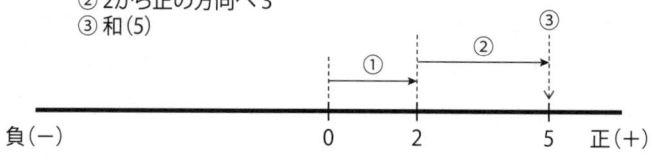

図4-8a　加算のプロセス（正数と正数の加算）

（例）2＋（−3）＝（−1）

① 0から正の方向へ 2
② 2から負の方向へ 3
③ 和（−1）

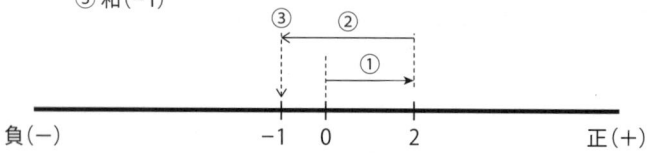

図4-8b　加算のプロセス（正数と負数の加算）

（例）（−2）＋（−3）＝（−5）

① 0から負の方向へ 2
② −2から負の方向へ 3
③ 和（−5）

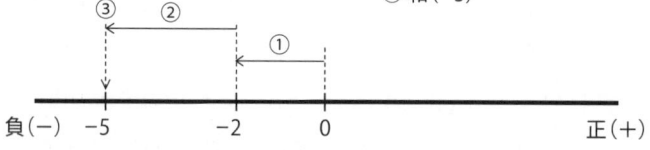

図4-8c　加算のプロセス（負数と負数の加算）

もちろんこの場合も、(－2)＋(－3)＝(－2)－3＝－2－3＝－5 というように、加算ではなく減算としても考えることができますが、やはり数直線上での動き方は結果的には先ほどとまったく同じになります。

減算についても、数直線を使って考えると理解し易いことでしょう。図 4-8b（64 頁）および図 4-8c（64 頁）で見たように、負数の加算は減算と考えることができました。つまり、減算とは負数の加算と考えることができるので、減算の数直線上での操作も加算とまったく同じように考えることができます。

加算も減算も同じ数直線上での動き方（動く方向）の違いであると考えると、加算とは足す数の分だけ数直線上を正（＋）の方向へ進むことであり、減算とは引く数の分だけ負（－）の方向へ進むことと考えることができます。そして、加算において足す数が負数の場合には負の方向へ進み（すなわち減算し）、減算において引く数が負数である場合には正の方向へ進む（すなわち加算する）と考えることができます。

このように、負（－）の符号には正・負の符号を反転させる働きがあるので、たとえば「2＋(－3)」のような負数の加算は「2－3」という減算となり、たとえば「2－(－3)」のような負数の減算は「2＋3」という加算となるのです。

表 4-8 に、加減乗除に関わる基本ルールなどについて示しておきますので、小数や分数の加減乗除についても練習をなさってみて下さい。

表 4-8 加減乗除に関わる基本事項

| 事 項 | 概 要 |
| --- | --- |
| 数式の左から優先処理 | 原則として、式の左側から順番に処理。ただし、以下のような他のルールに注意。 |
| 乗除算の優先処理 | 加減乗除が混合している式では、加減算部分より乗除算部分を先に処理。 |
| 括弧内の優先処理 | （ ）で囲まれた部分を先に処理。たとえ加減算であっても、（ ）で囲まれている場合は乗除算よりも先に処理。複数のレベルの括弧を用いる際は、最も外側が [ ]（大括弧）、次が { }（中括弧）、最も内側が（ ）（小括弧）。 |
| 分数同士の乗算の方法 | 各々の分母同士を乗算した積を分母とし、分子同士を乗算した積を分子とした分数が、求めるべき積。 |
| 分数同士の除算の方法 | 割られる数の分数はそのままとし、割る数の分数を逆数（分子と分母を入れ替えたもの）にした上で、分数同士の乗算を行ったものが、求めるべき解（答）。 |
| 符号（＋・－）の反転 | 負号（－）の直後の正号（＋）は負号に反転し、負号（－）の直後の負号は正号に反転。 |

## 8. 常用対数（common logarithm）

たとえば、100という数値は、10 × 10と表すことも可能で、さらに10 × 10は$10^2$と表すことができます。また、1,000であれば、10 × 10 × 10、つまり$10^3$と表すことができます。同様に、10を4回乗算して得られる値（つまり、10,000）は$10^4$、5回乗算して得られる値（つまり、100,000）であれば$10^5$と表すことができます（68頁）。

図4-9のように、10をn回乗算することを$10^n$と表しますが、xの値が$10^n$であるとき（図中①）、このnのことをxの常用対数あるいは「10を底とする対数」といい、また、xのことを対数nの真数といいます（図中②・③）。

たとえば、xが10を3回乗算して得られる値（$10^3$、つまり1,000）であるとき、1,000の常用対数は3、対数3の真数は1,000あるいは$10^3$となります。

対数であることを表すためには、「対数」と書くかわりに「log」（「logarithm」だから「ログ」）という記号を用いて、たとえば「$\log_{10} 100$」とか「$\log_{10} 1,000$」のように書きますが、10を底とする対数である常用対数の場合は、「$\log_{10}$」とせずに底を表す10は省略して「log」だけでもかまいません。

なお、常用対数（「10を底とする対数」）とは別に自然対数（「e（＝2.71828…）を底とする対数」）というものもありますが、言語聴覚療法と関連して必要性が高いのは常用対数なので、ここでは解説の対象としません。

表4-9（67頁）に、対数の計算についての要点を示しますので覚えて下さい。真数同士の乗算

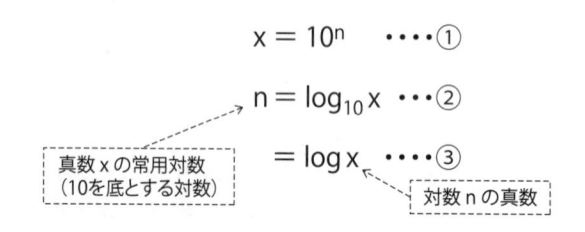

$$x = 10^n \quad \cdots ①$$
$$n = \log_{10} x \quad \cdots ②$$
$$= \log x \quad \cdots ③$$

真数xの常用対数
（10を底とする対数）

対数nの真数

- ①のように、xの値が10のn乗であるとき、nのことを10を底とするxの対数（常用対数）といい、xのことをnの真数という。

- ②のような記号（$\log_{10}$）でnが対数であることを表すが、常用対数（10を底とする対数）の場合は、

- ③のように、底を表す「10」を省略し、logと表記できる。

　たとえば、1,000＝$10^3$の場合、
　　真数1,000の常用対数（10を底とする対数）は3となり、
　　log 1,000＝3と表記する。

図4-9　常用対数（10を底とする対数）

は対数同士の加算になる、真数同士の除算は対数同士の減算になることが特にポイントです。

こうしたポイントを活かすと、log0 から log9 まではかなりややこしい数値ですが、うまく暗記することができます。表 4-10 に、真数 1 から 9、および 10 の 1 乗・2 乗・3 乗の対数値、対数値 (log2, log3, log7) の暗記の仕方（語呂合わせ）、暗記した対数値から他の対数値を求める方法を示します。

たとえば、log6 = log (2 × 3) であり、さらに log (2 × 3) = log2 + log3 なので、log6 = log2 + log3 = 0.4771 + 0.3010 = 0.7781 というように、log2 と log3 の値を語呂合わせで暗記しておけば、log6 の値は暗記しておく必要がありません。同様に、log8 = log (2 × 2 × 2) = log2 + log2 + log2 = 0.3010 + 0.3010 + 0.3010 = 0.3010 × 3 = 0.9030 となり、log2 の値を暗記しておくだけで log8 の値を求めることができます。

表 4-9 対数計算のポイント

| 事　項 | ポ　イ　ン　ト |
|---|---|
| log1 = 0 | 10 の 0 乗は 1。10 に限らず、他の数でも 0 乗は 1。 |
| log10 = 1 | 10 の 1 乗は 10。同様に、10 の 2 乗は 100、3 乗は 1,000、‥‥ |
| log(A × B) = logA + logB<br>logA + logB = log(A × B) | 真数の乗算は対数の加算、対数の加算は真数の乗算。<br>( 例 ) log(1 × 10) = log1 + log10 = 0 + 1 = 1<br>　　　log100 + log1,000 = log(100 × 1,000) = log100,000 = 5 |
| log(A/B) = logA − logB<br>logA − logB = log(A/B) | 真数の除算は対数の減算、対数の減算は真数の除算。<br>( 例 ) log(1,000/10,000) = log1,000 − log10,000 = 3 − 4 = −1<br>　　　log100 − log10 = log(100/10) = log10 = 1 |
| n × logA = logA$^n$<br>logA$^n$ = n × logA | 対数の n 倍は真数の n 乗の対数、真数の n 乗の対数は対数の n 倍。<br>( 例 ) 2 × log10 = log10$^2$ = log100 = 2<br>　　　log1,000$^4$ = 4 × log1,000 = 4 × 3 = 12 |

表 4-10 対数値の覚え方・求め方

|  | 対数値 | 覚え方・求め方 |
|---|---|---|
| log1 | 0 | [(1) は 10 の 0 乗] |
| log2 | 0.3010 | 「ログに (2) 身を入れ (3010)」 |
| log3 | 0.4771 | 「ログさん (3) は死なない (4771)」 |
| log4 | 0.6020 | log(2 × 2) = log2 + log2 = 0.3010 + 0.3010 = 0.3010 × 2 |
| log5 | 0.6990 | log(10/2) = log10 − log2 = 1 − 0.3010 |
| log6 | 0.7781 | log(2 × 3) = log2 + log3 = 0.3010 + 0.4771 |
| log7 | 0.8450 | 「ログ 7 (7) ハシゴゼロ (8450)」 |
| log8 | 0.9030 | log(2 × 2 × 2) = log2 + log2 + log2 = 0.3010 × 3 |
| log9 | 0.9542 | log(3 × 3) = log3 + log3 = 0.4771 + 0.4771 = 0.4771 × 2 |
| log10 | 1 | [(10) は 10 の 1 乗] |
| log100 | 2 | [(100) は 10 の 2 乗] |
| log1,000 | 3 | [(1,000) は 10 の 3 乗] |

## 9. 累乗 (power)

累乗とは、たとえば 10 × 10 × 10 のように、同じ数（この例では 10）を何回も（この例では 3 回）乗算（掛け算）することをいい、$a^n$（この例では $10^3$）と表します。なお、$a^n$ は「$a$ の $n$ 乗」、$10^3$ は「10 の 3 乗」と読みます。

66 頁で述べたように、たとえば 1,000 という値は $10^3$ と表すことができますが、この「3」のことを 1,000 の常用対数（$\log_{10} 1,000$）、「1,000」のことを対数値 3 の真数といいます。このように、累乗と対数という概念はセットで理解するようにして下さい。

表 4-11 に、2 および 10 の 0 乗から 10 乗までの累乗の値と、各真数に対応する常用対数（10 を底とする対数）の値を示します。「2 の n 乗」について示したのは、たとえば、音響学的な用語としての「オクターブ」（2 つの音 A と B の周波数が、1：$2^1$ の比率のときは 1 オクターブ、1：$2^2$ の比率のときは 2 オクターブ、1：$2^3$ の比率のときは 3 オクターブ異なる、あるいは離れているという）を理解する上で、2 の累乗について理解しておくことが必要となるからです。

また、「10 の n 乗」について示したのは、たとえば、デシベル（dB）（90 頁）の概念を理解する上で、常用対数（10 を底とする対数）について多少理解しておかなければならず、そのためには 10 の累乗について理解しておくことが必要となるからです。

表 4-11　2 および 10 の累乗とその常用対数（10 を底とする対数）

| 2 の n 乗 | 真数 | 常用対数 | 10 の n 乗 | 真数 | 常用対数 |
|---|---|---|---|---|---|
| $2^0$ | 1 | 0 | $10^0$ | 1 | 0 |
| $2^1$ | 2 | 0.3010 | $10^1$ | 10 | 1 |
| $2^2$ | 4 | 0.6020 | $10^2$ | 100 | 2 |
| $2^3$ | 8 | 0.9030 | $10^3$ | 1,000 | 3 |
| $2^4$ | 16 | 1.2040 | $10^4$ | 10,000 | 4 |
| $2^5$ | 32 | 1.5050 | $10^5$ | 100,000 | 5 |
| $2^6$ | 64 | 1.8060 | $10^6$ | 1,000,000 | 6 |
| $2^7$ | 128 | 2.1070 | $10^7$ | 10,000,000 | 7 |
| $2^8$ | 256 | 2.4080 | $10^8$ | 100,000,000 | 8 |
| $2^9$ | 512 | 2.7090 | $10^9$ | 1,000,000,000 | 9 |
| $2^{10}$ | 1,024 | 3.0100 | $10^{10}$ | 10,000,000,000 | 10 |

## 10. 指数 (exponent)

指数とは、$a^n$ において、累乗の回数を示す「n」のことをいいます。たとえば、10 × 10 × 10 は $10^3$ ですが、この 3 のことを指数といいます。

したがって、$10^n$ という真数においては、指数 n の値が常用対数（66 頁）の値となります（たとえば、$10^2$ では指数 2・常用対数値 2、$10^3$ では指数 3・常用対数値 3）。

## 11. 数式 (numerical formula)

数式とは、たとえば、「1 + 2 = 3」「y = ax + b」などのように、数値や文字を演算記号（+，−，×，÷など）、等号（=）・不等号（<，>）などで結びつけて、数学的な意味を表したものをいいます。

では、なぜ言語聴覚療法の習得に数式が関係するのでしょうか？　それは、言語聴覚療法の中でも特に評価に関する学習に際して、数式で表現された内容を理解できることが必要だからです。

数学が苦手な人にとっては、数式は理解できない難しいものという印象が強いかもしれませんが、実際にはことばで表現すると非常に長くて複雑な文になってしまうような内容でも、数式であれば簡潔かつ明確に表現することができるのです。まず、こうした数式による表現のメリットを理解することが、「言語聴覚療法の習得に必要な数式」を理解する力を身に付ける上で重要です。以下に、簡単な数式の解釈例を示します。

例）空気中を伝わる音速（s）を求める公式は、その時の気温を摂氏 t 度（t℃）とすると、

$$s = 331 + 0.6 \times t$$

というものです（音速の単位は m/s, つまり 1 秒間当たりのメートル数）。

この数式をグラフで表すと、図 4-10 のような右上がりの直線となり、気温 0 ℃のときの音速は 331m/s となることがわかります。また、331 という定数（一定の値の数値）に 0.6 × t の値を加算するので、気温（t）が高いほど加算する値（0.6 × t）が大きくなる（つまり、音速は速くなる）ことや、反対に、気温（t）が低いほど加算する値（0.6 × t）が小さくなる（つまり、音速は遅くなる）こともわかります。

たとえば、気温が 15℃だとすると、その時の音速（s）は、

$$s = 331 + 0.6 \times 15 = 331 + 9 = 340$$

となって、340m/s つまり毎秒 340 メートルであることが導き出されます。

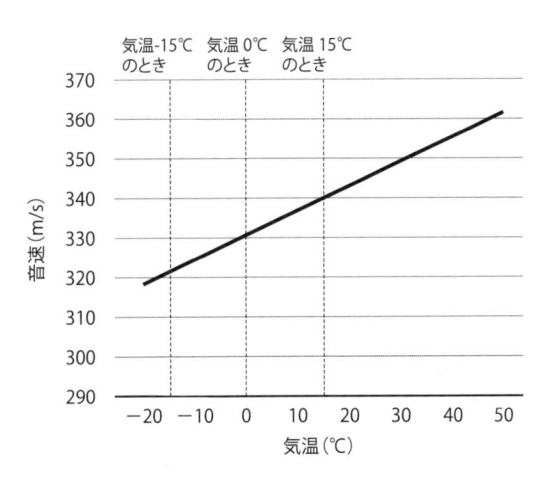

図 4-10　気温と音速の関係

また、気温が-15℃だとすると、そのときの音速 (s) は、
$$s = 331 + 0.6 \times (-15) = 331 + (-9) = 331 - 9 = 322$$
となって、322m/s つまり毎秒 322 メートルであることがわかります。

このように、数式あるいはそれを表すグラフから、気温が様々な値をとった際の音速を知ることができ、気温が高いほど音速は速くなる（気温が低いほど音速は遅くなる）こともわかります。

### 12. 関数 (function)

関数とは、ある 1 つのもの（たとえば「x」）と別の 1 つのもの（たとえば「y」）とが対応しているとき、x と y との間の対応関係のことを意味します。

たとえば、69 頁に記すように、音速 (s) は (331 + 0.6 × t) という公式で求めることができますが、このことから音速 (s) は気温 (t) の関数であることがわかります（図 4-10、69 頁）。

また、たとえば人間の感覚においては、感覚刺激の強度 (i) と生じる感覚の程度 (s) との間に一定の対応関係があるので、感覚の程度 (s) は刺激強度 (i) の関数であるといえます。

このように、人間の認知の仕組みや機能について、関数で説明することができるのです。

### 13. 統計学 (statistics)、統計的仮説検定 (statistical hypothesis testing)

統計学は、様々なデータを数式に当てはめて計算し、得られた結果からものごとを分析したり、比較したり、あるいは今後の状態を推測したりすることについて研究する学問です。

統計学は、記述統計学 (descriptive statistics) と推測統計学 (inferential statistics) とに大きく 2 区分することができます[1]。

記述統計学とは、調査や実験で集めたデータをグラフ化したり、代表値 (71 頁) を求めるなど各種の数値化をしたりして、対象の全体像や特徴を把握しようとするものです。

一方、推測統計学とは、全数調査ではなく、主に標本調査 (77 頁) によって得られたデータを分析しようとするものです。

このように数値や数式といったものを扱う統計学なので、言語聴覚療法にはあまり関係がないように見えますが、たとえば言語聴覚療法に関わる評価基準や各種の正常値・参照値の設定、訓練効果の判定などにとって、統計学的手法は不可欠です。

統計的仮説検定とは、たとえば訓練効果が本当にあるのか、2 種類の訓練法のうちどちらがより効果的なのかといったことを検証するための統計学的手法のことです。

検定の実施手続きでは、まず帰無仮説 (null hypothesis) と対立仮説 (alternative hypothesis) という 2 つの仮説を設定することから始めます。

帰無仮説とは、たとえばある訓練法について、実施したら再評価スコアが高くなったのでこの

訓練法は有効だと主張しようとしているときに、「実施しても、しなくても再評価スコアに差はない」という、本当は捨ててしまいたい（無に帰してしまいたい）内容の仮説のことです。

一方、対立仮説とは、本来主張したい内容、つまり「実施したら再評価スコアが高くなり、実施しなかった場合と差がある」という仮説のことです。

次に、有意水準（level of significance）というものを設定しますが、通常は 5 ％または 1 ％です。これは、もし、5 ％（1 ％）の確率でしか生じないような事が起こったとしたら、それは偶然に起こったこととはいえない、つまり意味があると考える確率のことです。

そして、検定統計量（検定の対象となっていることが起こる確率を求めるための数値）を計算して、帰無仮説の下で偶然に再評価スコアの差が生じる確率を求めます。

求めた確率が、予め設定した有意水準（5 ％または 1 ％）より低ければ、スコアの差は偶然に生じたのではなく、滅多に生じないことが起こったと考えて、帰無仮説を棄却します。一方、求めた確率が有意水準より高ければ、スコアの差は偶然に生じたことに過ぎないと考え、帰無仮説を否定できないとしてそれを採択します。

つまり、もし、スコアに差がないという帰無仮説が棄却されたなら、スコアに差があるという対立仮説が採択されることになるので、訓練は有効だったと結論づけます。一方、帰無仮説が採択されたなら、差がないという帰無仮説を否定はできないことになり、結果的に訓練は有効とはいえないと結論づけることになります。

なお、実際に検定を行うためには統計ソフトウェアを利用することになるので、データを入力するだけで結果自体は自動的に得られるのですが、予めデータのタイプ（正規分布するのか否かなど）に適した処理方法を選択することが非常に重要です。

### 14. 代表値（average）

代表値とは、たとえば平均値（mean）（78 頁）などのように、1 つの数値だけである数量データ全体の特徴を表そうとするものです。代表値には、平均値の他に、中央値（median、72 頁）、最頻値（mode）（73 頁）などがあります。

どのような場合に代表値が必要となるのか、あるいは有効なのかというと、たとえば同じ試験を実施した A 校と B 校の成績を比較するときを想定してみて下さい。A 校・B 校の各 150 人ずつが受験したとすると、150 個ずつという多数の点数を比較しなければなりませんが、ただそのまま眺めているだけでは、各校における点数の状況を比較することなどできません。そういう場合に、各 150 個のデータを各 1 つの代表値で表すと、A 校と B 校の成績の概要の一端を手軽に比較することができます。

代表値のうち、平均値の求め方は、［総和］÷［データ数］、つまりデータの総合計をデータ数で

除算するので、本例では150個のデータの総合計を150で割ることになります。ここでは、説明のため、データ数が5個だけの例についてみてみましょう。

図4-11の上部は、「全長を5等分する考え方」を示したものです。個々の数値(2.2, 3.5, 4.6, 3.6, 4.9)を長さとして考え、5個のデータの総和(18.8)を求めると全長となり、それを5等分すると平均値(3.76)になるという考え方です。

一方、図の下部は、上記のように長さで表したもとのデータを縦に立てて並べたものです。そして、平均値(3.76)より高いデータについては高い分だけを切り取って、平均値より低いデータを補うようにすると、ちょうどすべてのデータが平均値の高さで揃う様子を示したものです。つまり、平均値を求めるということは、個々の数値を長さ(高さ)として考えて、データ間の長短(高低)差を均す、つまり均一化することになるのです。

なお、平均値についての詳細は、78頁をご参照下さい。

中央値とは、たとえばA校・B校各150人の試験点数を昇順(小さい値から順に配列)または降順(大きい値順)に並べ、ちょうど真ん中の位置(本例では75人目と76人目の値の平均値)が該当します。真ん中だから、中央値です。A校にもB校にも、恐らくごく少人数のとても成績が良い人や、とても悪い人がいるでしょうが、そうした両極端のデータの影響を避けるために、おそらく多数派であろう中間層の成績に着目するのが中央値ということになります。

図4-12a(73頁)に示すように、データ数が奇数個(図の例では7個)の場合は、データを大小順に並べた時にちょうど真ん中の位置に当たるデータがありますが(図の例では4番目)、データ数が偶数個の場合、ちょうど真ん中の位置のデータが存在しないので、真ん中の位置を挟む2個のデータの平均値を求めて中央値とします(図4-12b、73頁)。

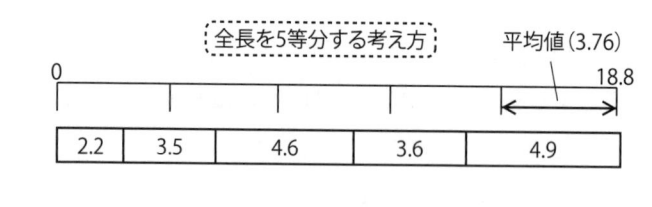

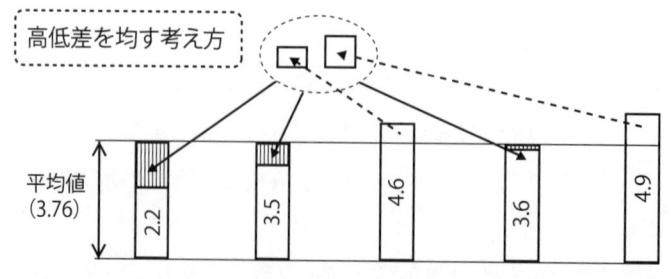

図4-11 平均値についての考え方の例(データを長さ(上段)・高さ(下段)で表した場合)

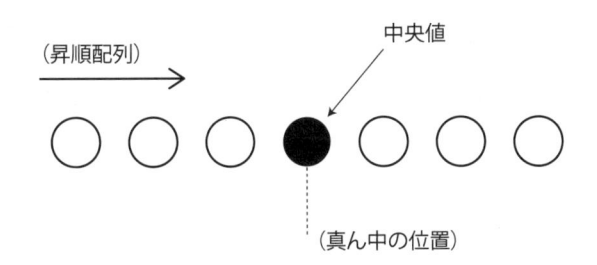

(昇順配列) → 中央値

データが7個の場合、ちょうど真ん中の位置に該当する4番目のデータの値が中央値となる。

図 4-12a　データ数が奇数個の場合の中央値（データ数 7 個の例）

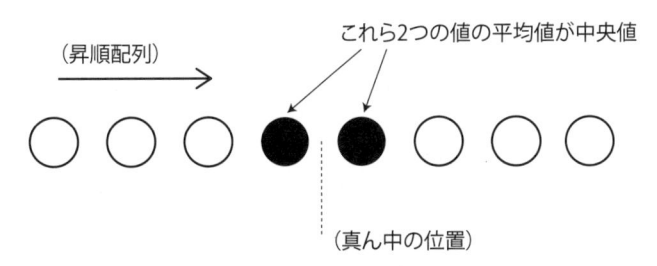

(昇順配列) → これら2つの値の平均値が中央値

(真ん中の位置)

例えばデータが8個の場合、ちょうど真ん中の位置に該当するデータは存在しないので、真ん中の位置を挟む2個のデータ（4, 5番目）の平均値を求めて中央値とする。

図 4-12b　データ数が偶数個の場合の中央値（データ数 8 個の例）

　最頻値とは、最も出現頻度が高かった値あるいは階級（値の区間）のことです。たとえば、A校・B校各 150 人の成績を 5 点刻みの区間で該当人数を調べたところ、A校は 71 点から 75 点の階級に該当する人数が最も多く、B校は 86 点から 90 点の階級に該当する人数が最も多かったとすると、A校の最頻値は 71 点から 75 点の階級（階級値[注1] 73）、B校の最頻値は 86 点から 90 点の階級（階級値 88）となります。この場合、突出して成績が良い人や悪い人のことについてはわかりませんが、A校に比べてB校の方が全般的には高得点の人が多かったと推測できます。

注1）階級（値の区間）の真ん中の位置に該当する値。たとえば、階級 1 〜 5 の場合、階級値は 3。

**15. 散布度 (dispersion)**

　散布度とは、分布のバラツキ具合、つまりある集団に関する多数のデータがあった場合に、それらの値同士の間には大きな相異があるのか、あるいは同じような値ばかりが密集しているのかといった状態を表そうとするもので、範囲・レンジ (range)、分散 (variance)、不偏分散 (unbiased estimate of population variance)、標準偏差 (standard deviation) などがあります。

　たとえば、同じ試験についてのA校・B校の成績 (各 150 人分) を比較したとき、A校はとても成績が良い人からとても悪い人まで万遍なくいるけれど、B校は飛び抜けて成績の良い人も悪い人もいなくて、大部分の人が 100 点満点中 60 点から 70 点という成績だったとすると、A校の成績のバラツキは大きく、B校のバラツキは小さいということになります。

　散布度のうち、範囲あるいはレンジとは、データの最高値と最低値の差のことであり、「(最高値) − (最低値)」という減算で求めます。たとえば、A校 150 人中の最高得点が 95 点、最低得点が 25 点だったとするとレンジは 95 − 25 = 70 となり、B校 150 人中の最高得点が 80 点、最低得点が 55 点だったとするとレンジは 80 − 55 = 25 となります。

　この場合、A校のレンジが 70 と大きいのは、高得点者がいる一方でかなりの低得点者もいるためであり、成績のバラツキが大きいことがわかります。B校のレンジが 25 と小さいのは、飛び抜けた高得点者はいなかったものの極端な低得点者もいなかったためであり、成績のバラツキが小さいことがわかります。

　分散とは、個々のデータが平均値からどの程度ばらついているかに着目した代表値であり、図 4-13 の①式に示すように、「偏差の 2 乗の平均」のことです。なお、偏差とは、個々の値と平均値との差、つまり「[個々の値] − [平均値]」という減算で求められる値です。

　したがって、図 4-13 の②式に示すように、すべてのデータについて個々の値と平均値との差の 2 乗を求め、それらを合計したもの (偏差平方和) をデータ数で除算したものが分散です。つまり、図 4-13 の③式のように、偏差平方和をデータ数で除算したものです。

　ここで、偏差を 2 乗してから総和を求めるのは、もし 2 乗せずにそのまま総和を求めると、結果はいつも「0」になってしまうからです。表 4-12 に示す簡単な例で確かめてみて下さい。

　少しややこしい話ですが、上述の分散とは母分散 (population variance; 母集団についての分散) のことであり、標本から求める母分散の推定量である不偏分散 (unbiased variance, unbiased

$$[分散] = [偏差] の 2 乗の平均 \cdots ①$$
$$= ([個々の値] − [平均値])^2 の総和 / [データ数] \cdots ②$$
$$= [偏差平方和] / [データ数] \cdots ③$$

図 4-13　分散 (variance) の求め方

estimate of population variance）の計算式は、図 4-13（74 頁）に示したものとは一部異なります。不偏分散を求める式は、図 4-13 の中の②および③の式において、分母が［データ数］となっているところを、「［データ数］− 1」に変更したもの、つまり、「［偏差平方和］/（［データ数］− 1）」となります。

　なお、標本そのものについての分散を標本分散（sample variance）といいますが、それを求める式は分散を求める式と同じです（［偏差平方和］/［データ数］）。

　標準偏差とは、分散と同様に個々のデータが平均値からどの程度ばらついているかに着目した代表値であり、図 4-14 の①式に示すように、「分散の平方根」のことです。

　個々のデータの平均値からのバラツキは、偏差（［個々の値］−［平均値］）によって示すことができますが、全体としての状態を知ろうとして偏差の合計を計算すると、常に「0」になってしまいます（表 4-12）。そこで、分散（偏差の 2 乗の平均）を求めたのですが、分散を求めるために偏差を 2 乗しているので、これを元に戻すために平方根（$a^2$ に対する a のこと。たとえば、4 に対する 2 のこと）を求めたものが標準偏差です。

```
［標準偏差］＝［分散の平方根］・・・①
　　　　　＝√[［偏差］の2乗の総和 /［データ数］] ・・・②
　　　　　＝√[（［個々の値］−［平均値］）² の総和 /［データ数］] ・・・③
　　　　　＝√[［偏差平方和］/［データ数］] ・・・④
```

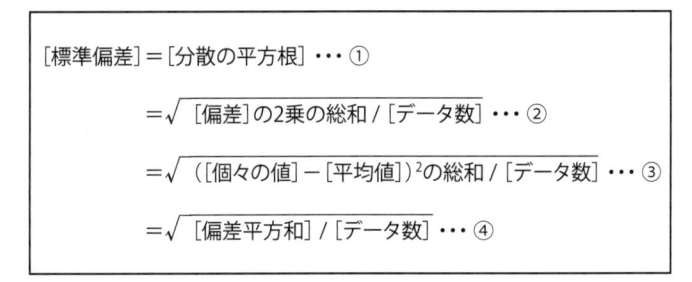

図 4-14　標準偏差（standard deviation）の求め方

表 4-12　「偏差の総和は 0」

| データ | 偏差 | 偏差の 2 乗 |
|---|---|---|
| 47 | -5 | 25 |
| 51 | -1 | 1 |
| 53 | 1 | 1 |
| 54 | 2 | 4 |
| 55 | 3 | 9 |
| （総和） | 0 | 40 |

平均値 52

たとえば、1株のイネに実る米粒の個数は、正規分布（normal distribution）するとされています。

図4-15は、平均値0、標準偏差1となるように標準化された正規分布、つまり標準正規分布（standardized normal distribution）のグラフです。正規分布するデータにおいては、平均値付近の値をとる確率が高く、平均値より大きい値あるいは小さい値が生じる確率は、平均値から大きい方にも小さい方にも遠ざかるほど低くなります。標準正規分布では、あるデータが平均値との差が1標準偏差分までの範囲の値（「平均値±1標準偏差」）をとる確率、つまり平均値より1標準偏差分だけ小さい値から、平均値より1標準偏差分だけ大きい範囲の値をとる確率は約68.3%となる性質があるのです。

さらに、平均値との差が2標準偏差（「平均値±2標準偏差」）までの範囲に含まれる値をとる確率は約95.4%となるので、平均値より2標準偏差分以上小さい値、あるいは平均値より2標準偏差分以上大きい値をとる確率は、各々約2.3%ずつ、計約4.6%しかありません。

したがって、たとえば、同じ条件で育ったイネに実った米粒の個数の分布において、もし平均値より2標準偏差分も少なかったり、多かったりする株が見つかった場合、各々約2.3%の確率でしか生じない事が起こっていると考えることになります。

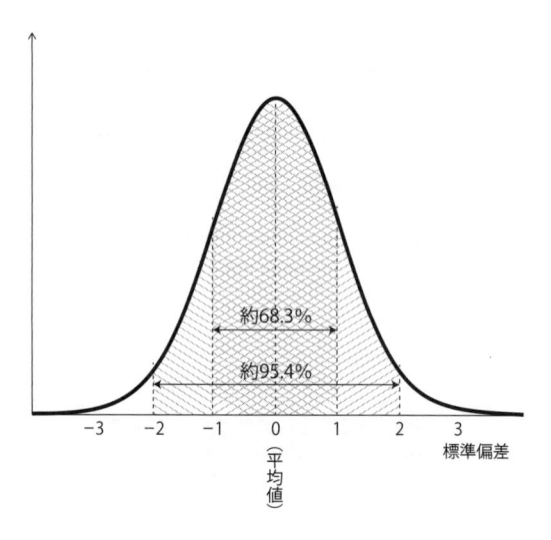

図4-15　標準正規分布のグラフ

## 16. 母集団 (population)

　母集団とは、何らかの統計学的分析の対象となる集団のことで、たとえば、〇年1月1日時点の日本人全員、〇年4月1日時点のA市在住65歳以上の男女全員、B工場で今日一日に製造された製品Cの全て、などです。

　母集団には、上記の例のようにある集団に属するメンバー数が有限の値となる有限母集団と、工場で大量生産され続ける定番製品のように、製造が継続する限りはどこまでも増え続ける無限母集団とがあります。

　ある母集団について、何らかの統計学的分析を行おうとする場合、その母集団に属するメンバーに調査や検査を行ってデータを収集しなければなりません。しかし、無限母集団であればいつまで経ってもデータ収集は終わりませんし、有限母集団であっても、メンバー数が膨大である場合や広範囲にメンバーが分散しているような場合は、データ収集は非常に困難となります。

　このような状況で、母集団に属するメンバーすべてについてのデータ収集が困難な場合には、その母集団から一部のメンバーを適切な手続きを経て抽出（取り出すこと）した標本（下記「17.」）についてデータ収集を行います。

## 17. 標本 (sample)

　標本（サンプル）とは、ある母集団（上記「16.」）に属するメンバーの中から、適切な手続きを経て抽出したメンバーのことで、母集団全体についての全数検査が困難あるいは不可能な場合に、母集団の傾向を推定するための標本調査や標本検査に用いられます。

　たとえば、日本人の食の好みについて知りたい場合に、約1億3千万人全員にアンケート調査を行うことはまず不可能です。こうしたときには標本調査を行うことになりますが、抽出方法の適切さが鍵となります。偏りなく抽出した標本でなければ、母集団の状態を正しく反映することにならないからです。

　標本調査に際しては、どのようにして標本を抽出するかということが非常に重要になってきますが、アンケート調査などの対象者を偏りなく選ぶための方法として、たとえば無作為抽出・ランダムサンプリング（random sampling）があります。これは、乱数（0から9までの数字が、何の規則性もなく、かつ偏りなく並んでいるもの）を利用するなどして、調査者の作為や何らかの偏りが混入しないように調査対象を選び出すための方法です。

### 18. 偏差値（deviation）

　偏差値とは標準得点（standard score）の一種、つまり試験や検査の得点について集団内での順位を示すものの一種であり、身近なものとしては学力偏差値（academic standard score）、言語聴覚療法関連では知能偏差値（intelligence standard score; ISS）、偏差知能指数（deviation intelligence quotient; DIQ）があります。

　学力偏差値、いわゆる偏差値とは、教科試験の成績などを平均が 50、標準偏差が 10 になるような得点に変換したものです。このことによって、たとえば、偏差値 50 であればちょうど平均点と同じ、偏差値 40 であれば最上位から約 84％離れた順位に該当する成績、偏差値 60 であれば最上位から約 16％離れた順位に該当する成績というように、受験者全体における相対的順位（ある集団内での順位）を把握することができます（標準正規分布（76 頁）参照）。

　知能偏差値も、個人の集団内での相対的順位を把握できるように、検査成績を平均 50、標準偏差 10 になるように変換したものです。

　偏差知能指数は、平均 100、標準偏差 15 になるような指数に変換したものです。精神年齢と生活年齢との比率で示す知能指数（intelligence quotient; IQ）とは異なり、特定の年齢集団内でどの位置（順位）にいるかを示すものであり、DIQ85 から 115 の間にその年齢集団の約 68.3％の人が含まれることになります。

### 19. 平均値（mean）

　平均値とは、ある集団の何らかのデータについて、その分布の重心を表す代表値（71 頁）の1 つで、その求め方から算術平均（arithmetic mean, arithmetical mean）と幾何平均（geometric mean, geometrical mean）・相乗平均（multiply mean）があります。また、平均値を求める対象の各データへの重み付けの仕方から、単純平均（simple arithmetic mean）と加重平均（weighted mean）とがあります。

　まず、算術平均についてですが、これがいわゆる「平均」といわれるもので、最もよく用いられているパターンです。たとえば、A 組 10 人の平均身長であれば、10 人分の身長のデータをすべて加算（合計）して、10 で除算（割り算）し、1 人あたりの身長を求めることになります。この過程は、低い人から高い人まで 10 人の身長はばらついて分布していますが、A 組全体としてはどのあたりに分布の重心があるかを求めるものです。

　一方、幾何平均・相乗平均は、同じく分布の重心を求めるものですが、算術平均が各データの合計からそれを求めたのに対して、各データを相互に掛け合わせたものの累乗根から求めます。たとえば、A 組 10 人の 1 年間の身長伸び率についての幾何平均であれば、10 人分の身長伸び率のデータをすべて乗算（掛け算）し、得られた数値の十乗根（10 回乗算すると得られた数値にな

る値)を求めるのです。

　次いで、単純平均についてですが、これは平均値を求める対象の個々のデータが、すべて対等の重みを持った存在であるという考え方によるもので、普通に「平均」という場合にはこのことをいいます。

　たとえば、A組10人についての身長の単純平均というのは、10人分のデータの合計を求めて、それを10で除算することによって求められますが、この場合、10個のデータ各々がすべて対等の重みを持った存在と考え、10人分の合計を10で割ることによって、一人あたりの身長を求めているのです。

　一方、加重平均は、平均値を求める対象の個々のデータのうち、一部のデータだけが他のデータよりも重視される存在であるという考え方に基づくものです。そして、一部のデータを他よりも重視するために、人為的にデータ数を増やすという処理を行います。具体的には、平均値を求める対象のデータのうち、重視したいデータのクローン(複製)を対象に追加した上で計算を行うのです。

　たとえば、純音聴力検査の平均聴力レベルの求め方には、「4分法」「6分法」などがありますが、これらはいずれも加重平均を求めるための方法です(図4-16)。4分法の場合、実際に検査を行って得られるのは500Hz、1kHz、2kHzの検査音に対する3個のデータですが、計算時には1kHzのデータを2倍した上で合計を求め、それを3ではなく4で除算して算術平均を求めます。つまり、実測データは3個ですが、1kHzのデータを2倍してから合計を求めるということは、1kHzのクローンを1個追加することによって、データ数を4個とみなしていることになります。その結果、もとは各データが全体の1/3ずつの重みをもっていたのが、1kHzだけはクローンを追加したことによって全体の2/4、つまり1/2の重みを持つことになり、500Hz・2kHzは全体の1/4ずつの重みしか持たないことになります。

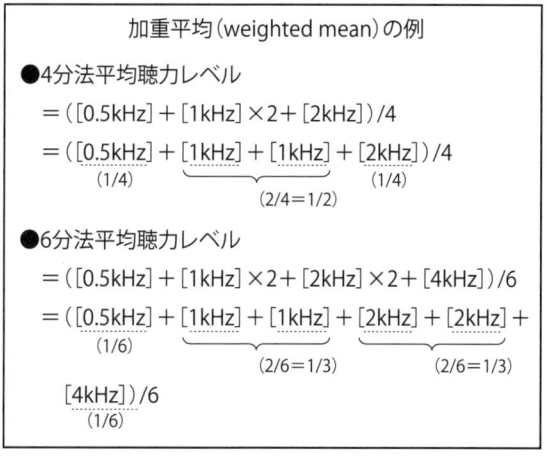

```
            加重平均(weighted mean)の例
  ●4分法平均聴力レベル
    =([0.5kHz]+[1kHz]×2+[2kHz])/4
    =([0.5kHz]+[1kHz]+[1kHz]+[2kHz])/4
       (1/4)      (2/4=1/2)     (1/4)

  ●6分法平均聴力レベル
    =([0.5kHz]+[1kHz]×2+[2kHz]×2+[4kHz])/6
    =([0.5kHz]+[1kHz]+[1kHz]+[2kHz]+[2kHz]+
       (1/6)     (2/6=1/3)      (2/6=1/3)
      [4kHz])/6
       (1/6)
```

図4-16　加重平均の例(平均聴力レベルの求め方)

6分法の場合も同様で、実際に検査を行って得るのは500Hz、1 kHz、2 kHz、4kHzの検査音に対する4個のデータですが、計算時には1 kHzおよび2 kHzのデータを各々2倍した上で合計を求め、それを4ではなく6で除算して算術平均を求めます。つまり、実測データは4個ですが、1 kHz・2 kHzのクローンを各1個ずつ追加することによって、データ数を6個とみなしていることになります。その結果、もとは各データが全体の1/4ずつの重みを持っていたのが、1 kHz・2 kHzはクローンを各1個追加したことによって、全体の2/6つまり1/3ずつの重みを持つことになり、500Hz・4kHzは全体の1/6ずつの重みしか持たないことになります。

　では、なぜ平均聴力レベルを求めるのに、単純平均ではなく加重平均が用いられるのでしょうか。これは、聴力検査の結果のうち、4分法では1 kHz、6分法では1 kHz・2 kHzを他の検査音周波数より重視する考え方をとっているからです。もちろん、どの周波数もよく聴こえる方が良いに決まっていますが、言語音を聴き取る上では1 kHz、2 kHzといった中音域の聴こえが特に重要なので、平均値を求める場合にも1 kHzや2 kHzに重みをつけた加重平均を用いているのです。

文献
1）涌井貞美：意味がわかる統計解析. ベレ出版, 東京, 14, 2013

# 第 5 章

尺度・単位に関すること

## 1. 尺度 (scale, measure)、尺度水準 (level of scale)

尺度とは、測定や評価を行うときの規準あるいは標準となるもののことをいいます。

尺度について、スティーヴンス (Stevens, S. S.) が4水準に分類しました (表5-1)。尺度水準のレベルは、名義尺度、順序尺度、間隔尺度、比（率）尺度の順に高くなるのですが、尺度水準のレベルが高いほど、データの数量としてのレベルが高くなり、より高度な統計学的処理が適用可能となります。

名義尺度 (nominal scale) は、たとえばアンケート調査の回答者の性別について、男性を「1」、女性を「2」と表したようなものが該当します。この場合、1および2という数字は、単に性別に対して任意に割り当てた番号札のようなもので、性別番号が「1」の回答者はすべて男性という同じカテゴリーに属し、「2」であれば女性という同じカテゴリーに属することを表します。このように、名義尺度のデータは、同じカテゴリーに属するという「同一性」に関する情報のみを有します。

性別を表す「1」「2」というのは、見かけは数字ですが数量的な意味はないので、たとえば性別番号について平均値を求めるといった統計的な処理を行ったとしても意味がありません。

順序尺度 (ordinal scale) は、たとえばレースの着順などのようなものが該当します。名義尺度のデータが有する同一性に関する情報に加えて、順序尺度ではさらに着順のような「順序性」に関する情報も有します。

しかし、着順情報というのは、たとえば100メートル競走での1着といっても、オリンピックやワールドカップでの競走と、小学校の運動会での競走とではまったく次元が異なるわけです。また、たとえばあるレースでの1着と2着、あるいは2着と3着との間のタイム差がどのようになっているかなどはまったくわからないわけですから、順序尺度における数量的な意味はかなり限定的です。

表5-1 スティーヴンスの尺度水準

| 尺度の水準 | 例 | 概　要 |
|---|---|---|
| 名義尺度 (nominal scale) | ユニフォームの背番号、学生番号、その他各種のID番号など | 個を識別するための記号として数字が用いられている。したがって、数値の大小、比率などは無意味で、統計学的な処理は適用不可 |
| 順序尺度 (ordinal scale) | レースの順番、身長の昇順または降順に並んだ際の順序など | 尺度の原点は不定で等間隔性も満たされないが、順序情報は有する |
| 間隔尺度 (interval scale) | 摂氏 (℃) や華氏 (℉) で表した温度、緯度経度で表した位置情報、時刻など | 同一性（名義尺度）や順序性（順序尺度）だけでなく、間隔あるいは差の等価性も満たされる |
| 比（比率・比例）尺度 (ratio scale) | 長さ (m) や質量 (kg) などの物理量など | 同一性、順序性、差の等価性、比の比較可能性のすべてが満たされる。必然的に決定される原点が存在し、すべての統計学的処理が可能 |

出典　山田弘幸編著『言語聴覚士のための心理学』医歯薬出版　2012年

間隔尺度（interval scale）は、たとえば温度（摂氏・華氏）、時刻（12時制・24時制）、地理的位置情報（緯度・経度）などが該当し、順序尺度のデータが有する同一性・順序性に関する情報に加えて、間隔尺度ではさらに「間隔の等価性」も有します。間隔の等価性とは、たとえば9時から10時までの1時間という間隔（差）と、10時から11時までの1時間という間隔は同じであるということです。

比尺度・比率尺度・比例尺度（ratio scale）は、たとえば長さ、重さなどのいわゆる物理量などが該当し、間隔尺度のデータが有する同一性・順序性・間隔の等価性に関する情報に加えて、絶対的な原点があるために、「比の比較可能性」も有します。

まず、原点というのは、グラフや数直線でいえば「0（ゼロ）」の地点です（図5-1）。たとえば、長さ0メートルあるいは重さ0グラムといった何も存在しない状態を表すと考えて下さい。そして、この0地点は、人間が恣意的に（任意に）「ここが0地点」と決めたものではなく、ただ一点だけ存在する地点なので、比尺度における原点は絶対的な原点といわれます。

比の比較可能性というのは、たとえば、図5-2に示すようなことです。1 mという長さ(A)は、絶対的な原点の0 m地点から1 m分であり、5 mという長さ(B)は、同じように原点から5 m

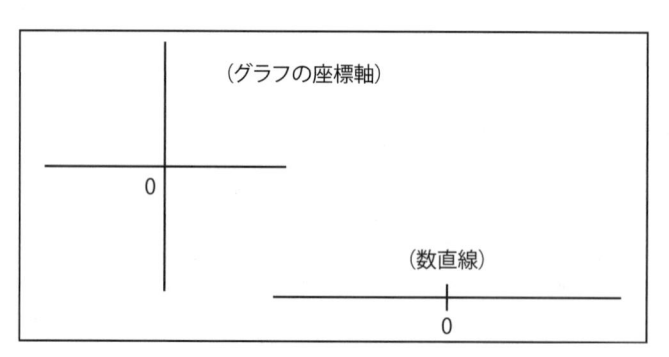

図5-1 原点

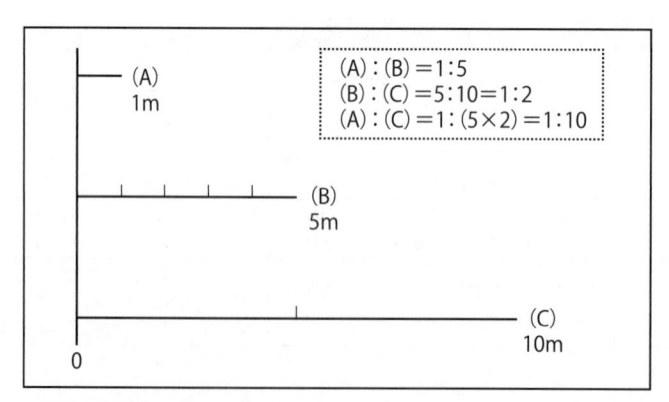

図5-2 比の比較可能性

分なので、両者を比較すると、「5 mの(B)」は「1 mの(A)」の5倍であり、反対に「1 mの(A)」は「5 mの(B)」の1/5倍となります。

また、10 mという長さ(C)は、原点の0 m地点から10 m分であり、5 mという長さ(B)は、原点から5 m分なので、両者を比較すると、「10 mの(C)」は「5 mの(B)」の2倍であり、反対に「5 mの(B)」は「10 mの(C)」の1/2倍となります。

したがって、「10 mの(C)」は、「1 mの(A)」の5倍である「5 mの(B)」の2倍なので、(1×5)×2＝10、つまり「1 mの(A)」の10倍である10mとなり、(A)、(B)、(C)の相互の比は、

(A)：(B) ＝ 1：5

(B)：(C) ＝ 5：10 ＝ 1：2

(A)：(C) ＝ 1：(1×5)×2 ＝ 1：10

となります。このように、「(A)：(B)」と「(B)：(C)」が確定すれば、「(A)：(C)」が1：10であることを導き出すことが可能となります。

### 2. 国際単位系 (International System of Units；SI)

国際単位系(SI)は、パリ近郊に設置されている国際度量衡局(1875年締結の「メートル条約」に基づく国際機関)が普及、改良を進めている単位系であり、1960年の第11回国際度量衡総会において採択されたものです[1]。

なぜこのような単位系が必要なのでしょうか。それは、もしこうした単位系がなければ、国によって、あるいは同じ国の中でも分野によって単位が異なるようなことになってしまい、学術分野はもちろんのこと、国内外の産業、経済、その他多くの分野で大変な混乱が生じてしまうからです。

国際単位系は、SI単位(基本単位および組立単位)とSI接頭語からなります。

表5-2に、SI単位のうち基本単位(base unit)を示します。基本単位とは、SI単位を構成する基本要素となるもので、長さ(m)・質量(kg)・時間(s)・電流(A)・熱力学温度(K)・物質量(mol)・光度(cd)の7つです。

表5-3(86頁)に、SI単位のうち組立単位(derived unit)を示します。組立単位とは、基本単位同士を掛けあわせたり、割ったりするように組み合わせることによって導き出されたものです。たとえば、面積であれば「m」と「m」を掛け合わせて「m²」(m×m＝m²)と表記し、「平

表5-2　SI基本単位

| 量 | 単位の名称 | 単位記号 |
|---|---|---|
| 長さ | メートル | m |
| 質量 | キログラム | kg |
| 時間 | 秒 | s |
| 電流 | アンペア | A |
| 温度 | ケルビン | K |
| 物質量 | モル | mol |
| 光度 | カンデラ | cd |

方メートル」となります。また、速度であれば、「m」を「s」で割って「m/s」（m÷s＝m/s）と表記し、「メートル・毎秒」となります。

表5-4（87頁）に、SI接頭語（SI prefix）を示します。これは、数値が大きすぎたり、反対に小さすぎたりしてSI単位のままでは扱いにくい場合に、単位記号の前に組み合わせて用いるものです。

たとえば、掌の上に載るような小さな物などのサイズを測る場合、メートル単位では0.0543 mというように桁数の多い小数になりますし、反対に都市間の距離などであれば、345,670 mというように桁数が多い大きな数になってしまいます。

そこで、小さな物などの場合は、「$10^{-2}$」（10のマイナス二乗）、同じ意味を分数で表すと「$1/10^2$」（10の二乗分の1）、つまり「1/100」（100分の1）を表す接頭語である「c」を用いると先ほどの0.0543 mは5.43 cmとなり、都市間の距離などの場合は、「$10^3$」（10の三乗）すなわち「1,000」を表す接頭語である「k」を用いると先ほどの345,670 mは345.67 kmとなり、とも

表5-3　SI組立単位

| 量 | 単位の名称 | 単位記号 | 基本単位による表現 |
|---|---|---|---|
| 平面角 | ラジアン | rad | $m \cdot m^{-1}=1$ |
| 立体角 | ステラジアン | sr | $m^2 \cdot m^{-2}=1$ |
| 周波数 | ヘルツ | Hz | $s^{-1}$ |
| 力 | ニュートン | N | $m \cdot kg \cdot s^{-2}$ |
| 圧力、応力 | パスカル | Pa | $m^{-1} \cdot kg \cdot s^{-2}$ |
| エネルギー、仕事、熱量 | ジュール | J | $m^2 \cdot kg \cdot s^{-2}$ |
| 工率、放射束 | ワット | W | $m^2 \cdot kg \cdot s^{-3}$ |
| 電荷、電気量 | クーロン | C | $s \cdot A$ |
| 電位差（電圧）、起電力 | ボルト | V | $m^2 \cdot kg \cdot s^{-3} \cdot A^{-1}$ |
| 静電容量 | ファラド | F | $m^{-2} \cdot kg^{-1} \cdot s^4 \cdot A^2$ |
| 電気抵抗 | オーム | Ω | $m^2 \cdot kg \cdot s^{-3} \cdot A^{-2}$ |
| コンダクタンス | ジーメンス | S | $m^{-2} \cdot kg^{-1} \cdot s^3 \cdot A^2$ |
| 磁束 | ウェーバ | Wb | $m^2 \cdot kg \cdot s^{-2} \cdot A^{-1}$ |
| 磁束密度 | テスラ | T | $kg \cdot s^{-2} \cdot A^{-1}$ |
| インダクタンス | ヘンリー | H | $m^2 \cdot kg \cdot s^{-2} \cdot A^{-2}$ |
| セルシウス温度 | セルシウス度 | ℃ | K |
| 光束 | ルーメン | lm | $m^2 \cdot m^{-2} \cdot cd = cd \cdot sr$ |
| 照度 | ルクス | lx | $m^2 \cdot m^{-4} \cdot cd = m^{-2} \cdot cd$ |
| （放射性核種の）放射能 | ベクレル | Bq | $s^{-1}$ |
| 吸収線量・カーマ | グレイ | Gy | $m^2 \cdot s^{-2} (=J/kg)$ |
| （各種の）線量当量 | シーベルト | Sv | $m^2 \cdot s^{-2} (=J/kg)$ |
| 酸素活性 | カタール | kat | $s^{-1} \cdot mol$ |

表 5-4　SI 接頭語

| 乗数 | 接頭語 | 記号 | 乗数 | 接頭語 | 記号 |
| --- | --- | --- | --- | --- | --- |
| $10^{24}$ | ヨタ | Y | $10^{-1}$ | デシ | d |
| $10^{21}$ | ゼタ | Z | $10^{-2}$ | センチ | c |
| $10^{18}$ | エクサ | E | $10^{-3}$ | ミリ | m |
| $10^{15}$ | ペタ | P | $10^{-6}$ | マイクロ | µ |
| $10^{12}$ | テラ | T | $10^{-9}$ | ナノ | n |
| $10^{9}$ | ギガ | G | $10^{-12}$ | ピコ | p |
| $10^{6}$ | メガ | M | $10^{-15}$ | フェムト | f |
| $10^{3}$ | キロ | k | $10^{-18}$ | アト | a |
| $10^{2}$ | ヘクト | h | $10^{-21}$ | ゼプト | z |
| $10^{1}$ | デカ | da | $10^{-24}$ | ヨクト | y |

に接頭語を用いない場合より扱いやすい数となります。

　接頭語に関連して、少し注意が必要なのは「kg」です。この質量を表す単位は、歴史的な理由により最初から「k」という接頭語を含んでいるのです[1]。そこで、たとえば「µ kg」といった用い方はせずに、「g」という単位と適切な接頭語を組み合わせて用いるようにします。

　たとえば、「$10^{-3}$」(10のマイナス三乗)、同じ意味を分数で表すと「$1/10^{3}$」(10の三乗分の1)、つまり「1/1,000」(1,000分の1)を表す接頭語である「m」と組み合わせて、「1 mg」のように用います。この場合、1 mg すなわち 0.001 g は、$10^{-6}$ kg のことを意味します。

## 3. 単位 (unit)、単位記号 (unit symbol)

　単位とは、たとえば、長さを表す「メートル」、質量を表す「キログラム」、時間を表す「秒」などのように、ある量を数値で表す場合、あるいはある性質・特性を数値で表す場合に、比較の基準とする量のことをいいます。

　また、メートル、キログラム、秒などの単位名を表す「m」「kg」「s」などのことを単位記号といいます。

　単位記号をつけて何らかの量を表記する際は、たとえば「1 kg」のように数値と単位記号の間に1字分または1/2字分のスペースを空けます。

　言語聴覚療法分野で単位や単位記号を用いる際は、基本的には国際単位系(88頁)を用います。周波数を表す「Hz」、圧力を表す「Pa」などの SI 組立単位は、頻繁に用いるのでよく理解して覚えておいて下さい。ちなみに、ヘルツもパスカルも科学者の名前に由来するものです。人名という固有名詞に由来するので、最初の文字は頭文字として大文字表記しなければならないと覚えて下さい。2番目の文字は小文字表記です。

### 4. 接頭語・接頭辞 (prefix)

　接頭語・接頭辞とは、一般的には「ことばの最初の部分（「頭」）にくっつく（「接」）ことば（「語・辞」）」という意味であり、「不適切」の「不」、「無関心」の「無」、"pre-lingual（前言語）" の "pre"、"post-lingual（後言語）" の "post" などのことをいいます。

　専門用語の学習、特に英語表記の専門用語の学習に際しては、良く用いられる接頭語・接頭辞を覚えることが有効です。

　一方、一般的な意味ではなく、単位に関連した文脈で用いられる場合、表5-4（87頁）に示すSI接頭語のことを意味しますので、その内容については該当頁の解説文をご参照下さい。

　SI接頭語のうち、「m（ミリ）」「c（センチ）」「k（キロ）」などは日常的にも良く用いられますし、「G（ギガ）」「T（テラ）」などもデジタル機器のメモリーサイズを表す単位として目にすることもあるでしょうが、その他のものはあまり馴染みがないかも知れません。しかし、言語聴覚療法の学習に際しては、その他に「$10^{-6}$」（10のマイナス6乗）すなわち「1/1,000,000」を表す「μ（マイクロ）」、「$10^{-1}$」（10のマイナス1乗）すなわち「1/10」を表す「d（デシ）」、「$10^1$」（10の1乗）すなわち「10」を表す「da（デカ）」、「$10^2$」（10の2乗）すなわち「100」を表す「h（ヘクト）」、「$10^6$」（10の6乗）すなわち「1,000,000」を表す「M（メガ）」などもよく理解しておく必要があります。

　また、たとえば「μPa（マイクロパスカル）」のように接頭語と単位記号とを組み合わせて用いる場合には、両者の間にスペースは入れないで一体のものとして表記します。

### 5. 国際標準化機構 (International Organization for Standardization ; ISO)

　国際標準化機構（ISO）とは、1947年に設立された国際標準化機関であり、各国の代表的標準化機関をメンバーとして、電気・通信および電子技術分野を除く全産業分野、つまり鉱工業、農業、医薬品等に関する国際規格の作成を行っています[2]。

　日本の代表機関は、日本工業標準調査会（Japanese Industrial Standards Committee ; JISC）であり、同会は国際標準化機構の規格をふまえて、日本の国家規格である日本工業規格（Japanese Industrial Standards ; JIS、89頁）の制定、改正に関する審議を行っています。

　なお、ISOが対象外としている電気および電子技術分野については、各国の代表的標準化機関をメンバーとする国際電気標準会議（IEC, 1906年設立）が、国際規格の作成を行っています[2]。

　日本の代表機関は、ISOの場合と同じく日本工業標準調査会（JISC）です。

## 6. 日本工業規格（Japanese Industrial Standards；JIS）

　日本工業規格（JIS）とは、工業標準化法（1949年6月制定）という法律に基づき、経済産業省に設置されている審議会（日本工業標準調査会、88頁）が行う答申を受けて制定される規格です。

　JISは、工業製品全般に関わるので、専門的な機材に限らず、身の回りの多くの物が関係することですが、言語聴覚療法分野においては、特にオージオメータ、補聴器、人工内耳、サウンドレベルメータ、各種の医療機器、いわゆる福祉機器などを扱う際に関係してきます。

　表5-5は、純音オージオメータに関する規格（JIS T 1201-1：2000）[3]のうち、オージオメータのタイプ（タイプ1～5）別の検査音周波数と最大出力を示したものです。

　また、表5-6（90頁）は、聴力レベル（93頁）の基準値（0 dB）を示したものです。人間の耳の感度は周波数によって異なり、中音域に比べて特に低音域の感度は鈍いので、周波数によって聴力レベル0 dBのときの音圧レベル（91頁）が異なっているのがわかります。

表5-5　純音オージオメータに関するJIS（1）

| 周波数 (Hz) | 聴力レベル (dB)[※1] ||||||| |
|---|---|---|---|---|---|---|---|---|
| | タイプ1 || タイプ2 || タイプ3 || タイプ4[※2] | タイプ5 |
| | 気導 | 骨導 | 気導 | 骨導 | 気導 | 骨導 | 気導だけ | |
| 125 | 70 | − | 60 | − | − | − | − | |
| 250 | 90 | 45 | 80 | 45 | 70 | 35 | − | |
| 500 | 120 | 60 | 110 | 60 | 100 | 50 | 70 | |
| 750 | 120 | 60 | − | − | − | − | − | |
| 1000 | 120 | 70 | 110 | 70 | 100 | 60 | 70 | |
| 1500 | 120 | 70 | 110 | 70 | − | − | − | 任意とする |
| 2000 | 120 | 70 | 110 | 70 | 100 | 60 | 70 | |
| 3000 | 120 | 70 | 110 | 70 | 100 | 60 | 70 | |
| 4000 | 120 | 60 | 110 | 60 | 100 | 50 | 70 | |
| 6000 | 110 | 50 | 100 | − | 90 | − | 70 | |
| 8000 | 100 | − | 90 | − | 80 | − | −[※3] | |

※1：最大測定レベル（聴力レベル）は、表中の値と同じかそれ以上とする。
　　最小測定レベル（聴力レベル）は、タイプ1～4の全周波数については−10db以下、タイプ5については任意である。
※2：タイプ4の聴覚管理目的のオージオメータの聴力レベル範囲は、90dBまで拡張することが望ましい。
※3：ISO 6189は、この周波数の使用を参照している。

表 5-6 純音オージオメータに関する JIS（2）

| 周波数<br>(Hz) | RETSPL※<br>（基準：20 μPa）<br>(dB) |
|---|---|
| 125 | 45 |
| 160 | 38.5 |
| 200 | 32.5 |
| 250 | 27 |
| 315 | 22 |
| 400 | 17 |
| 500 | 13.5 |
| 630 | 10.5 |
| 750 | 9 |
| 800 | 8.5 |
| 1000 | 7.5 |
| 1250 | 7.5 |
| 1500 | 7.5 |
| 1600 | 8 |
| 2000 | 9 |
| 2500 | 10.5 |
| 3000 | 11.5 |
| 3150 | 11.5 |
| 4000 | 12 |
| 5000 | 11 |
| 6000 | 16 |
| 6300 | 21 |
| 8000 | 15.5 |

※ RETSPL= reference equivalent threshold sound pressure level

## 7. デシベル（decibel；dB）

　デシベル（dB）とは、「B」という単位記号の前に「d」という SI 接頭語（表 5-4、87 頁）を付けたものです。つまり、ベルの 1/10 です（「デシベル」ではなく「デシ・ベル」という成り立ちです）。

　デシベルは、たとえば長さ（m）や重さ（kg）といった特定の物理量を表す単位とは異なり、単に比率・倍率を表すものです。したがって、比率・倍率の基準になるもの（基準値）が明確でなければ意味がありません。たとえば、基準値を明示せずに「A は 10 倍です」とだけいっても何の意味もなく、「A は B（基準値）の 10 倍です」ということではじめて意味を持ちます。

　言語聴覚療法分野においてデシベルが用いられるものとして、音圧レベル（91 頁）の単位記号「dB SPL」、聴力レベル（93 頁）の単位記号「dB HL」、A 特性周波数重み付け音圧レベル（94 頁）の単位記号「dB A」、感覚レベル（95 頁）の単位記号「dB SL」などがあります。

いずれの単位についても、それぞれの基準値がどのようなものであるかをしっかり理解し、ある数量が基準値の何倍分であるのか、あるいは何分の一倍であるのかをしっかり認識できるようになって下さい。

### 8. 音圧レベル (sound pressure level；SPL)

音圧レベルは、音響（物理的存在としての音）の強さを表示する単位であり、その記号は「dB」です。しかし、「dB」は非常に幅広く用いられるものなので（90頁）、混乱を避けるために、たとえば「音圧レベル50dB」というように「音圧レベル」であることを明記するか、あるいは「50dB SPL」のように音圧レベル表示であることがわかるように表記します。

音圧レベルとは、その「音圧」という語が示すとおり、音波によって発生する圧力をもとにして、その音波の物理的強度を表示しようとするものです。

音圧レベルの基準値は、20 μPa（20マイクロ・パスカル）という非常に微弱な圧力であり、たとえば基準値と等しい圧力を発生させる音波の物理的強度は0dB SPL、基準値の100倍の圧力であれば40dB SPL、基準値の1/100倍の圧力であれば-40dB SPL、基準値の1/10倍であれば-20dB SPLと表記します。

基準値の20 μPaという圧力は非常に微弱と説明しましたが、どの程度微弱であるかを天気予報でよく耳にする気圧と比較して確かめてみます。

図5-3に示すように、標準大気圧、つまり海抜0メートル地点での大気圧（1気圧）は約1,013 hPa（ヘクト・パスカル）ですが、「h」は100倍を表す接頭語（88頁）ですから、101,300 Paということになります。したがって、私たちが普段、地表付近にいるときに受けている大気圧を「μ」という接頭語とともに表示すると101,300,000,000 μPaとなります。

さらに、これを音圧レベルの基準値である20 μPaと比較すると、実にその5,065,000,000倍に相当することになり、音圧レベルの基準値が非常に弱い圧力であることがわかります。

では、音の物理的強度を表示するのに、なぜ「Pa」という圧力の単位をそのまま用いないで、わざわざ音圧レベルという単位を用いるのでしょうか。それは、人間にとって聴くことができる音の強度の範囲、つまり聴覚閾値から最大可聴値までの可聴音圧範囲は非常に広いために、パスカ

---

（標準大気圧）
1,013hPa ＝ 101,300Pa ＝ 101,300,000,000 μPa

「標準大気圧は、音圧レベルの基準値（20μPa）の何倍?」
101,300,000,000÷20 ＝ 5,065,000,000

図5-3　音圧レベルの基準値と標準大気圧との比較

ルのままでは非常に桁数の多い数値を取り扱わなければならなくなるためです。もし、臨床現場において、桁数の多い数値を取り扱わなければならないとしたら、それを読み取ったり書き取ったりする度に、エラーが生じるリスクが高くなってしまいます。一方、音圧レベルであれば最大でも135dB SPLといったような3桁の数値に収まるので、エラーが生じるリスクをかなり下げることができるのです。

　図5-4に、音圧レベルの求め方の概要を示します。第1段階では、音圧レベルで表示したい音の圧力が、音圧レベルの基準値である20 μPaの何倍に相当するかを求め（つまり除算をして）、第2段階では、求めた倍率をデシベル表示に変換します（つまり、数値の桁数を少なくします）。

　図5-5（93頁）に、音圧レベルを求める公式および計算例を示します。

　計算例では、2 Paという圧力値を音圧レベル値に変換する方法を示しています。

　まず、公式に当てはめて数値を代入したのが図中①です。次いで、②では2 PaをμPaで示し、③では2,000,000 μPaを基準値の20 μPaで割った結果を示し、④ではそれを累乗（68頁）で示し、⑤では$10^5$の対数（66頁）を示し、公式にしたがって20を掛けています。こうして、音圧レベル値は100デシベルであることがわかります。

　ただ、実際に音圧レベル値を求めるのに、いちいちこのような計算を行うわけではなく、サウンドレベルメータで測定して求めることになります。

　しかし、デシベル（90頁）というのが比率を表す単位であることや、対数を用いているために、もとの圧力値からは数値の桁数が大幅に減っていることなどを知っておくことは非常に重要なので、計算例についてもぜひ理解しておいて下さい。

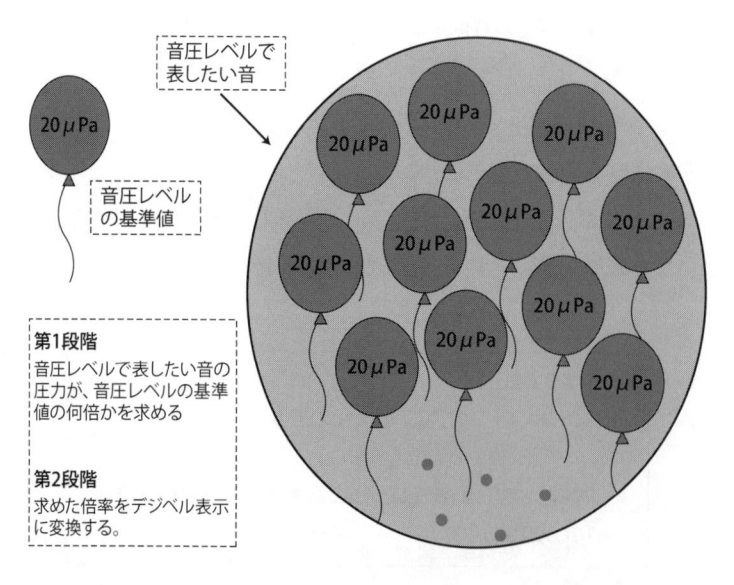

図5-4　音圧レベルの求め方の2段階

> （公式）音圧レベルを求めたい音の音圧をP，
> 　　　　音圧レベルの基準値を$P_0$とすると、
> 　　　　［音圧レベル］＝20×log（P/$P_0$）
>
> （例）2Paを音圧レベルで表示する。
> 　　　［音圧レベル］＝20×log（2Pa/20μPa）　…①
> 　　　　　　　　　　＝20×log（2,000,000μPa/20μPa）　…②
> 　　　　　　　　　　＝20×log（100,000）　…③
> 　　　　　　　　　　＝20×log（$10^5$）　…④
> 　　　　　　　　　　＝20×5　…⑤
> 　　　　　　　　　　＝100 dB SPL

図5-5　音圧レベルを求める公式および計算例

### 9. 聴力レベル（hearing level；HL）

聴力レベルは、純音聴力検査の測定単位であり、その記号は「dB」です。しかし、音圧レベル（91頁）の場合の注意点と同じく、たとえば「聴力レベル50dB」というように明記するか、あるいは「50dB HL」と表記します。

聴力レベルの基準値は、聴覚正常者の平均聴覚閾値ですが、人間の聴覚閾値は音の周波数によって大幅に異なり、中音域に比べて特に低音域の感度が鈍いという特徴があるので、音圧レベルで表示した聴覚閾値のグラフは船底型の曲線となります（図5-6）。

したがって、もしもこのまま音圧レベルを聴力測定の測定単位にしてしまうと、周波数によって正常値の数値が異なることになってしまうので、このような不都合をなくすために、聴力レベルという測定単位が構成されているのです。

聴力レベルでは、すべての検査音周波数において、0 dB HLが基準値（平均正常聴覚閾値）となるように構成されているので、得られた測定値がそのまま正常値との隔たり（聴覚閾値の上昇分）を示すことになります（たとえば、50dB HLであれば、50dBの閾値上昇）。

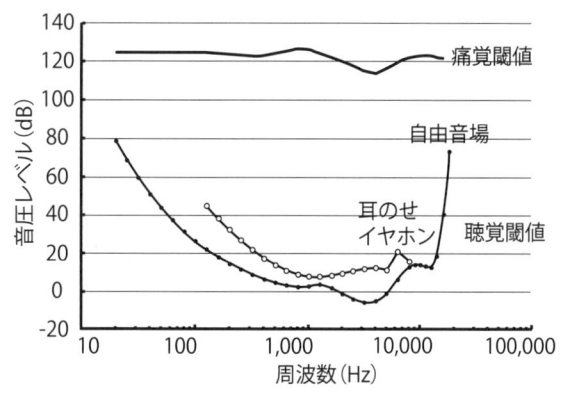

（聴覚閾値の値はISO 389-1：1998およびISO 389-7：2005による）[4]

図5-6　聴覚閾値

**10. A 特性周波数重み付け音圧レベル (A-weighted sound pressure level)、騒音レベル (sound level)**

A 特性周波数重み付け音圧レベルは、いわゆる騒音計（サウンドレベルメータ）を用いて騒音の程度を測定するのに用いる単位で、その単位記号は「dB」です。しかし、音圧レベル（91 頁）の場合の注意点と同じく、たとえば「A 特性周波数重み付け音圧レベル 50dB」というように明記するか、「50dB A」というように表記するようにして下さい。

サウンドレベルメータで騒音のレベルを測定する目的は、ある音を人間が聴いた時のやかましさを客観的に表示することです。

ところが、図 5-6（93 頁）のように、聴覚閾値は周波数によって異なる（特に低音域の感度が鈍い）ので、音圧レベルで測定するだけでは、必ずしも人間が聴いた時のやかましさと対応しません。たとえば、低音域主体の音の場合、中音域の音と比べて聴覚の感度がかなり鈍いので、ある程度強くないと聴覚閾値に到達せず聴こえませんし、さらに強い音でないとやかましいとまでは感じません。一方、中音域主体の音の場合、聴覚の感度がかなり鋭敏で弱い音でもよく聴こえるので、低音域と比べて弱いレベルでもやかましいと感じることになります。

やかましさを測定する上でのこのような不都合を解消するために、聴覚閾値（図 5-6、93 頁）の特性を踏まえたのが A 特性周波数重み付け音圧レベルです（図 5-7）。これは、騒音を測定する際、まず音圧レベルで測定されたデータのうち、低音域の測定結果については大きく差し引き、中音域についてはほぼそのままとし、高音域については若干差し引くようにした上で、測定値が人間の聴覚の感度に対応するようにしたものです。

A 特性（図 5-7）のグラフをよく見ると、ちょうど聴覚閾値（図 5-6、93 頁）のグラフを 180 度反転させたパターンであることがわかります。

サウンドレベルメータによる音圧レベルの測定では、周波数にかかわらず一定の感度で測定することになりますが、それを人間の聴覚の感度に合わせて低音域の感度を低下させたのが A 特性

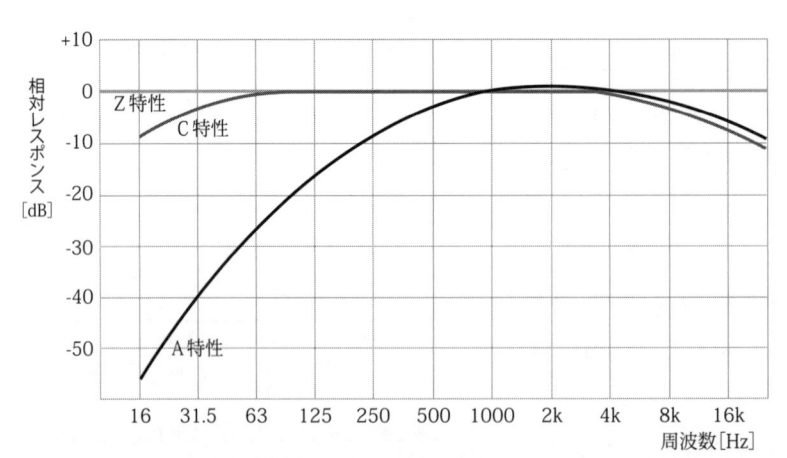

出典　小野測器 (http://www.onosokki.co.jp/HP-WK/c_support/newreport/noise/souon_5.htm)
図 5-7　A 特性周波数重み付け音圧レベルの特性

周波数重み付け音圧レベルということになります（サウンドレベルメータのモードスイッチを切り替えることで、音圧レベルの測定から切り替えることができます）。

### 11. 感覚レベル（sensation level）

　感覚レベルは、各個人の感覚閾値（たとえば聴覚閾値など）を基準値として、感覚刺激（たとえば聴覚刺激など）の強度を表示する単位であり、その単位記号は「dB」です。しかし、音圧レベル（91頁）の場合の注意点と同じく、たとえば「感覚レベル50dB」というように明記するか、あるいは「50dB SL」と表記します。

　感覚レベルが用いられる例としては、閾値上検査[注1]での刺激強度があります。たとえば、補充現象（recruitment phenomenon）[注2]の検査であるSISI検査（short increment sensitivity index test）の場合、閾値上20dBの音が聴こえ続ける中で、一瞬（0.2秒間）だけ21dBになったときに音の大きさが大きくなったと感じとる程度を測定するのですが、被検者（検査を受ける人）によって聴力は異なるので、なるべく検査としての条件を一定にするため、検査音は閾値上20dBつまり20db SLとなっているのです。

　補充現象は、内耳性難聴[注3]に合併する症状なので、SISI検査を受ける人には基本的には様々な程度の難聴があります。したがって、検査音の強さを一律に決めていては、被検者によっては検査音がまったく聴こえなかったり、あるいはうるさ過ぎたりということになってしまいます。

　このようなときに、感覚レベルで検査音強度を規定することにより、各人の聴覚閾値を基準として一定の比率で増幅された検査音を提示することが可能になるのです。図5-8の例①の場合は、聴覚閾値がadB HLなので「(a + 20) dB HL」の刺激を提示し、例②の場合は、聴覚閾値がbdB HLなので「(b + 20) dB HL」の刺激を提示すれば、聴覚閾値は各々adB HLとbdB HLというように異なっていても、ともに20db SL（閾値上20dB）の刺激を提示できることになります。

注1）閾値上とは、閾値を超える強度（つまり、感じる強度）の意味。聴覚の閾値上検査の例としては、聴こえている音の大きさの変化を検出する手続きなどがある。
注2）音の大きさ感覚の異常。音の物理的強度の上昇の程度に比べて、異常に大きさ感覚が増す症状。
注3）内耳の蝸牛内にある有毛細胞が障害されて生じる感音難聴。

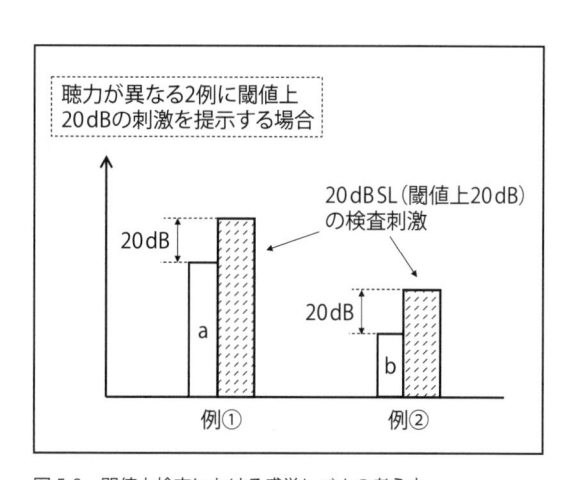

図5-8　閾値上検査における感覚レベルの考え方

文献

1) 国際文書第 8 版（2006）/ 日本語版 国際単位系（SI）―安心・安全を支える世界共通のものさし（独立行政法人 産業技術総合研究所計量標準総合センター 訳）．日本規格協会，東京，2007

2) 日本工業標準調査会：国際標準化について．(https://www.jisc.go.jp/, 2015 年 4 月 5 日アクセス)

3) 日本規格協会：日本工業規格，オージオメータ第 1 部，純音オージオメータ JIS T 1201-1:2000, 2000

4) ISO389-1：1998, Acoustics-Reference zero for the calibration of audiometric equipment – Part 1：Reference equivalent threshold sound pressure levels for pure tones and supra-aural earphones.

ISO389-7：2005, Acoustics-Reference zero for the calibration of audiometric equipment – Part 7：Reference threshold of hearing under free-field and diffuse-field listening conditions.

# 第6章

測定・検査に関すること

第6章　測定・検査に関すること

## 1. 測定（measurement）

　測定とは、たとえば物差しなどで物の長さを測ったり、秤で物の重さを測ったりすることによって、測定対象に基準となる単位が何個分含まれているかを求めること、つまり数量化することです。

　たとえば物差しで棒の長さを測る場合であれば、図6-1の例では、1cm（10mm）の区切り、つまり単位が6個分と1mm（0.1cm）の単位が5個分なので、6cm（60mm）と5mm（0.5cm）の合計、つまり6.5cmあるいは65mmということになります。この棒の長さは、「cm（1/100m）」の単位で考えるならば6.5単位分、「mm（1/1,000m）」の単位ならば65単位分あるということになります。

　では、言語聴覚士が臨床現場で行う測定とはどのようなものでしょうか。それは、主に対象児・者の言語聴覚療法的評価のために各種の検査を施行する中で行われ、たとえば、オージオメータを用いて聴力レベル値を測定する、5秒間に何回 /pa ta ka/ と構音できるかを数える、正確に復唱できる数字列の桁数を求める、といったような形で行われます。

　適切な測定を行うためには、目的に適した尺度を選び、適した単位を用いなければなりません。たとえば、最長発声持続時間（maximum phonation time；MPT）の測定について考えてみると、/a:/発声について持続時間という尺度で、通常はストップウオッチを用いて0.5秒単位で測るのですが、この測定単位をどのようにするかについて注意が必要です。

　以前のように、ストップウオッチがアナログ表示の機械式だった時代と異なり、現在ではデジタル表示の電子式で、1/100秒単位で表示されるのですが、1/100秒単位で表示されるからといって、最長発声持続時間の測定においてそれをそのまま記録して本当に意味があるか否かは別問題です。

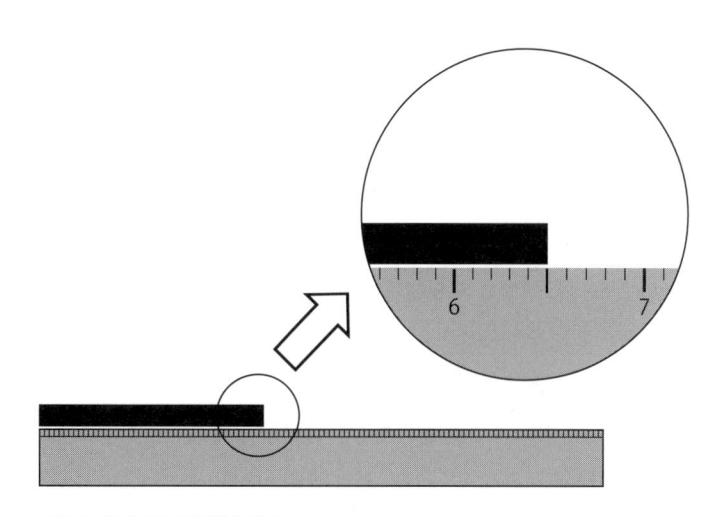

図6-1　棒の長さは何単位分？

被検者（検査を受ける人）の発声が始まって検査者がストップウオッチのスタートボタンを押すときと、発声が終わってストップボタンを押すときの計2回、測定結果に大きな誤差が入り込む可能性があることに注意しなければなりません。

まず、被検者が発声を開始すると同時に検査者がストップウオッチのスタートボタンを押すためには、1）発声の開始を聴き取る、2）スタートボタンを押すために母指を動かそうとする、3）実際に母指が動いて、スタートボタンを押し込む、という経過をたどることになりますが、検査者の注意が逸れたり、判断を誤ったり、スムーズに押すことができなかったりして、計時の開始が遅れたり、逆に早く始め過ぎたりすると、誤差が生じることになります。

同じ事が、発声の終了と同時にストップボタンを押す際についてもいえます。つまり、1）声が聴こえなくなったことから発声が終わったことを知る、2）ストップボタンを押すために母指を動かそうとする、3）実際に母指が動いて、ストップボタンを押し込むという経過の中で、注意が逸れたり、判断を誤ったり、スムーズに押すことができなかったりして、計時の終了が遅れたり、逆に早く終え過ぎたりすると、誤差が生じることになります。

このように、測定者という人間が関わることで様々な誤差が混入するかも知れない過程を経て計測されるものを、1/100秒単位で表示することは適切とはいえません。小数点以下の桁数が多ければ多いほど精密な測定であるとは限らず、測定対象や目的に応じた適切な尺度で、適切な単位で測定することが重要なのです。因みに、最長発声持続時間の場合、1/100秒単位の数値を四捨五入あるいは切り捨てして1/10秒単位で記録するのが適切といえます（機械式アナログストップウオッチでの計測では、小数点以下の値が0.3秒から0.7秒までの範囲は0.5秒と見なし、0.8秒から0.2秒までの範囲は0.0秒と見なすことによって、0.5秒単位で記録することとなっていました）。

### 2. 信頼性（reliability）、妥当性（validity）

信頼性、妥当性という用語は広範囲に用いられるので、どのような分野の用語として、どのような文脈において用いられているのかに応じて、適切にその意味を解釈しなければなりません。言語聴覚療法分野では、主に測定や検査などに関して用いられる用語です。

表6-1（101頁）に示すように、測定あるいは検査の信頼性ということの概要は、何度測定してもあるいは何度検査しても同じ結果が得られることといえます。つまり、測定結果あるいは検査結果の信頼性が高いということを別のことばで表現すると、得られた結果の一貫性（consistency）が高い（同じ傾向の結果が得られる）、安定性（stability）が高い（結果の変動が小さい）、再現性（reproducibility）が高い（同じ手続きで測定したら同じ結果が得られる）ということになります。

信頼性のうち、同じ対象を異なる測定（検査）者が測定（検査）しても同じ結果が得られる程度

のことを測定（検査）者間信頼性、同じ測定（検査）者が同じ測定（検査）を反復した際に同じ結果が得られる程度のことを測定（検査）者内信頼性、同じ対象が同じ測定（検査）を反復して受けた際に同じ結果が得られる程度のことを被検者内信頼性ということがあります。

一方、測定あるいは検査の妥当性ということの概要は、本来測定したいと考えていたものが測定できている程度、あるいは本来検査したいと考えていたものが検査できている程度のことをいいます。つまり、妥当性が高いということは、測定したいものあるいは検査したいものに対して、適切な測定法や検査法が用いられているということを意味します（表6-1）。

こうした信頼性および妥当性の意味を解説するときの例えとして、ダーツゲームがよく用いられます（図6-2）。

図中a)は投げた矢がすべて的の中央に刺さっているので、信頼性も妥当性もともに高い状態を表し、b)は的外れではあるけれど1箇所に集中して矢が刺さっているので、信頼性は高いけれど妥当性は低い状態を表し、c)は的外れでなおかつ矢が刺さっている場所はバラバラなので、信頼性も妥当性もともに低い状態を表しています。ただ、d)のような信頼性は低いけれど妥当性は

表6-1 測定・検査における信頼性と妥当性

|  | 概　要 |
|---|---|
| 信頼性<br>（reliability） | 何度測定あるいは検査を行っても、同じ結果が得られる程度。一貫性、安定性、再現性の程度。 |
| 妥当性<br>（validity） | 本来測定あるいは検査したいと考えていたものが、測定あるいは検査できている程度。 |

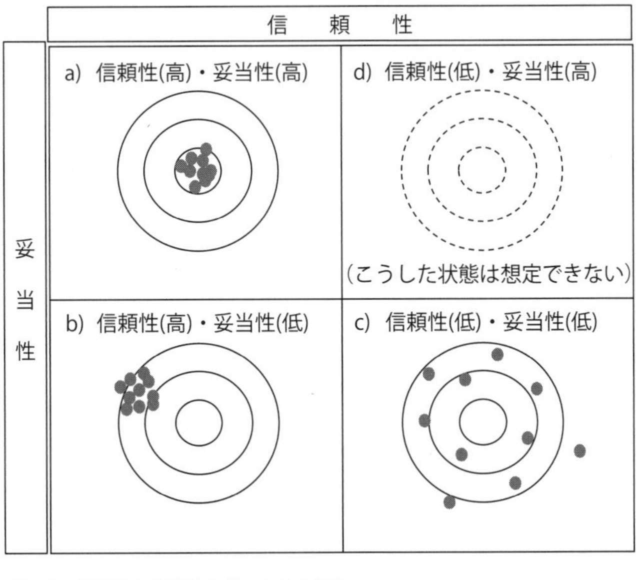

図6-2 信頼性と妥当性のダーツでの例え

高い状態というのは想定できないので表示していません。

　d) のような状態が想定できないのは、信頼性は妥当性の要件（必要不可欠な条件）なので、信頼性が高くなければ決して妥当性も高くならないため、妥当性が高いのに信頼性は低いということは起こりえないからです。

　このように、信頼性が高い状態とは、ダーツの的に的中するか否かに関わりなく、矢がどこか同じ箇所に集中して刺さる状態と考えられ、妥当性が高い状態とは、的を外れることなく適確に中心付近に矢が刺さる状態と考えられます。また、信頼性は低いけれど妥当性は高いという状態は想定できず、妥当性が高い場合には必ず信頼性も高くなります。

　心理学的検査の開発段階において必要となる、信頼性および妥当性の検証、標準化などの手続きに際しては、テスト理論 (test theory) が用いられます。テスト理論には、古典的テスト理論 (classical test theory)、項目反応理論 (item response theory, IRT) などがあり、いずれも統計学的な手法でテスト得点やテスト項目を分析するものです。言語聴覚士が臨床検査として行う各種の心理学的検査は、こうしたテスト理論で検証されて標準化されたものです。

### 3. 検査 (test)、検査バッテリー (test battery)

　検査の一般的な意味は、検査対象に何か異常がないかを調べること、あるいは調べるための手続きのことですが、ただ調べて終わりということではなく、予め異常の有無を判定するための基準があるという点が非常に重要です。また、測定条件を一定にして、測定誤差の混入を防ぐ工夫がなされている（つまり、検査用具や実施マニュアルが整備されている）ことも重要です。

　言語聴覚士が行う検査あるいは結果を活用する検査のうち主なものには、測定対象から見ると言語検査、構音検査、発声発語検査、聴覚検査、摂食・嚥下機能検査、知能検査、高次脳機能検査、視知覚検査などがあり、検査手法から見ると、神経心理学的検査、画像検査、内視鏡検査、その他の医学的検査などがあります。

　また、検査バッテリーあるいはテストバッテリー (test battery) とは、被検者のある機能や状態の評価に際し、単一の検査だけでは不十分なために、複数の異なる検査を実施するとき、それらの一組の検査のことをいいます。

　この場合の「バッテリー」という用語は、「一組、一群、セット」という意味であり、野球においてピッチャーとキャッチャーのペアのことをバッテリーというのと同様です。

　たとえば、被検児の構音障害を機能性構音障害と判断するためには、構音検査だけでなく聴覚検査や発声発語器官検査も一連のものとして実施し、聴覚障害および発声発語器官の器質的および運動的な障害を否定しなければなりませんが、こうした場合の一連の検査の組み合わせのことを検査バッテリーといいます。

第6章　測定・検査に関すること

このように、言語聴覚士が評価を行う際には、わざわざ検査バッテリーという用語を持ち出すまでもなく、ほぼ必ずといっていいほど複数の必要な検査を実施しています。

### 4．スクリーニング検査・選別検査（screening test）

スクリーニングとは、ふるい分けあるいは選別という意味なので、スクリーニング検査あるいは選別検査とは、何かをふるい分ける・選別するための検査という意味です。一体何をふるい分ける、あるいは選別するのかというと、何らかの疾患や障害を発見するための精密検査の対象児・者です。

たとえば、「新生児聴覚スクリーニング」[注1]というのは、小児難聴の早期発見のために行うスクリーニング検査であり、生まれてきた赤ちゃん（新生児）全員に対して、基本的には入院中に実施して、精密聴覚検査が必要な赤ちゃんを選び出すためのものです。では、なぜ最初から精密聴覚検査を実施しないのかというと、数多くの赤ちゃん全員にそれを実施するためには、あまりにも手間とコスト（費用）がかかりすぎるので、聴覚障害が疑われる赤ちゃんに絞って精密聴覚検査を実施するためです。

つまり、スクリーニング検査には、洩らすことなく精密検査対象児・者を選び出せるというだけでなく、多人数に効率よく低コストで実施できるという特徴が備わっていなければならないので、その実施手続きは手軽で簡単なものであることが不可欠です。

このように、スクリーニング検査というのは、結果的には簡易検査という形をとるために、誰にでも簡単に実施できるお手軽な検査と誤解されがちですが、実はその役割は非常に重要です。なぜなら、疾患や障害を見逃さないためには、疑わしければ精密検査対象児・者として取り込んでいかなければならない一方、手当たり次第に取り込んでしまえば、結局最初から全員に精密検査を実施したことと変わらなくなってしまうというように、完全に相反する条件下での適確な判定が求められるからです。

図6-3（104頁）に示すように、必要以上に精密検査対象児・者を選別してしまうことを「取り込み過ぎ」（図中(a)）、反対に、本当は精密検査が必要なのに対象外としてしまうことを「取りこぼし」（図中(b)）と表現します。これらの表現を用いるならば、スクリーニング検査というのは、決して取りこぼしがあってはならない一方、できる限り取り込み過ぎを減らさなければならないのです。

言語聴覚士の臨床活動における主要なスクリーニング検査としては、新生児聴覚スクリーニング、乳幼児健康診査（乳幼児健診）[注2]における発達スクリーニングなどがあります。

また、集団に対して適用される検査だけでなく、複数の障害（たとえば、失語症、運動障害性構音障害、摂食嚥下障害など）を合併している可能性がある個人に対して、各障害についての精密検査が必要か否かを判断するために行う検査もスクリーニング検査といいます。

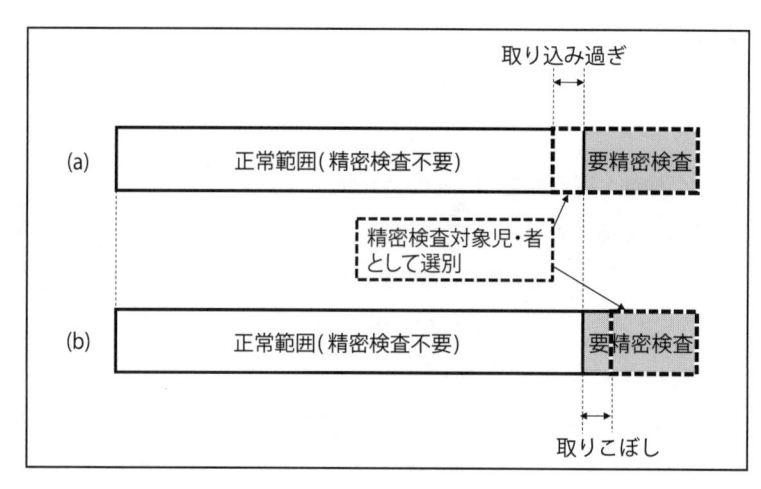

図6-3　精密検査対象児・者選別における取り込み過ぎと取りこぼし

注1）難聴児の早期発見・早期療育を目的として、精密聴覚検査が必要な対象児を選別するために、新生児全員に行われる聴覚スクリーニング検査。AABR（自動ABR）、OAE（耳音響放射検査）などの他覚的聴覚検査法が用いられる。
注2）母子保健法に基づいて市町村が実施するもので、1歳6か月児健康診査、3歳児健康診査がある。健康面のチェックの他、運動発達・精神発達・言語発達・社会性の発達などの諸側面について健診を行う。

## 5. 閾値（threshold）

　言語聴覚療法分野における閾値（いきち）とは、主に感覚・知覚に関わる心理学あるいは生理学用語として用いられており、域値（いきち）という漢字表記が用いられることもあります。

　閾値の「閾」という漢字は、敷居（しきい）（部屋と部屋の境）、仕切り、区切り、境（さかい）という意味を表し、「値」という漢字は数値を意味します。たとえば、聴覚閾値という用語において「閾」が表すのは、聴感覚が「生じる」状態と「生じない」状態との区切り・境目のことであり、「値」が表すのは聴覚刺激（音）の強さのことです。

　つまり、聴覚閾値というのは、聴覚刺激が弱すぎるために聴感覚が生じない状態を脱して、初めて何とか聴感覚が生じたときの聴覚刺激の強さのことを表すので、言い換えると、聴覚を生じさせる（音が聴こえる）最も弱い聴覚刺激（音）の強さのことを表します。

　同様に、視覚閾値であれば、視覚を生じさせる（光を感じる）最も弱い視覚刺激（光）の強さのこと、味覚閾値であれば、味覚を生じさせる（味を感じる）もっとも低い味覚刺激（味覚を生じさせ得る物質）の濃度のことをいいます。

　ただし、機械や電子回路などではない人間という生き物のことですから、様々な要因によって感覚が生じる「最も弱い」刺激強度のレベルは変動するため、聴覚閾値をはじめ各種の閾値は、測定する度に若干異なる結果になってしまいます。

　このような不都合を解消するため、閾値の定義に際しては、たとえば聴覚閾値であれば、「聴感

第 6 章　測定・検査に関すること

覚を生じさせる最も弱い音の強さ」とするのではなく、「50％の確率で聴感覚を生じさせる音の強さ」というように、確率の考え方が取り入れられています。

　50％の確率というのは、たとえば、被検者（検査を受ける人）に対してある同じ強さの音刺激を計100回提示したとしたら、そのうちの計50回は「聴こえた」と応答できたけれど、残りの計50回は聴こえないか聴き逃すかして無応答のままで終わったということです。決して聴こえたのが100％ではない点に注意して下さい。

　こうして、測定する度に変動する対象であっても、ある程度多数回測定した上で確率的な考えに基づき、閾値の推定値を求めることが可能となるのです。

　なお、図6-4に示すように、閾値を境として、それよりも弱いレベルを閾値下（50％未満の確率でしか感覚を生起させないレベル）、閾値より強いレベルを閾値上（50％を超える確率で感覚を生起させるレベル）といいます。

　以上は、閾値についての基本的な解説ですが、言語聴覚療法分野では独自の定義がなされているので注意が必要です。

　たとえば、純音聴力検査における純音聴力閾値は、3回の測定試行のうち2回一致して得られた純音聴力レベルのこととされています。つまり、本来であれば、閾値を求めるためには何十回、何百回の測定を繰り返した上で、50％の確率で聴感覚を生じさせる音の強さを求めるところ、たった3回の測定試行のうち2回一致した結果が得られただけで聴覚閾値とするわけです。

　なぜでしょうか？　正確な聴力検査のためであれば、たった2回とか3回とかいうことではなく、もっと多数回の測定試行が必要なはずです。

　確かに測定の信頼性（100頁）を高めるためだけであれば、もっと多数回の測定試行が必要で

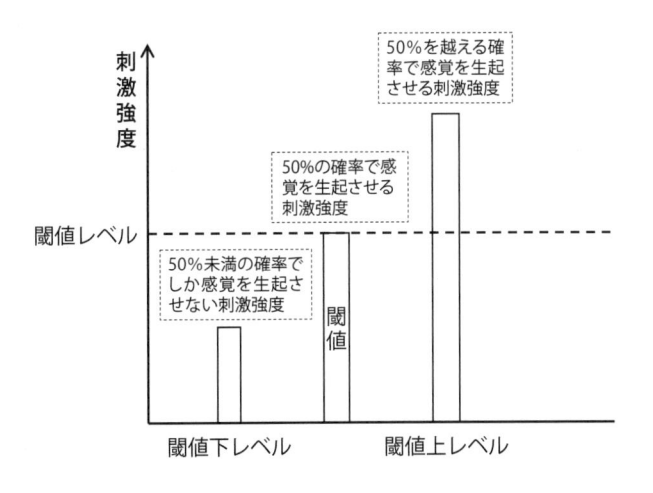

図6-4　閾値、閾値下、閾値上

す。しかし、言語聴覚士が行う聴力検査というのは、どういう対象者にどういう状況で行うものであるかを考えてみて下さい。

純音聴力検査は、言語聴覚療法対象児・者の難聴の有無や程度を評価するために行う臨床検査の一種なので、ただ単に信頼性の高い結果が得られさえすれば良いというものではなく、被検児・者に極力負担がかからないことも非常に重要なのです。

つまり、純音聴力検査は、検査の正確さを高めるためには測定試行回数を多くしなければならないのに、被検児・者の負担軽減のためには回数を少なくしなければならない、という完全に相反する条件のもと、測定試行回数が定められているのです。

あなたが純音聴力検査を行う際には、ぜひこのことを思い出して下さい。本来なら数十回、数百回の測定試行を行うべきところ、たったの2回、3回しか行わないのですから、1回の測定試行がいかに大きな意味を持つかを忘れないようにしましょう。

### 6. 精神物理学的測定法 (psychophysical methods)

精神物理学的測定法とは、19世紀の物理学者フェヒナー (Fechner, G. T.) が創始した精神物理学という学問において用いられた測定法に由来し、その後に心理学的測定法として発展した測定法の総称です。各種の閾値（刺激閾、弁別閾）や主観的等価点[注1]などの測定に用いられます。

言語聴覚療法において用いられる測定法や検査法には、心理学的測定法に由来するものが多いので、精神物理学的測定法について知ることは重要です。以下に、基本的な精神物理学的測定法である調整法 (method of adjustment)、極限法 (method of limits)、恒常法 (constant method) について解説します。

調整法とは、たとえば、被検者がまず基準音Aを聴いてから比較音Bを聴き、Bの音の大きさをAの音の大きさと同じと感じるように調整するような方法です。

このように、刺激の強度や質などを変化させて感覚閾値を求めたり、2つの刺激が等しいと感じる刺激強度（主観的等価点）などを求めたりする方法です。

極限法とは、たとえば純音聴力検査のように、被検者に聴こえない音から開始して、徐々に刺激強度を上げていき、最初に聴こえたという応答があった刺激強度を測定するような方法です。

極限法の刺激系列には、感じない刺激強度からスタートして徐々に強度を上げていく上昇系列 (ascending series) と、確実に感じる刺激強度からスタートして徐々に強度を下げていく下降系列 (descending series) とがあります。これら両系列を比較すると、一般に、上昇系列で測定した閾値の方が下降系列で測定したものより高くなります。

なお、純音聴力検査の場合、予備検査は下降系列で検査刺激の提示を行い、本検査は上昇系列で検査刺激の提示を行います。

恒常法とは、たとえば、聴覚閾値を求める場合であれば、予め準備した刺激系列をシャッフルしてランダムな順序で提示し、聴こえた場合には応答してもらうような方法です。恒常法は、刺激強度が徐々に強くなったり、あるいは徐々に弱くなったりするような規則性がなく、次はこのような刺激が提示されるだろうといった被検者の予断が入りにくい方法であり、調整法や極限法より精度が高い方法と考えられています。

しかし、刺激提示回数が非常に多くなり、被検者の負担が重くなるという短所があるので、いくら精度が高いとはいえ、臨床検査にそのままでは採用できない方法といえます。

注1）主観的等価点（point of subjective equality; PSE）とは、たとえば、Aという標準刺激とBという比較刺激を聴き比べて、AとBの音の大きさを等しいと感じたとき、その刺激強度（音の強さ）のこと。音の大きさについてだけでなく、様々な感覚モダリティの様々な側面について当てはまる概念。

### 7. 視覚的アナログ尺度（visual analogue（analog）scale；VAS）

視覚的アナログ尺度（VAS）は、評定尺度法（rating scale method）の一種ですが、たとえば7段階評価や5段階評価といった一般的な評定尺度法のような区切りがないのが特徴です（図6-5）。

評定尺度法というのは主観的な判断を数量化するための方法であり、一般的な方法であれば、たとえばある事柄について、「0．まったくそう思わない」「1．そう思わない」「2．どちらともいえない」「3．そう思う」「4．とてもそう思う」というような段階評価を行ってもらいますが、VASではこのような段階がありません。

VASによる評定では、たとえば10cmの長さの直線上の該当する位置にマークを付けてもらい、直線の左端からの長さを測って評定値とします。たとえば痛みや感情のように、連続的に状態が変化すると仮定されるものであれば、無理に5段階や7段階での評定を求めるよりも合理的といえます。

なお、VASにおけるアナログ（analogue, analog）という単語は、連続的という意味です（因みに、デジタル（digital）は離散的、つまり連続ではなく飛び飛びという意味です）。

また、VASのスケールは、横（水平線）だけでなく、縦（垂直線）のこともあります。垂直線の場合、通常は下端が最小、上端が最大を示します。

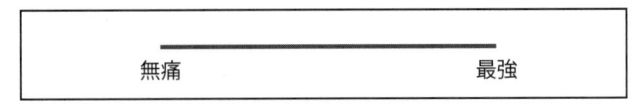

無痛　　　　　　　　　　　最強

図6-5　VAS(visual analogue scale)の例（「痛み」の程度の評定の例）

## 8. 条件詮索反応聴力検査（conditioned orientation response audiometry；COR）と視覚強化式聴力検査（visual reinforcement audiometry；VRA）

条件詮索反応聴力検査（COR）も視覚強化式聴力検査（VRA）も、ともに乳幼児聴覚検査[注1]の一種であり、用いる検査装置も共通で、検査手続きも見かけ上は非常に類似した検査法です。図6-6に、CORおよびVRAの検査装置の概要を示します。このように、同じ検査装置を使って行い、検査手続きも見かけは似ているのですが、両者はそれぞれ異なる原理に基づく検査であることに十分注意して下さい。

CORは、日本の耳鼻咽喉科医が開発した検査法であり[1]、大きな特徴は、視覚刺激を強化刺激（報酬）とすることによって、音源定位反応（音が聴こえてきた方向を向く反応）が繰り返し生起するように工夫した点にあります。

CORの条件づけ段階は、まず、左右どちらかのスピーカから被検児が確実に聴き取れるはずの検査音が提示され（図6-7 ①、109頁）、被検児が音源定位反応を示すと（図6-7 ②、109頁）、振り向いたことへの報酬（ライトの点滅）が提示される（図6-7 ③、109頁）、というものです。

こうした条件づけを数回行った後、検査段階では、左右どちらかのスピーカから検査音が提示され（図6-8 ①、110頁）、被検児がそのスピーカの方へ振り向くと（図6-8 ②、110頁）、振り向いたことへの報酬（ライトの点滅）が提示される（図6-8 ③、110頁）、というものです。当然、もし振り向き反応がなかったら、報酬は提示されないままです。

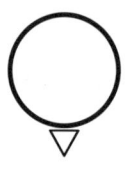

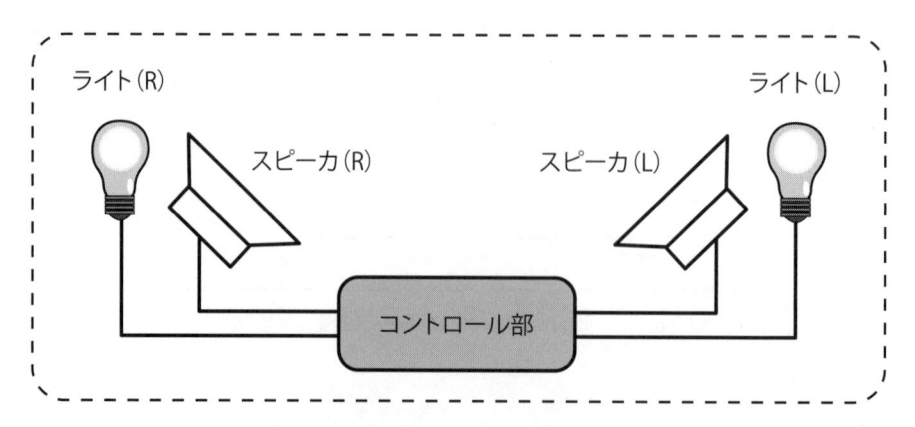

図6-6 CORおよびVRA用検査装置の概要

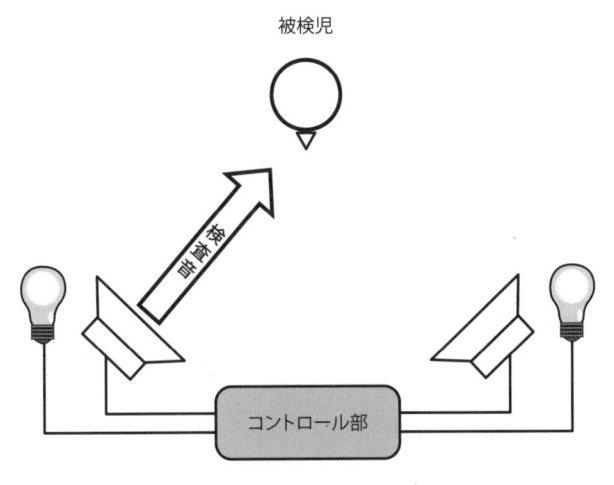

図 6-7 ①　COR の条件づけ段階①

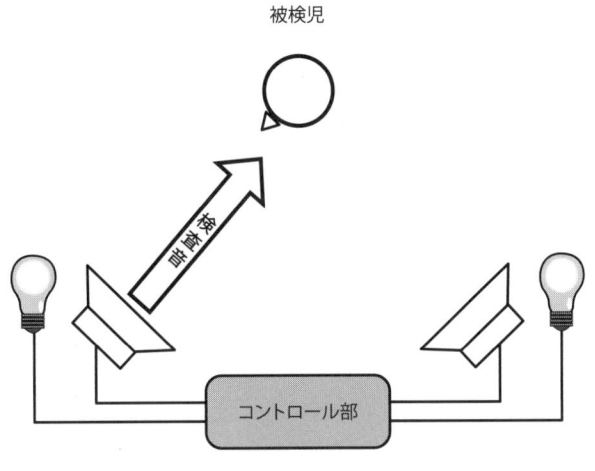

図 6-7 ②　COR の条件づけ段階②

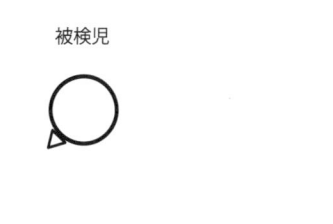

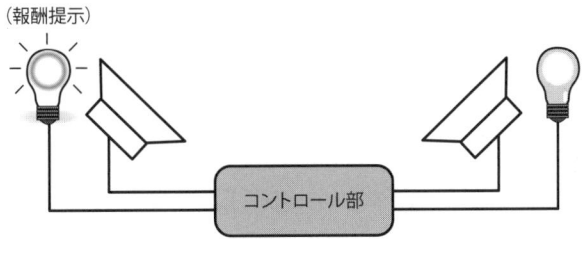

図 6-7 ③　COR の条件づけ段階③

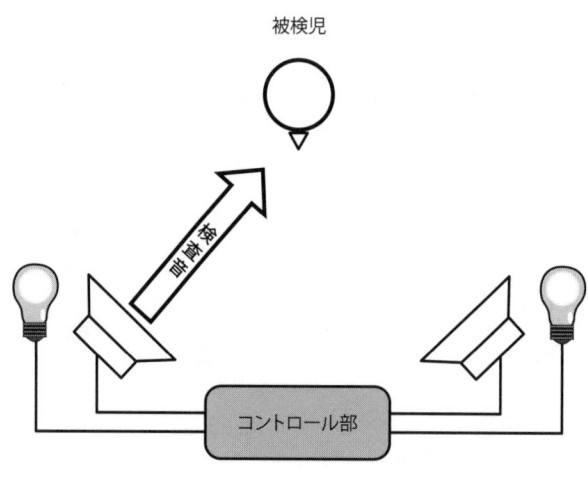

図 6-8 ①　COR の検査段階①

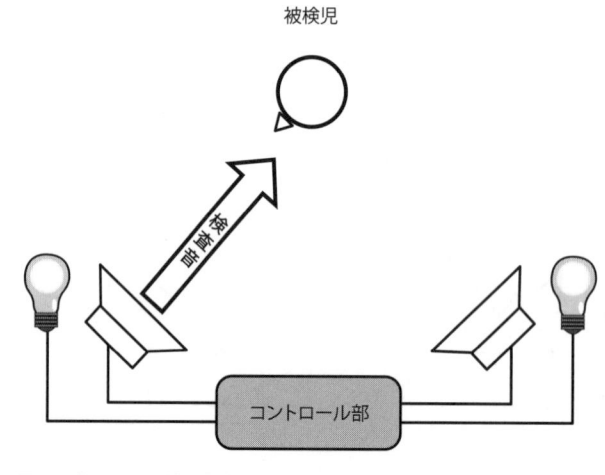

図 6-8 ②　COR の検査段階②

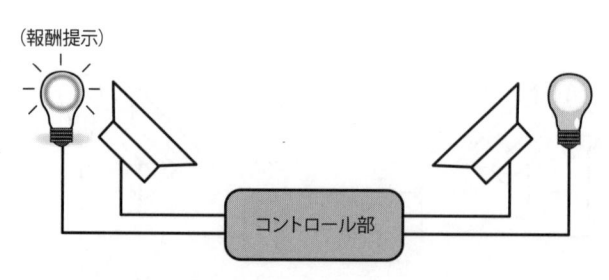

(報酬提示)

図 6-8 ③　COR の検査段階③

音源定位反応自体は、2、3回続けて生起させると被検児がすぐに馴れてしまい、その後は反応が生起しなくなってしまうのですが、CORでは、音源定位反応が成立する度に視覚刺激（ライトの点滅や玩具の動きなど）を強化刺激として提示することで、「音がする方向を見れば、面白いものが見える」ことを被検児に学習させ、繰り返し音源定位反応を生起させるのです。そうした反復の中で、被検児が音源定位してくれる最も弱い聴力レベルを求めることで聴力測定を行うことが可能となります。

このように、CORにおいて生起する音源定位反応すなわち音源詮索反応は、視覚刺激によって強化された（つまり、条件づけられた）詮索反応なので、それを利用した聴力検査ということで条件詮索反応聴力検査といいます。

一方、VRAは、被検児に対して音源定位反応を要求しないので、CORの場合とは異なり、検査音は一定方向からしか提示されません。被検児は音がする方向を探す必要はなく、「とにかく、音が聴こえたらある一定方向を見れば、何か面白いものが見える」ことを学習するよう要求されるのです。その学習が成立したら、被検児が一定方向を見てくれる最も弱い聴力レベルを求めることで聴力測定を行います。

VRAの条件づけ段階では、まず、スピーカから被検児が確実に聴き取れるはずの検査音が提示され（図6-9①、112頁）、検査音にわずかに遅れてライトが点滅するので（図6-9②、112頁）、被検児はライトの方へ視覚定位反応を示すことになります（図6-9③、112頁）。こうした条件づけを反復する中で、やがて被検児は検査音が聴こえただけで、ライトが点滅する前にライトの方を見るようになるので、検査段階では、スピーカから検査音が提示され（図6-10①、113頁）、被検児がそのスピーカの方へ振り向くと（図6-10②、113頁）、振り向いたことへの報酬（ライトの点滅）が提示される（図6-10③、113頁）、というものです。当然、もし振り向き反応がなかったら、報酬は提示されないままです。

このように、CORとVRAは一見同じ検査のように見えますが、実は別の仕組みによるものです。ところが、日本ではCORという検査名が非常に普及しているので、まったく別の仕組みであるVRAもCORという名称で呼ばれることが多いのが現実です。

しかし、本来のCORは音源定位が不可能な児は適応外となってしまい、臨床現場ではVRAの方が有用な場合が多いわけですから、ややこしい話ですが、仮にCORという用語が用いられていたとしても、検査の中身としてはVRAを実施しなければならない事が多くあります。

注1）乳幼児聴覚検査：乳幼児を対象とする聴覚検査の総称で、聴性行動反応聴力検査（behavioral observation audiometry;BOA）、条件詮索反応聴力検査（conditioned orientation response audiometry;COR）、視覚強化式聴力検査（visual reinforcement audiometry;VRA）、ピープショウ検査（peep show test）、遊戯聴力検査（play audiometry）と、各種の他覚的検査（ABR, OAEなど）などが該当する。

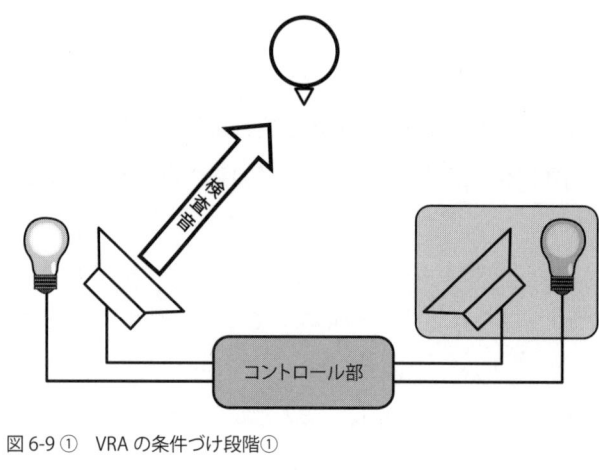

図 6-9 ①　VRA の条件づけ段階①

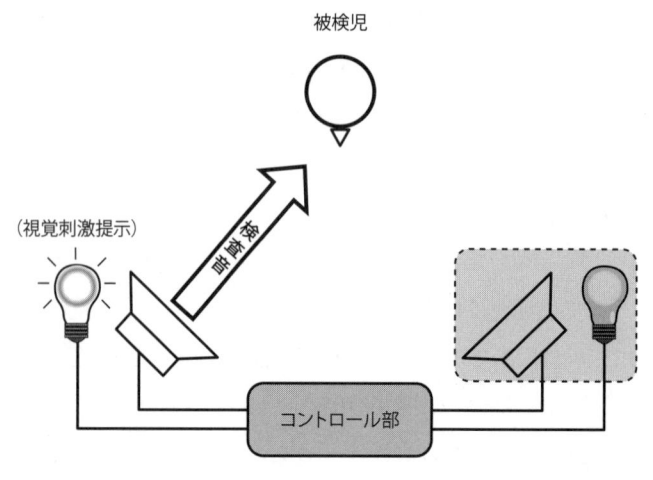

図 6-9 ②　VRA の条件づけ段階②

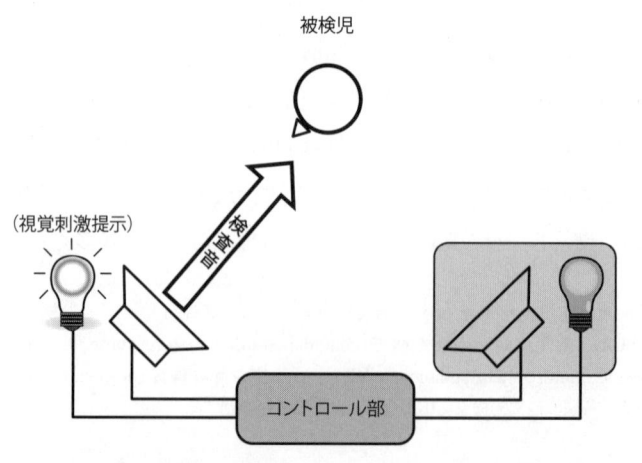

図 6-9 ③　VRA の条件づけ段階③

第6章 測定・検査に関すること

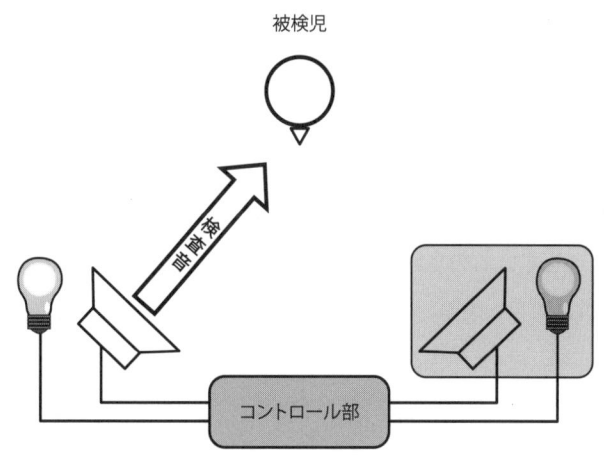

図6-10① VRAの検査段階①

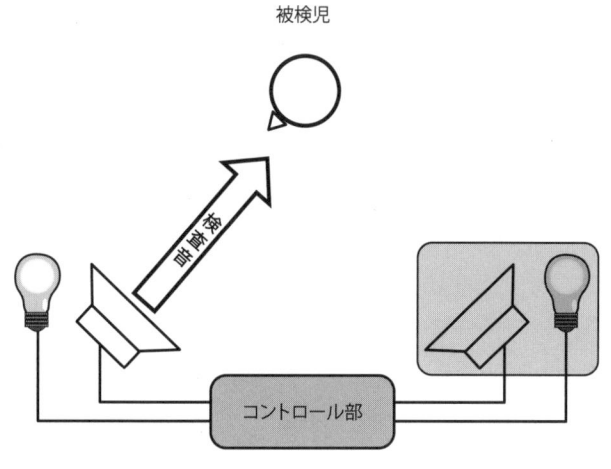

図6-10② VRAの検査段階②

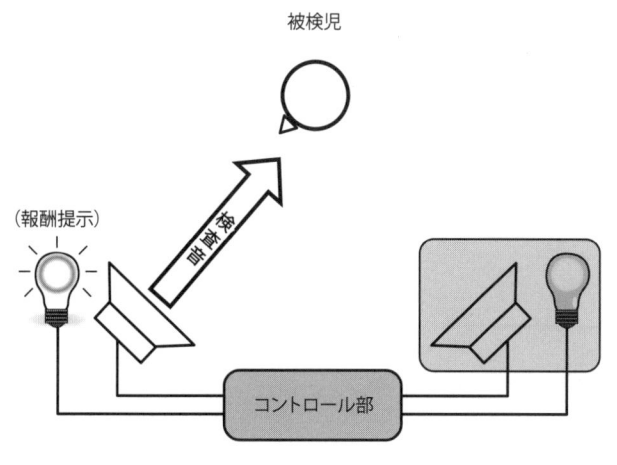

図6-10③ VRAの検査段階③

### 9. ピープショウ検査（peep-show test）

ピープショウ検査とは、乳幼児聴覚検査（111頁、注1））の一種で、初期の検査装置は図6-11[2]に示すような仕組みになっていました。「ピープ（peep）」とはのぞき見るという意味で、ピープショウとは箱の中をのぞき込んで楽しむ、昔の一種のアミューズメントマシンのことです。つまり、被検児に、「音が聴こえたらボタンを押す」行動を学習させるために、ピープショウを強化刺激（報酬）として利用しているので、ピープショウ検査といいます。

ただし、現在の検査装置は、以前のように単純なピープショウではなく、ディスプレイに画像や動画を表示する方式や、ジオラマの中を列車が動く方式などになっています。

ピープショウ検査の手続きは、図6-12（115頁）に示すように、学習段階あるいは条件づけ段階と、検査段階との大きく2つに区分されます。

まず、学習段階（条件づけ段階）では、被検児に確実に聴こえる音を提示すると同時に、ジェスチャーや指さしなどで指示したり、必要に応じて手助けをしたりしてボタンを押させます。すると、視覚的な強化刺激が一定時間提示されます（ピープショウの作動）。こうした手続きを数回反復すると、やがて被検児は、音が聴こえたときには促されたり手助けされたりしなくても、自発的にボタンを押して強化刺激を得ようとするようになるのです。

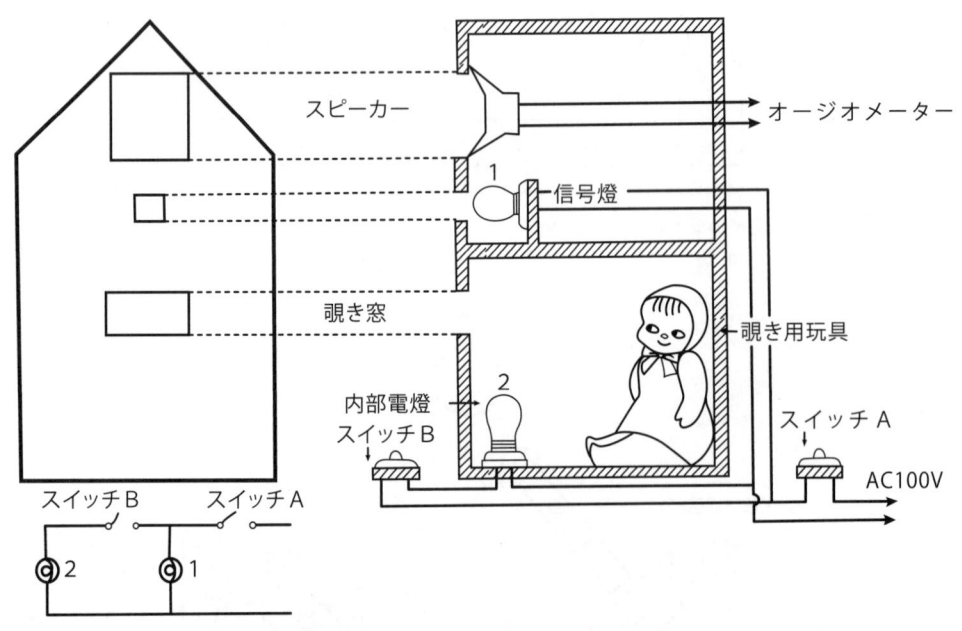

図6-11 初期のピープショウ検査装置

出典 鈴木篤郎 著 『幼児難聴-特にその早期発見-』 金原出版 1997年

被検児にこうした学習が成立したら、引き続き検査段階へ移行します。上昇系列法（被検児が確実に聴こえない弱い音から始めて、徐々に刺激強度を増して提示する方法、106頁）で検査音を提示すると、被検児は音が聴こえた時点で自発的にボタンを押し、視覚的な報酬を得ようとします。こうして、被検児がボタンを押すという反応が生じる最も弱い聴力レベルを求めることで聴力測定を行います。

以上のように、ピープショウ検査の実施手続きは、オペラント条件づけそのものといえます。ただし、オペラント条件づけの最も基本的なパターンは、図6-13（116頁）に示すように、ターゲットとするオペラント反応（自発的な反応）が生じる度に強化刺激を提示すると、徐々にそのオペラント反応の生起頻度（生じる頻度）が高まるというものですが、ピープショウ検査は、検査音（信号音）が聴こえたときだけボタンを押す・検査音が聴こえないときはボタンを押さないで待つ、という弁別学習（条件に応じて異なる反応を行うことの学習）となります。したがって、図6-14（116頁）に示すように、①検査音（弁別刺激）が提示されていないときにボタンを押しても強化刺激は提示されず、②検査音が提示されてもボタンを押さなければ強化刺激は提示されず、③検査音が提示されたときにボタンを押すと強化刺激が提示されるようになっています。

ピープショウ検査においては、ボタンを押すというオペラント反応の生起頻度を高めるのが学習段階（条件づけ段階）ですが、単にボタン押し反応の生起頻度を高めるのではなく、検査音（信号音）が聴こえたときだけボタンを押す・検査音が聴こえないときはボタンを押さないで待つ、という弁別学習（条件に応じて異なる反応を行うことの学習）を成立させることが重要です。

---

学習段階（条件づけ段階）
　①検査音（信号音）を提示
　②ジェスチャーでの指示や介助などにより、ボタンを押させる
　③強化刺激の提示（ピープショウの作動）

検査段階
　①検査音を提示
　②-1 もし被検児が正しくボタンを押したら　→ ③-a
　②-2 もし被検児がボタンを押さなかったら → ③-b
　③-a 強化刺激の提示（ピープショウの作動）
　③-b そのまま1回分の測定試行を終了

図6-12　ピープショウ検査の実施手続きの概要

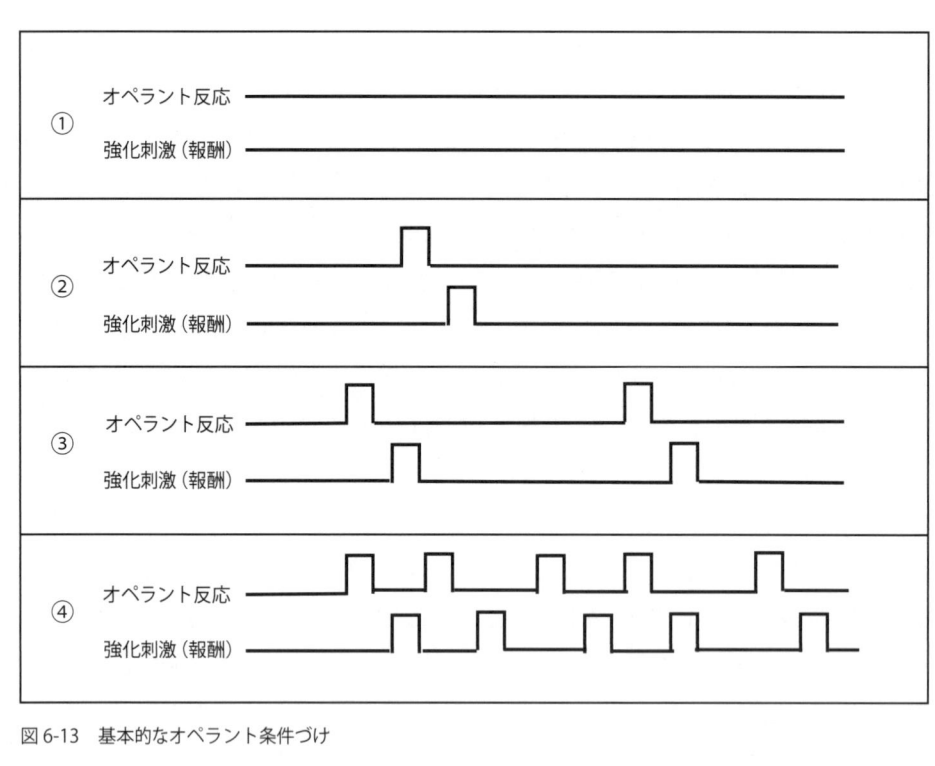

図6-13 基本的なオペラント条件づけ

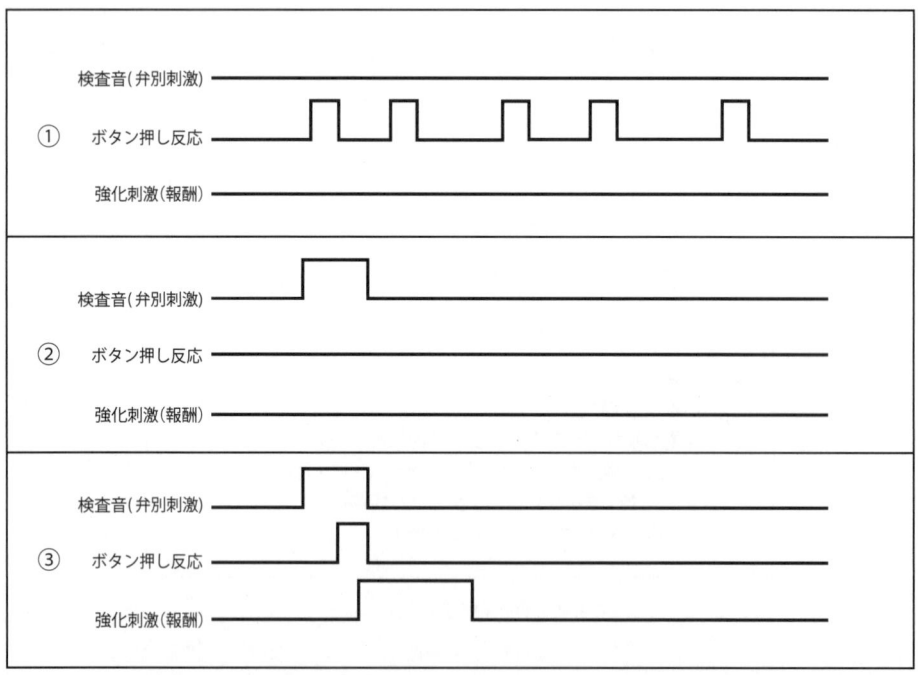

①のように検査音（弁別刺激）が提示されていないときにボタンを押しても、②のように検査音が提示されていてもボタンを押さなければ、強化刺激は提示されない。③の正反応は強化される。

図6-14 ピープショウ検査におけるオペラント条件づけ(弁別条件づけ)

### 10. 観察法（observational method）、実験法（experimental method）

観察法および実験法は、研究対象について何らかのデータを得るための方法ですが、いずれも言語聴覚士の臨床活動に応用されています。

観察法の概要は、観察者が観察対象を観察して把握した内容を言語化あるいは数値化することですが、大きく自然的観察法（natural observation）と実験的観察法（experimental observation）とに分けることができます。自然的観察とは、たとえば野生動物の観察のように観察対象に介入しないで行うもの（偶然的観察；incidental observation）で、観察者の影響がない自然な状態の観察が可能ですが、観察のペースは観察対象次第ということになります。

一方、実験的観察とは、観察対象への介入や観察場面の条件操作をしながら行うもので、自然的観察に比べて短時間で効率的な観察が可能ですが、観察者が観察対象に何らかの影響を与えてしまうことになります。

観察というと、ただ見るだけであって、見たことをそのとおりに記録するだけのことだから、誰にでもできる簡単な方法だという誤解を受けがちですが、実際はそうではありません。客観的なデータを収集するためには様々な配慮が必要となります。たとえば、観察対象を録画するといった工夫の他に、各種の観察手続きが工夫されています。

観察の際に、関心対象の事象が生じるか否か、どのように生じるかを一定の時間間隔で記録する時間見本法（time sampling）、関心対象の事象が生じやすそうな場面や状況を選んで集中的に観察を行う場面見本法（situational sampling）、関心対象の事象を前もって特定しておき、それが生じたときにその前後の出来事とともに記録していく事象見本法（event sampling）などの方法があります[3]。

実験法の概要は、データ収集に際して実験者が条件をコントロールすることです。

たとえば、ある消毒薬の最も効果的な濃度を求める実験であれば、低濃度のものから高濃度のものまで何種類もの濃度の溶液を準備して、それぞれの濃度における菌の数を測定することになりますが、このときの濃度のことを独立変数（independent variable）、菌の数のことを従属変数（dependent variable）といいます。

実験者は、消毒薬の濃度という独立変数をコントロールして、その結果、菌の数という従属変数がどうなるかを確かめることによって、最適の濃度を求めることが可能となるのです。ただし、温度や湿度、その他の環境条件はまったく同一で、独立変数である濃度だけが異なるという条件でなければ実験の意味はありません。

以上のように、観察法は基本的には観察対象に介入せずにデータを収集しますが、実験法は独立変数をコントロールして従属変数のデータを効率的に収集することが特徴です。これらを言語聴覚士の臨床活動に当てはめて考えてみると、評価時に限らず言語聴覚士は常に対象児・者の様

子を観察しているので、観察法を行っていることになりますし、検査というのは提示する刺激や実施条件が統制されていて一種の実験といえるので、実験法も行っているといえます。

**11. 知能検査・知能テスト（intelligence test）**

知能検査はもちろん知能を測定するものですが、では知能とは何でしょうか。実は、これはとても難しい問いといえます。辞書的な解説では、「生物などにおける高次の心的機能を指す語である。統一的な定義は存在せず、その範囲は必ずしも明確ではないが、主として推理能力、新奇課題への理解と対応、知識量およびその運用力、概念化能力などが含まれる。また、社会的能力・対人的能力も含まれるとする考えもある。以上のほかに、知能とは知能検査で測定されたものである（Boring, E. G., 1923）という測定手続きを優先した擬似操作的定義が存在する。」[3]、「知能を意味する英語 intelligence は、19世紀後半に活躍したイギリスの哲学者スペンサーが最初に用いたとされる。広義には、生物の適応形式の最高次の機能をさす。」[4] となります。

上記のように統一的な定義は存在しませんが、知能の概要は、環境や社会に適応するための高次脳機能と考えられます。

最初の実用的な知能検査を考案したのはビネー（Binet, A.）であり、1905年にビネーとシモン（Simon, T.）が最初の知能検査であるビネー式知能検査（Binet's intelligence scale）を発表し、さらに1908年の改訂版では、精神年齢（mental age;MA）の概念が初めて用いられました[3]。

1916年には、アメリカにおいて、ターマン（Terman, L.M.）がシュテルン（Stern, W.）の示唆に基づき知能指数を導入したスタンフォード-ビネー知能検査（Stanford-Binet intelligence scale）を作成しました。知能指数とは、図6-15に示すように、精神年齢を生活年齢あるいは暦年齢（chronological age;CA）で除して100倍したものです。その後、ビネー式知能検査はヨーロッパ、アメリカにおいて広く利用されるようになり、改訂も重ねられ、2003年に第5版が出版されて現在に至っています[3]。

ビネー系の知能検査として、現在の日本では、田中ビネー検査Ⅴ[5]、改定版鈴木ビネー知能検査[6] が市販されています。

現在も広く用いられているウェクスラー系の知能検査は、成人の評価のための知能検査としてビネー式知能検査の不備を補い、診断的価値の高い検査を作ろうとしたウェクスラー（Wechsler, D.）が作成しました[3]。

1939年にウェクスラー-ベルビュー尺度（Wechsler-Bellevue intelligence scale）の初版が発表され、1955年にはWAIS（Wechsler adult intelligence scale）として改訂されました。また、

$$知能指数（IQ） = \frac{精神年齢（MA）}{生活年齢（CA）} \times 100$$

図6-15　知能指数

1949年には児童用のWISC（Wechsler intelligence scale for children）、1967年には幼児用のWPPSI（Wechsler preschool and primary scale of intelligence）が作成されました[3]。

ウェクスラー系の知能検査として、現在の日本では、WAIS-Ⅲ成人知能検査[7]、WISC-Ⅳ知能検査[8]、WPPSI知能診断検査（2014年絶版）などがあります。

ウェクスラー系の知能検査は、知能指数ではなく偏差知能指数すなわち偏差IQ（deviation IQ; DIQ）を求めるものです。これにより、特定の年齢集団内において、どのあたりの位置（順位）にいるかが把握できることになります（ある年齢集団の平均指数が100、標準偏差が15の正規分布として尺度化がなされているので、DIQ85～115の範囲に全体の約68％の人が含まれ、DIQ70以下の人は約2.3％いることになる、78頁）[3]。

### 12. 心理検査・心理テスト（psychological test）

心理検査あるいは心理テストとは、人間の心理的特性を評価するための各種の検査を総称するものであり、知能検査、記憶検査、認知機能検査、性格検査・パーソナリティ検査、適性検査、その他に言語発達、知覚、社会性に関する検査など様々なものが含まれます。

知能検査（118頁）の例としては、ビネー式知能検査（田中ビネー検査Ⅴ、改定版鈴木ビネー知能検査など）、ウェクスラー式知能検査（WAIS、WISC、WPPSIなど）、記憶検査の例としては、WMS-Rウェクスラー記憶検査[9]、三宅式記銘力検査[10]、ベンダーゲシュタルトテスト[11]、ベントン視覚記銘検査[12]など、認知機能検査の例としては、HDS-R長谷川式認知症スケール[13]など、性格検査の例としては、MMPIミネソタ多面的人格目録性格検査[14]、MPIモーズレイ性格検査[15]、YG性格検査（矢田部ギルフォード性格検査）[16]、内田クレペリン検査（日本・精神技術研究所）[17]など、言語発達や言語能力の検査の例として、国リハ式＜S-S法＞言語発達遅滞検査（改訂第4版）[18]、ITPA言語学習能力診断検査（2012年絶版）、LCスケール（言語・コミュニケーション発達スケール）増補版[19]、LCSA（言語・コミュニケーション発達スケール）学齢版[20]、PVT-R絵画語い発達検査[21]、STRAW 小学生の読み書きスクリーニング検査[22]、TK式 言語発達診断検査[23]、などがあります。また、適性検査には、各種の職業適性検査、進学適性検査、音楽適性検査などがあります。

### 文献

1) 荻場芳雄：条件詮索反射聴力測定法（C. O. R-audiometry）の検討．日本耳鼻咽喉科学会会報，64（4），855,-870，1961
2) 鈴木篤郎：幼児難聴—特にその早期発見—．金原出版，東京，1，1997
3) 藤永保 監修：最新心理学事典．平凡社，東京，87，2013
4) 中島義明，安藤清志，子安増生ら 編：心理学辞典（LogoVista電子辞典版）．有斐閣，東京，

2001
5) 田中教育研究所 編：田中ビネー知能検査 V. 田研出版, 東京, 2005
6) 鈴木ビネー研究会委員：改定版鈴木ビネー知能検査. 古市出版, 東京, 2007
7) 日本版 WAIS-III 刊行委員会：WAIS-III成人知能検査. 日本文化科学社, 東京, 2006
8) 日本版 WISC-IV 刊行委員会：WISC-IV知能検査. 日本文化科学社, 東京, 2010
9) 杉下 守弘：WMS-R ウェクスラー記憶検査. 日本文化科学社, 東京, 2001
10) 三宅式記銘力検査（東大脳研式記銘力検査）記録用紙. 医学出版社, 東京
11) 高橋省己：ベンダーゲシュタルトテスト. 三京房, 東京
12) 高橋剛夫：ベントン視覚記銘検査. 三京房, 東京
13) 長谷川和夫：HDS-R 長谷川式認知症スケール. 三京房, 東京
14) MMPI 新日本版研究会：MMPI ミネソタ多面的人格目録性格検査. 三京房, 東京, 1993
15) MPI 研究会：MPI モーズレイ性格検査. 誠信書房, 東京, 1964
16) 辻岡美延, 矢田部達郎, 園原太郎：YG 性格検査（矢田部ギルフォード性格検査）. 竹井機器工業, 新潟
17) 内田勇三郎：内田クレペリン検査. 日本・精神技術研究所, 東京
18) 小寺富子, 倉井成子, 佐竹恒夫：国リハ式＜S-S 法＞言語発達遅滞検査. 改訂第4版, エスコアール, 千葉, 1998
19) 大伴潔, 林安紀子, 橋本創一ら：LC スケール（言語・コミュニケーション発達スケール）増補版. 学苑社, 東京, 2013
20) 大伴潔, 林安紀子, 橋本創一ら：LCSA（言語・コミュニケーション発達スケール）学齢版. 学苑社, 東京, 2012
21) 上野一彦, 名越斉子, 小貫悟：PVT-R 絵画語い発達検査. 日本文化科学社, 東京, 2008
22) 宇野彰, 春原則子, 金子真人ら：STRAW 小学生の読み書きスクリーニング検査. インテルナ出版, 東京, 2006
23) 田中教育研究所：TK 式 言語発達診断検査. 田研出版, 東京, 1993

# 第 7 章

診断に関すること

夢十夜
他二篇　夏目漱石

第 7 章　診断に関すること

## 1. 診断 (diagnosis)

　診断の最も基本的な意味は、医師が診察や検査などを行った結果から患者の病名を確定することであり、医学的診断といいます。こうした診断は、医療あるいは言語聴覚療法における初期評価・再評価サイクルの中で非常に重要な位置を占めていて、言語聴覚士にも深く関わる事柄です。

　なぜなら、診断が確定するということは、多くの場合原因が特定できたことを意味し、とるべき対策を具体化することができる、つまり行うべき治療・訓練が明確になるからです。

　図 7-1 に示すように、言語聴覚障害に関する初診時においては、言語聴覚士による①情報収集に始まり、②必要な各種検査の実施、③初期評価の施行を経て、④医師による診断に至ります。つまり、情報収集・諸検査によって③初期評価を行うことが可能となり、③初期評価が根拠となって④診断が行われるのです。

　こうして行われた④診断に基づき、⑤治療・訓練計画が立案され、それに沿った⑥訓練等の実施の後、⑦再評価が実施されることから、④診断が治療・訓練の起点となる非常に重要な役割を担っていることがわかります。

　⑦再評価の結果、治療・訓練目標が達成された場合は⑧終了となり、目標に近づきはしたけれど不十分という場合は⑨計画継続となり、計画に見直しが必要となった場合は⑩計画変更となります。

　そして、⑨計画継続となった場合には、一定期間の訓練継続後に再び⑦再評価が行われ、⑩計画変更となった場合は、一定期間の新たな訓練後に再び⑦再評価が行われ、いずれの場合も⑧終了に至るまでの間これらのサイクルを反復することになります。

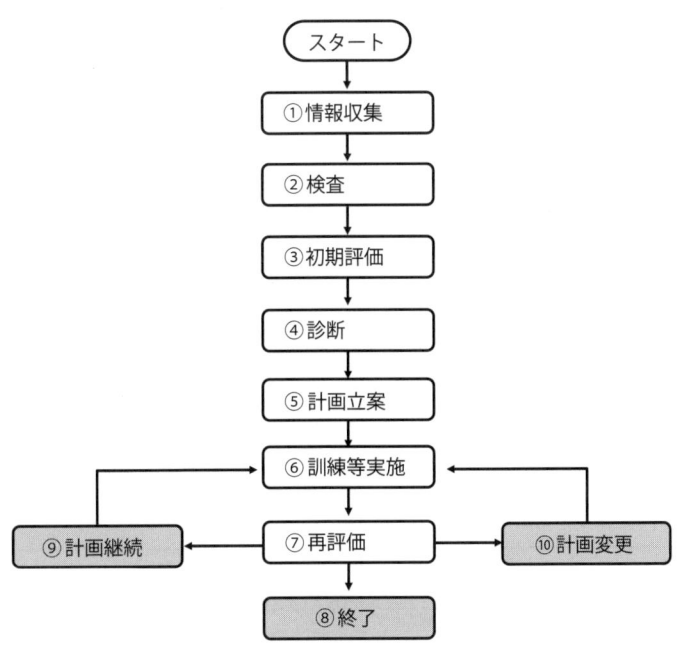

図 7-1　言語聴覚療法の評価－再評価の流れにおける診断の位置付け

## 2. 言語病理学的診断 (speech pathological diagnosis)

　言語病理学 (speech pathology) とは、言語聴覚障害の原因、障害発生の機序（メカニズム）、治療・訓練法などを研究する学問のことをいい、その知見に基づき言語聴覚障害名を確定することを言語病理学的診断といいます。医学・歯学だけでなく、言語学、音声学、心理学、発達学、老年学、その他多くの学問領域の知見を総合して行われます。

　表7-1に示すように、大きな枠組で考えると、各種の言語聴覚障害は、コミュニケーション障害（いわゆる言語聴覚障害）と摂食嚥下障害との２つのカテゴリーに分類することができます。

　さらに、コミュニケーション障害は、構音障害（器質性・運動障害性・機能性）や音声障害など「speechの障害」、失語症や言語発達障害など「languageの障害」、「hearingの障害」（聴覚障害）の３系統に区分することができます。

　ここで用いられていた「speech (発話)」および「language (言語)」という用語は、とても便利なことばなので知っておいて下さい。これらは、日本語への訳し方によっては、いずれも「ことば」とか「言語」とか同じ用語にされてしまうことが多く、そうなると元々の意味の違いがかき消されてしまうのですが、英語のままかあるいは外来語として「スピーチ」「ランゲージ」と表記することによって、元の意味を保つことができます。

　つまり、スピーチとは、発話という行為や発話された音声のことを表し、ランゲージとは、音声言語（話しことば）に限らず文字言語（書きことば）も含めて、文産生（ことばを当てはめてメッセージを生み出す）や文理解（聴いたり読んだりしたことばの意味を理解する）の過程や機能のことを表すことを知っておけば、表7-1に示された「speechの障害」「languageの障害」の意味がよく理解できることと思います。

表7-1　言語病理学的診断名の分類例

| カテゴリー分類の例 | | 診断名の例 |
|---|---|---|
| コミュニケーション障害（言語聴覚障害） | speechの障害 | 構音障害 (器質性・運動障害性・機能性)<br>吃音<br>音声障害 |
| | languageの障害 | 失語症<br>高次脳機能障害<br>言語発達障害 |
| | hearingの障害 | 難聴 (聴覚障害) |
| 摂食嚥下障害 | | 摂食嚥下障害 |

### 3. 鑑別診断（differential diagnosis）

　鑑別とは、見分ける・判定するという意味です。したがって、鑑別診断とは、診断の中でも類似の症状を示す複数の疾患から、臨床所見の系統的な比較や対比によって該当する疾患を決定することをいいます。

　日常的な例で考えてみると、たとえば、自動車のガソリンエンジンを始動しようとしたら、スターターモーターが回る音はするけれど始動しなかったとします。この場合、エンジンが始動しない主な原因として、ガソリン切れ、点火プラグの不良、燃料系統の故障、スターターモーター以外の電気系統の故障など様々な原因が考えられます。

　そこで、スターターモーターが回るのでバッテリー不良は原因から除外し、メーターパネルを見ると、ガソリンは昨日充填したばかりで満タンを表示しており、充填後はほとんど走行していないのでガソリン切れも原因から除外するというように、ある1つの症状について様々な原因疾患が考えられる場合に、それらを比較検討しながら絞り込み、最終的に真の原因疾患にたどり着くことを鑑別診断といいます。

　言語症状に当てはめて考えてみると、たとえば、6歳児で /s/ を省略してしまう（たとえば /sakana/ が /akana/ になる）場合に、安易に機能性構音障害と判断することはできず、聴覚機能に問題点はないか、発声発語器官に器質的あるいは運動的な問題点はないか、ということを確認しなければなりません。そして、聴覚機能にも発声発語機能にも何も問題がないことが確認できて、初めて機能性構音障害と判断することができます。もし、高音急墜型の感音難聴があった場合には、高音部に特徴がある /s/ の摩擦成分を聴き取ることができないため、これまで摩擦音の存在に気づかず、構音も習得できていなかったと判断できます。

　つまり、高音急墜型感音難聴による構音不明瞭と機能性構音障害のように、紛らわしい症状を鑑別して（見分けて）診断に至ることを鑑別診断といいます。

### 4. 診断基準（diagnostic criteria）

　診断基準とは、ある疾患や障害の診断に際して、根拠となる症状や検査値をリスト化したものをいいます。

　たとえば、「メタボリックシンドローム（metabolic syndrome, 内臓脂肪症候群）」の診断基準には4項目あって、まず「内臓脂肪の蓄積」（腹囲が男性85cm以上・女性90cm以上）があること、これに加えて、1）脂質異常、2）高血圧、3）高血糖の3項目のうち2項目以上が当てはまる場合にメタボリックシンドロームと診断されます[1]。

　こうした考え方自体は非常に重要で、言語聴覚療法分野においても積極的に取り入れるべきものです。しかし、言語聴覚療法的評価の根拠となる検査結果は、各種のバイタルサイン（呼吸数、

体温、血圧、心拍数等）や血液分析データのように、直接的に客観的な数量で把握できるものばかりではないために、診断基準のリストを構成する項目がどうしても漠然としたものになる場合もあります。

　言語聴覚療法領域で用いられる広く普及した診断基準は、ほぼ以下の2種類に限られていて、いずれも英語版のオリジナルを日本語に翻訳したものです。

　1つは、ICD（International Classification of Diseases, 国際疾病分類）、もう1つは、DSM（Diagnostic and Statistical Manual of Mental Disorders;DSM, 精神障害の診断と統計の手引き）といいます。

　ICD（国際疾病分類）とは、世界保健機関（World Health Organization;WHO）[2]が編集したもので、現在は改訂第10版であるICD-10の日本語版[3]が刊行されています。2015年現在、2017年の刊行へ向けて、ICD-11のβ版（試用版）が公表されています。

　ICDでは、各疾患にアルファベットと数字からなるコードが割り当てられているので、仮に外国語がわからなくても疾患名を見分けることができるようになっています[4]（図7-2、127頁）。

　ICD-10の項目のうち、「第V章精神と行動の障害（Chapter V Mental and behavioral disorders (F00-F99)）」の中に「F70-F79 精神遅滞」、「F80-F89 心理的発達の障害」、「F90-F98 小児期および青年期に通常発症する行動および情緒の障害」という節があり、コミュニケーション障害あるいは関連する障害が含まれています。

　DSM（精神障害の診断と統計の手引き）とは、米国精神医学会（American Psychiatric Association;APA）[5]が編集したもので、2013年に改訂第5版であるDSM-5[6]が刊行されています。すでにDSM-5の日本語版[7]も刊行されていますが、DSM-IVの日本語版も長く使われてきているので、ここしばらくはこの2種類が混在することになりそうです。

　DSM-5の項目のうち、「第II章　診断基準とコード（Section II Diagnostic Criteria and Codes）」の「第1節　神経発達症群/神経発達障害群（Neurodevelopmental Disorders）」の中に「知的能力障害群（Intellectual Disabilities）」、「コミュニケーション症群/コミュニケーション障害群（Communication Disorders）」、「自閉スペクトラム症/自閉症スペクトラム障害（Autism Spectrum Disorder）」、「注意欠如・多動症/注意欠如・多動性障害（Attention-Deficit/Hyperactivity Disorder）」、「限局性学習症/限局性学習障害（Specific Learning Disorder）」、「運動症群/運動障害群（Motor Disorders）」、「他の神経発達症群/他の神経発達障害群（Other Neurodevelopmental Disorders）」という節があり、コミュニケーション障害あるいは関連する障害が含まれています。

> **ICD（国際疾病分類）** とは、正式な名称を「疾病及び関連保健問題の国際統計分類：International Statistical Classification of Diseases and Related Health Problems」といい、疾病、傷害及び死因の統計を国際比較するためWHO（世界保健機関）から勧告された統計分類です。
>
> ICDはアルファベットと数字を用いたコードで表され、以下の例のように各国語で呼び名が異なっている場合でも、同じコードで表されるので、外国語が分からなくとも世界各国の統計について国際比較が可能となります。
>
> 〔例〕
>
> 百日咳（日本語）
> Keuchhusten（独語） → A 37 ← La coqueluche（仏語）
> ↑ Whooping cough（英語）

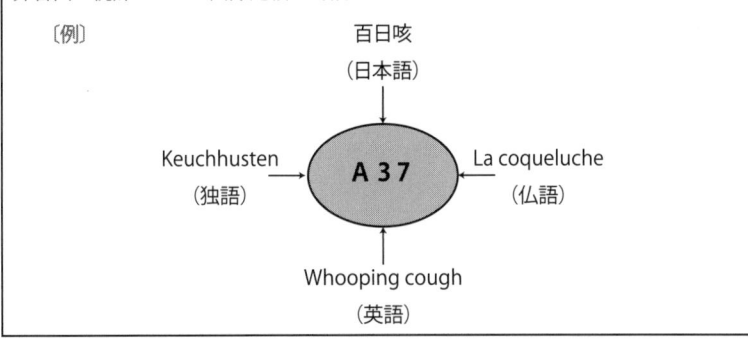

図 7-2 ICD とは

出典 厚生労働省大臣官房統計情報部発行「ICD の ABC」より抜粋

文献

1) 財団法人循環器病研究振興財団監修：メタボリックシンドロームを予防しよう．厚生労働省ウェブページ（http://www.mhlw.go.jp/bunya/kenkou/metabo02/index.html），2015 年 4 月 8 日アクセス

2) 世界保健機関（World Health Organization;WHO）ウェブページ．（http://www.who.int/en/），2015 年 4 月 8 日アクセス

3) 融道男，中根允文，小見山実ら：ICD-10 精神および行動の障害—臨床記述と診断ガイドライン．医学書院，東京，2005

4) 厚生労働省：ICD の ABC 平成 26 年度版．厚生労働省ウェブページ（http://www.mhlw.go.jp/toukei/sippei/dl/icdabc_h26.pdf），2015 年 4 月 8 日アクセス

5) 米国精神医学会（American Psychiatric Association;APA）ウェブページ．（http://www.psych.org/home），2015 年 4 月 8 日アクセス

6) American Psychiatric Association：Diagnostic and Statistical Manual of Mental Disorders：Dsm-5. American Psychiatric Publisher, 2013

7) 日本精神神経学会監修：DSM-5 精神疾患の診断・統計マニュアル．医学書院，東京，2014

# 第 8 章

## 評価、訓練・指導に関すること

第8章　評価、訓練・指導に関すること

### 1. 評価 (assessment)、再評価 (reassessment)

　評価ということの一般的な意味は、たとえば物の価格や人物の学業成績・勤務成績などに価値の優劣をつけることですが、言語聴覚療法をはじめリハビリテーション、医療分野においては、対象児・者の疾患や障害の状態、あるいは種々の機能や能力の状態を客観的に分析し判断することを意味します。

　言語聴覚士の臨床活動の内容は非常に多岐にわたりますが、特に重要といえるのが評価および訓練であり、中でも対象児・者への一連のリハビリテーション活動の起点となる評価が筆頭といえます。なぜなら、適切な評価が行われることによって、原因疾患や障害の診断の根拠が得られるとともに、治療・訓練計画立案のための根拠も得られることになるので、結局、評価が適切になされない限りは、リハビリテーション活動の中核部分といえる適切な治療・訓練も実施のしようがないからです。

　図7-1（123頁）に示すように、まず③初期評価が適切になされることで④診断が確定し、診断に基づいて訓練の⑤計画立案がなされ、ようやく⑥訓練等が実施されることになります。

　また、訓練の実施に先立って行われる③初期評価に対して、一定期間の訓練を実施した後に行われるものを⑦再評価といいます。③初期評価と⑦再評価の結果を比較することによって訓練効果を検証し、⑧終了（目標が達成されて訓練終了）、⑨計画継続（目標に近づいているので、今しばらく現在の訓練を継続実施）、⑩計画変更（現在の訓練計画を見直して、新たな計画に基づいて訓練実施）のうち、いずれとするかを判断します。

　再評価の結果、目標が達成されていればそれで⑧終了ですが、従来の訓練を⑨継続するか、⑩新たな計画に基づく訓練実施となった場合は、一定期間実施した後に再び⑦再評価を行い、達成状況を確認します。そして、基本的には、⑧終了に至るまでこの評価－再評価のサイクルを繰り返すことになります。

　このように、言語聴覚療法の流れに再評価という関門を設けることによって、成果を確認しないままの訓練のやりっ放しを防ぐことができるのです。

### 2. 評価法 (assessment method, evaluation method)

　評価法とは、対象児・者の疾患や障害の状態、あるいは種々の機能や能力の状態を客観的に分析し判断するための方法のことを意味します。言語聴覚療法的評価の主な対象は、言語および聴覚機能を含むコミュニケーション機能、摂食・嚥下機能、言語発達を中心とする発達全般の大きく3つに区分することができますが、これら3区分はさらに下位区分することができ、適用される評価法は非常に多岐にわたることになります。

表8-1に示すように、言語聴覚療法的評価の主な対象のうち、コミュニケーション機能は、speechの側面（呼吸・発声・構音、流暢性など）、languageの側面（言語理解能力、言語産生能力、高次脳機能など）、hearingの側面（聴覚閾値、語音弁別能など）などに区分することができます。

また、摂食・嚥下機能は、認知の側面（可食物・非可食物の区別、眼前の食物の認知など）、嚥下第1期の口腔・舌・咽頭などの機能（食塊形成、食塊の咽頭への移送など）、嚥下第2期の口腔・舌・軟口蓋・咽頭・喉頭などの機能（嚥下：食塊の食道への移送）、嚥下第3期の咽頭・食道などの機能（食塊の胃への移送など）などに区分することができます。

さらに、言語発達（development of speech and language）・発達全般は、身体的成長（growth）、運動発達（motor development）、認知発達（cognitive development）・精神発達（mental development）、言語発達、社会的発達（social development）などに区分することができます。

表8-2（133頁）に、上記のような様々な評価対象について用いられる評価法（検査法）の例を示します。

表中「コミュニケーション機能」の「speech面」のうち、呼吸・発声機能検査とは、換気機能検査（ventilation function test; 肺活量測定（spirometry）など）、最長発声持続時間（maximum phonation time;MPT）検査などのこと、空気力学的検査とは、呼気流率（airflow rate）、声門下圧（subglottic pressure）などの検査のこと、喉頭ストロボスコープ検査（laryngostroboscopy）・高速度カメラ検査とは、声帯振動をスローモーションで観察する検査のこと、筋電図検査（electromyography）とは、内喉頭筋（intralaryngeal muscle）の筋電図検査のこと、画像診断（diagnostic imaging）検査とは、CT（computed tomography; コンピュータ連動断層撮影）検査、MRI（magnetic resonance imaging; 磁気共鳴画像法）検査、fMRI（functional magnetic resonance imaging; 機能的磁気共鳴画像法）、PET（positron emission tomography; 陽電子断層撮影）検査などのことをいいます。

聴覚的印象による判定とは、評価者（言語聴覚士）が対象児・者の発声や発語を聴いて、異常の

表8-1 言語聴覚療法的評価の主な対象

| 主な評価対象 | 評価対象の下位区分 |
|---|---|
| コミュニケーション機能 | speechの側面（呼吸・発声・構音、流暢性など）、languageの側面（言語理解能力、言語産生能力、高次脳機能など）、hearingの側面（聴覚閾値、語音弁別能など）など |
| 摂食・嚥下機能 | 認知の側面（可食物・非可食物の区別、眼前の食物の認知など）、嚥下第1期の口腔・舌・咽頭などの機能（食塊形成、食塊の咽頭への移送など）、嚥下第2期の口腔・舌・軟口蓋・咽頭・喉頭などの機能（嚥下：食塊の食道への移送）、嚥下第3期の咽頭・食道などの機能（食塊の胃への移送など）など |
| 言語発達・発達全般 | 身体的成長（growth）、運動発達（motor development）、認知発達（cognitive development）・精神発達（mental development）、言語発達（development of speech and language）、社会的発達（social development）など |

有無、異常がある場合にはその程度などについて、聴覚的印象に基づいて評定[注1]することによる評価のことをいいます。

　表中「language 面」の神経心理学的検査（neuropsychological test）とは、知能検査（intelligence test）、記憶検査（memory test）などのことをいいます。

　表中「hearing 面」の自覚的聴覚検査（subjective hearing test）とは、純音聴力検査（pure tone audiometry）、語音聴力検査（speech audiometry）、遊戯聴力検査（play audiometry）などのこと、他覚的聴覚検査（objective hearing test）とは、聴性脳幹反応（auditory brainstem response；ABR）聴覚検査、耳音響放射検査（otoacoustic emission test）などのことをいいます。

　表中「摂食・嚥下機能」のうち、行動観察（behavior observation）とは、検査や実際の摂食場面等での被検者の行動特徴を観察すること、摂食・嚥下器官検査とは、医師による診察や各種医学的検査の他、摂食・嚥下器官の形態や運動機能の検査のこと、内視鏡検査（endoscopy）とは、ファイバースコープ（fiberscope）や電子内視鏡（electronic endoscope）によって行う咽頭・喉頭・食道などの形態や運動機能の検査のこと、嚥下造影検査（videofluoroscopic examination of swallowing；VF）とは、実際の嚥下を X 線透視撮影する検査のことをいいます。

　表中「言語発達・発達全般」のうち、各種の小児科的検査とは、身体的な成長（身長・体重その他の量的増大）を把握するための計測や血液検査などのこと、質問紙法（questionnaire method）とは、『乳幼児精神発達質問紙』などのアンケート形式による評価法のことをいいます。

注1）嗄声（させい）の程度などのように、直接的な測定（数量的把握）ができない対象について、基準と比較して判断したり、数段階の区分のうち該当する段階に位置づけたりする評価法。

表8-2　主な言語聴覚療法的評価法

| 主な評価対象 | 評価対象の下位区分 | | 主な評価法 |
| --- | --- | --- | --- |
| コミュニケーション機能 | speech 面 | 呼吸・発声・構音 | 呼吸・発声機能検査、空気力学的検査 |
| | | | 喉頭ストロボスコープ検査、高速度カメラ検査 |
| | | | 筋電図検査 |
| | | | 画像診断検査 |
| | | | 構音検査（聴覚的印象による判定） |
| | | 流暢性 | 聴覚的印象による判定 |
| | language 面 | 言語理解能力、言語産生能力、高次脳機能 | 神経心理学的検査 |
| | | | 画像診断検査 |
| | hearing 面 | 聴覚閾値、語音弁別能 | 自覚的聴覚検査 |
| | | | 他覚的聴覚検査 |
| | | | 画像診断検査 |
| 摂食・嚥下機能 | 認知面 | | 行動観察 |
| | | | 神経心理学的検査 |
| | 摂食・嚥下機能面 | | 行動観察 |
| | | | 摂食・嚥下器官検査（運動機能検査） |
| | | | 内視鏡検査 |
| | | | 嚥下造影検査（VF）、画像診断検査 |
| 言語発達・発達全般 | 身体的成長 | | 各種の小児科的検査 |
| | 運動発達、認知発達・精神発達、言語発達、社会的発達 | | 行動観察 |
| | | | 質問紙法 |
| | | | 神経心理学的検査 |

### 3. 知能指数 (intelligence quotient ; IQ)

　知能検査はフランスのビネー (Binet, A. 1857-1911) とシモン (Simon, T. 1873-1961) が、知的障害のある児童を選別し教育するために、その知的水準を客観的に評価する方法として1905年に発表したのが最初です。知能指数は知能検査から得られる数値で、大きく分けて比率IQ (ratio IQ) と偏差IQ (deviation IQ) があります。

　比率IQ とはビネーらの知能検査をもとに、米国で標準化を行ったターマン (Terman, L. M. 1877-1956) によって開発されたスタンフォード・ビネー知能検査で採用された方法です (表8-3)。

　比率IQ では精神年齢 (mental age ; MA) を生活年齢 (chronological age ; CA) で割った値に100 をかけます。すなわち、比率IQ=MA/CA × 100 で得られる数値です。したがって、精神年齢が生活年齢と等しければIQ は100 となります。ここで精神年齢とは各年齢ごとに設定された課題を何歳相当まで正答できるかによって算出されるものです。年齢順に配置された言語性・動作性課題を、生活年齢と同水準の課題から開始し、下限は最低5問正答が続くまで、上限は5問連続して正答できなくなるまで実施します。これにより得られる総得点から精神年齢が換算されます。

　しかしながら、計算式から当然導かれるように、分母の生活年齢が大きくなれば (すなわち年齢が高くなれば)、生活年齢の増加と平行して精神年齢も上がらなければ、IQ 値は低くなるという問題がありました。子どもの場合は生活年齢に伴って精神年齢も向上しますから、精神年齢を求めたり、それに基づいて知能指数を計算することにも意味がありますが、成人の知能レベルを表現するのに精神年齢やそれに基づく知能指数は有効な指標とは言えません。そのため、成人では生活年齢を18歳に固定して算出するなどの方法を採用していました。日本で標準化されてい

表8-3　代表的知能検査の概要

| | ビネー式知能検査 | ウェクスラー式知能検査 |
|---|---|---|
| 種　類 | 改訂版鈴木ビネー知能検査<br>　：2歳～18歳11ヶ月<br>田中ビネー知能検査V（ファイブ）<br>　：2歳～成人 | WAIS- III（成人用）<br>　：16歳～89歳<br>WISC IV（児童用）<br>　：5歳～16歳11か月<br>WPPSI III（低年齢用）<br>　：3歳10か月～7歳1か月 |
| IQの<br>算出方法 | 難易度順の問題をどのレベルまで正答できるかによって精神年齢[1]を算出し、知能指数を比率IQ として算出 | 言語理解、知覚推理、ワーキングメモリー、処理速度の各指標[2]と全検査IQ を算出し、集団の中での個人の知能水準を知能偏差IQ として計算（WISC IV） |

1) 精神年齢とは、児童の知能が年齢とともに発達していくことから、知能水準を年齢によって表現しようとしたものである。
2) 各指標は次の下位検査から算出される。
　言語理解：類似・単語・理解・知識・語の推理
　知覚推理：積木模様・絵の概念・行列推理・絵の完成
　ワーキングメモリー：数唱・語音配列・算数
　処理速度：符号・記号探し・絵の抹消

る田中ビネー式知能検査[1]でも 1987 改訂のⅣ版まではこの IQ が採用されていました。なお、最新版の田中ビネー知能検査Ⅴでは、13 歳級までを従来の比率 IQ および MA で算出しますが、14 歳以上は以下に述べる偏差 IQ として算出するという方法に変更されています。

偏差 IQ はウェクスラー（Wechsler, D 1896-1981）により開発されたウェクスラー成人知能検査（Wechsler Adult Intelligence Scale ; WAIS）[2]において採用されました（表 8-3、134 頁）。偏差 IQ は IQ=（個人の得点－同一年齢母集団の平均）/（同一年齢母集団の標準偏差）× 15+100 で得られる数値です。これは比率 IQ とは異なり、それぞれの年齢集団における知能テストの成績分布が、平均 100, 1 標準偏差 15（ウェクスラー式知能検査、田中ビネー式知能検査では 1 標準偏差 16）の正規分布となるように得点換算したものです。そうすることで、ある個人の成績について同一年齢集団の中での相対的位置を求める方法です。偏差 IQ では比率 IQ で見られた年齢による問題は生じないので成人にも適用でき、現在では偏差 IQ が主流となっています。最新版のウェクスラー式知能検査（WISC Ⅳ）では全 IQ に加えて言語理解、知覚推理、ワーキングメモリー、処理速度の各指標得点を算出することができ、個人内差（ディスクレパンシー）を測定することが可能です。

偏差 IQ を多数の人について求めると、理論上、図 8-1 に示すような標準正規分布曲線が得られます（標準正規分布については図 4-15（76 頁）参照）。

図からわかるように±1 標準偏差にあたる IQ85～115 に全体の 68.3% の人が含まれます。一方、知的障害は平均よりおよそ－2 標準偏差またはそれ以下（すなわち IQ70 以下、全体の 2.3%）という判断が含まれていました（DSM Ⅳ、ただし 2013 年に改訂された DSM5 [3]では IQ による重症度の判断は参考とはするものの、社会適応の質的評価がより重要視されています）。

知能指数は人間のさまざまな能力の一部を測定するものです。たとえば、創造力や社会性、芸

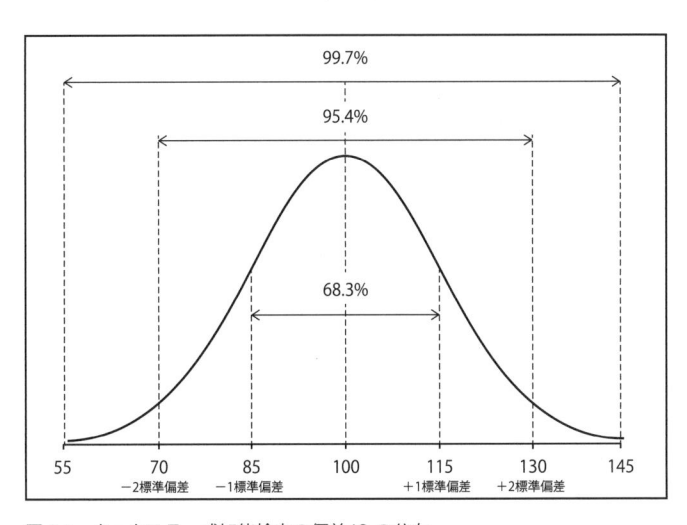

図 8-1　ウェクスラー式知能検査の偏差 IQ の分布

術的感性などは含まれていません。また、常に測定誤差（検査中の対象者の気分や体調、検査者の慣れなど）を含みます。知能検査を利用する場合、その目的と限界をわきまえて、知能指数を絶対視しないことが大切です。

### 4. 発達指数 (developmental quotient ; DQ)

　乳幼児期は知的側面だけでなく粗大運動・微細運動・身辺自立・社会性などが急速に変化する時期なので全体的な発達評価が重要です。また、1歳6か月時や3歳時の乳幼児健康診査では障害の早期発見とその後のフォローアップのために発達評価は必須のものとなっています。そのため、種々の発達検査が利用されています。発達検査の方法には、知能検査のように直接児に課題を与えて発達年齢 (developmental age ; DA) を得る直接的検査と、児の主たる養育者に日常生活での様子を質問する質問紙法などで発達年齢を得る間接的検査の2つがあります。

　たとえば、質問紙法の1つである乳幼児精神発達検査（0～3歳）[4]では、運動、探索・操作、社会、食事・排泄・生活習慣、理解・言語の5領域について、各項目が出来る・出来ないを質問し得点化することで、領域別の発達プロフィールと発達年齢が得られます。発達指数の算出方法は比率IQと同じ考え方で、DQ=DA/CA×100です。したがって、比率IQと同じく、生活月齢相当の項目が達成されていればDQは100となります。

　発達指数は全体的発達を評価していますから同じ指数でも知能指数とは異なります。乳幼児精神発達検査でも理解・言語以外の領域は知能指数との相関はほとんどありません。また、知能指数と同じく発達指数も過大視しないことが重要です。

　乳幼児精神発達検査の開発者である津守真は1995年の改訂版から発達指数の算出を止め、その根拠を次のように述べています。「発達検査で、精神発達を数量化して個々の子どもにあてはめると、単一の尺度で個人を評価することになる。それは標準化の科学的操作の限界内では妥当なことなのだが、指数として示すと、それが個人の特性であるかのような錯覚を起こさせる。子どもの保育・教育にあたっても指数を知ることは先入観をもたせることになり、弊害のほうが大きい。本書の続編である乳幼児精神発達診断法（3才～7才）を、1965年に出版したときに、すでに発達指数の欄は作らなかった。本書（0才～3才）については、そのままにしてあったが、上のような理由で、発達指数の欄を削除する」[4]。

### 5. 行動 (behavior)

　行動の一般的な意味は、人間や動物などが目に見える形で示す、ある程度まとまりのある動きや反応のことをいいますが、言語聴覚療法分野では主に医学的あるいは心理学的な用語として用いられます。

すなわち、有機体・生活体（organism；人間や動物などのこと）における観察可能な運動や反応のすべてをいうので、反射[注1]あるいは不随意的（involuntary；意図的にコントロールできないこと）なものから社会的なものまで、非常に幅広い内容が該当します。

評価との関連で行動について考えてみると、たとえば、言語聴覚士が検査を行っているときに注目するのは、対象児・者が検査課題を解決するために示す随意的（voluntary；意識的、意図的）な行動ですが、検査の真の目的は、あくまでも対象児・者のある能力や機能の状態を推測することにあります。つまり、直接的に観察しているのは対象児・者の行動ですが、評価しようとしているのは、行動によって初めて表面化する能力や機能についてであり、対象児・者が示す行動を介して、直接的には観察できない能力や機能の評価を行おうとしているのです。

自覚的聴覚検査を具体例として考えてみます。まず、自覚的聴覚検査とは、被検者（検査を受ける人）が聴こえたと思ったらボタンを押して合図する純音聴力検査や、聴こえたとおりに数や語音を書き取る語音聴力検査など、被検者の主観的（自覚的）判断による聴覚検査のことをいい、聴性脳幹反応（auditory brainstem response；ABR）検査など生理学的な指標を利用した他覚的聴覚検査に対する概念です。

たとえば、純音聴力検査であれば、検査を通して純音聴力閾値を求めることが本来の目的なのですが、実際に測定しているのは純音聴力閾値そのものではなく、ボタン押しという反応が生じる検査音強度（反応出現閾値）に過ぎません。この場合、反応出現閾値と純音聴力閾値とはほぼ等しいであろう、という仮説に基づいていることになります。

また、純音聴力検査中には、ボタン押し反応についてだけでなく、被検者の表情や姿勢や身のこなしその他についても常に観察を続けなければなりませんが、そうした観察の真の目的は、表情や姿勢などの背景にある感情や態度、課題に対する自信などを推測することにあります。

このように、他者から観察可能な運動や反応のことを行動といい、言語聴覚機能の評価に際しても重要な役割を果たしています。しかし、言語聴覚士が検査場面で観察する行動というものは、対象児・者の能力や機能が顕在化（目に見える形で現れてくること）したものであって、能力や機能そのものではないということを十分理解しておくことが重要です。

注1）吸啜反射（sucking reflex；乳首からリズミカルに母乳を吸うための反射）やモロー反射（Moro reflex；仰向けに抱いた乳児の体を急激に下方へ移動させると、両手を伸ばした後、肘を曲げる反射）などのように、生得的（innate；生まれつき備わっていること）な仕組みで、一定の刺激に対して一定の反応が生じる。

### 6. 認知（congnition）

　認知という用語には、大別すると、神経心理学的な用いられ方と、臨床心理学的な用いられ方の2通りがあります。

　神経心理学的な意味での認知とは、感覚（視覚、聴覚、触覚、嗅覚、味覚）を通じて外部から入ってきた刺激を分析し、理解・判断し、思考し、言語化し、記憶するといった、人の知的機能の総称です。高次脳機能という用語と近いといえます。認知症の「認知」も、知的機能の複数の領域を意味する神経心理学的な用いられ方です[5]。

　神経心理学において、認知機能の低下、あるいは障害とは、脳の器質的・機能的損傷によって生理学的に機能が低下している状態を指します。例えば、脳血管障害による記憶力低下や、変性性疾患による全般的知能低下などです。したがって、神経心理学的な認知機能の障害に対しては、各種の知的機能、あるいは高次脳機能の検査を行い、その結果に基づいた、要素的訓練や支援が行われます[6]。

　一方、臨床心理学的な意味での認知とは、その人の主観的な外界の受け取り方、ものの見方、考え方、感じ方のことです。人は、通常は、刻々と変化する自分の置かれている状況を悲観的になりすぎず、かといって楽観的にもなりすぎず、現実的かつ柔軟に捉えて生活しています。しかし、強いストレスを受けたり、心身の状態がすぐれなかったりすると、そのバランスが崩れることがあります。このような状態が続くと、悲観的で固定的な考え方に偏りがちになります。

　臨床心理学において、認知の低下、あるいは障害、異変は、認知の歪みという用語で表現されます。うつ病、不安障害、心的外傷後ストレス障害、強迫性障害、不眠症、摂食障害などの原因の1つにもあげられます。このような認知の歪みに対しては、認知療法あるいは認知行動療法と呼ばれる心理療法が行われます[7]。認知行動療法では、自動思考と呼ばれる、気持ちが大きく動揺してつらくなったときに患者の頭に自動的に浮かんでいた考えに目を向け、それがどの程度現実と食い違っているかを検証し、思考のバランスを取り、自力で問題を解決できるよう支援します。

### 7. 注意（attention）

　注意には、大別すると、全般的注意（汎性注意）と方向性注意の2通りがあります。

　全般的注意とは、意識をある一定のものに焦点づけ、それを持続し、必要に応じて on-off することであり、記憶や思考、行為の企画といった高次脳機能の基盤です。この全般性注意は、覚度、持続性、選択性、転導性、配分性の5つのコンポーネントから構成されます。覚度とは覚醒度あるいは意識の状態であり、他の4つのコンポーネントの基礎となります。持続性とは集中力あるいは注意をどれだけ継続できるかであり、これも以下3つのコンポーネントの基礎となります。選択性とは複数の刺激の中から特定のものを選んで注意を向けることで、転導性とはあるものに向

けていた注意を即座に別のものに向けることです。配分性とは同時に2つ以上のものに注意を向けることであり、作業記憶（ワーキングメモリー；working memory）に近いといえます[8]。

　全般的注意の障害とは、各コンポーネントの低下あるいは異常のことであり、単独で生じることもありますが多くは複合して起こります。日常生活では、眠そうで活力に欠けている、動作が緩慢などの活動性低下を示す一方で、すぐ注意散漫になる、落ち着きがないなどの活動過多や集中力の欠如といった、一見、相反するような状態像を示します。注意障害の各コンポーネントの機能を評価した上で、各々に対して訓練を行いますが、注意は高次脳機能の基盤となる機能であるため、注意の訓練を行うことで他の高次脳機能障害の改善につながることも多くあります。

　一方、方向性注意とは、左右の空間に対する方向性を持った注意のことです。方向性注意の障害を半側空間無視と言いますが、これは、自分の体の正中線を中心として、左右どちらかの方向に注意が向かない状態です[9]。脳血管障害や頭部外傷などによる大脳半球の損傷によって生じ、損傷側と反対の空間、つまり右半球損傷の場合は左の空間、左半球損傷の場合は右の空間に注意が向かなくなります。また、右半球は左右どちらの空間にも注意を向ける機能を持っていることから、その右半球が損傷された場合に起こる左側半側空間無視の頻度が高くなります。半側空間無視は、歩行中や車椅子操作中に無視側の段差に気づかずに衝突する、無視側の食物に気づかずに食べ残すなど、毎日の生活に危険や不便が生じます。訓練についてはいくつか報告がありますが、まずは、半側空間無視があっても安全に生活できるように環境を整えることが重要です。

### 8．記憶（memory）

　記憶とは、新しい経験が保存され、その経験が後になって意識や行為の中に再生されることと定義されます[10]。記銘（覚えこむこと）、保持（保つこと）、再生・再認（思い出すこと）の3つのプロセスから成ります。記憶は学習などの知的活動に必要であるばかりではなく、食物摂取や危険回避などの生命維持にも関与しており、記憶の働きなしに日常生活を送ることはできません。リハビリテーションの導入や継続、効果にも大きく影響します。

　記憶を、保持される時間の違いで分類すると、①短時間（1秒以内）保持する感覚記憶、②限られた容量（数字7桁、単語5語程度）を20～30秒保持する短期記憶（瞬時記憶、即時記憶、一次記憶）、③容量はほぼ無限で長時間（分～年単位）保持する長期記憶に分かれます[11]。短期記憶とほぼ同じ概念に作業記憶（ワーキングメモリー）がありますが、これは学習や読書などを行う際、一時的に情報を保持する働きのことであり、注意の項で述べた転導性注意ともほぼ同義です。また、長期記憶は、数分～数日の近時記憶と、週～数十年におよぶ遠隔記憶に分かれます。

　保持される情報の内容から記憶を分類すると、意識に上らない記憶である非陳述記憶と、意識に明瞭に思い浮かぶ陳述記憶に大きく分かれます[12]。非陳述記憶には、技能や習慣の記憶である

手続き記憶があります。陳述記憶には、過去に経験した主観的かつ感情的な記憶であるエピソード記憶と、繰り返しの学習や経験で身につけた知識の記憶である意味記憶があります。さらにエピソード記憶は、個人生活史的な記憶である自伝的記憶と、社会一般的な記憶である社会的記憶に分けられます。これらの記憶機能は、脳の損傷部位に呼応して、単独であるいは重複して障害されます。

健忘症とはエピソード記憶が障害されることです。脳血管障害や頭部外傷といった原因疾患の発症時を境に、発症以降の出来事を記憶することができないことを前向性健忘、発症以前の記憶を思い出せないことを逆向性健忘といいます。前向性健忘の1つに展望記憶の障害がありますが、これは自分のこれからの予定に関する記憶を保持・再生できないことで、例えば「リハ室から戻る途中に会計に寄って支払いをする」予定があった場合、会計に寄ることを忘れて帰室してしまいます。展望記憶は、存在想起「帰室途中に何かすることがあった」と、内容想起「会計、支払い」から構成され、両者をタイミングよく思い出して実行する点で遂行機能とも関連します。生活上、最も問題となるのは前向性健忘、展望記憶障害ですが、逆向性健忘では自己の存在が不確かとなり、不安や抑うつを示すことも多くあります。

### 9. 汎化 (generalization)

汎化という用語には、言語聴覚療法での用いられ方と、臨床心理学的な用いられ方の2通りがあります。

言語聴覚療法における汎化とは、訓練した項目の効果が、それ以外にも及ぶことです。この場合の汎化には、少なくとも、項目間汎化、モダリティ間汎化、文への汎化、日常生活への汎化があります[13]。

項目間汎化とは訓練項目以外の項目にも効果が及ぶことで、例えば「りんご」の呼称を訓練したら、訓練していない「みかん」も言えるようになる現象をさします。モダリティ間汎化とは訓練したモダリティ以外にも効果が及ぶことで、例えば「りんご」の呼称を訓練したら、訓練していない音読や書字もできるようになる現象をさします。文への汎化とは「りんご」の呼称を訓練したら文章の中でもそれが使えるようになる現象をさします。日常生活への汎化とは、訓練室以外の日常生活の場でも「りんご」が言える現象をさします。ICFにおける機能・構造レベルの改善と、活動参加レベルの改善の関係とも言えます。

言語聴覚療法における汎化は、訓練効果をターゲット以外に拡大させ、日常生活場面へ転用するための、きわめて重要な現象です。言語聴覚士にとって、訓練課題そのものの改善を検証するだけにとどまらず、訓練課題に関連する他の項目の改善の有無と程度の検証、さらには日常生活における変化を観察によって追う態度が欠かせません[14]。

第 8 章　評価、訓練・指導に関すること

　一方、臨床心理学における汎化とは、少なくとも、条件付け理論の一現象、対人認知パターン、精神症状発現機序の3つがあります[15]。

　条件付け理論における汎化とは、ある条件刺激に対する反応が成立すると、その条件刺激と類似した刺激が与えられても反応が生じる現象を指します。対人認知パターンにおける汎化とは、先だって経験した人間関係を無批判のまま新しい対人場面に持ち込むことを意味します。精神症状発現機序における汎化とは、恐怖症や不安症の成立メカニズムとして、特定の場所での強い不安体験があった場合、それと類似した場所にも不安が拡大していくことを指します。

**10. 認知モデル（cognitive model）・認知神経心理学的モデル（neuro psychological model）**

　神経心理学は心的機能の脳内基盤を探ろうとする科学であり、心的機能を情報処理過程として捉えるのが認知神経科学です[16]。情報処理を図式化したものを認知モデル（情報処理モデル）と呼び、いくつかの独立した下位機能とそれらを結ぶ経路で表わされます。

　1980年代以降、ボックスと矢印の中身や意味を明確にして、それらの原理をコンピュータでプログラミングして表わすモデル、ニューラルネットワークが生まれました。ニューラルネットワークは、局所表象モデルと分散モデルに大別されます。言語を例にとると、言語の4つのモダリティ「聞く・読む・話す・書く」、さらには「復唱、呼称、音読、書取」といった基本的機能をモデルを使って包括的に説明します。局所表象モデルの代表例がロゴジェンモデル（図 8-2）、分散モデルの代表例が、トライアングルモデル（図 8-3、142頁）です。

　認知神経心理学の対象は、行為、認知、記憶、遂行機能、感情、意識など多くの機能であり、これらの障害や回復について、認知モデルを用いた分析や解釈が行われます。

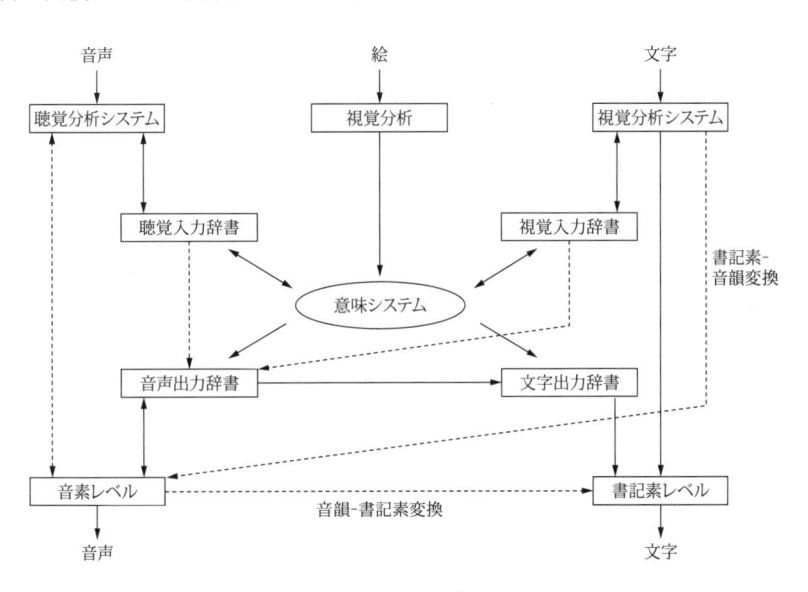

図 8-2　単語の処理モデル（Ellis and Young, 1988[17]）に基づく

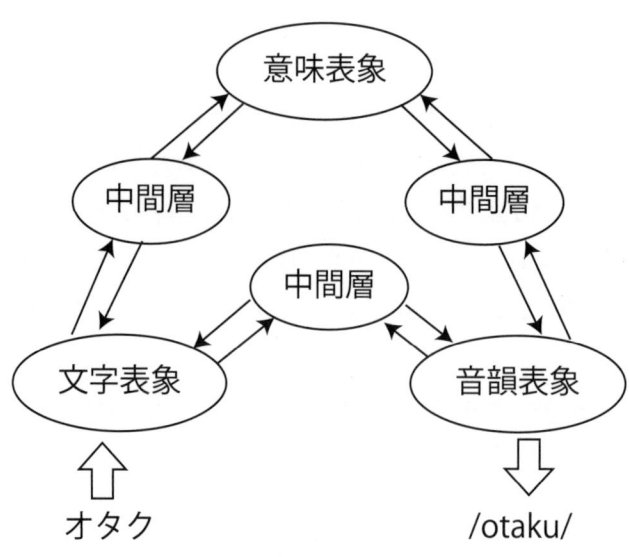

図 8-3　情報処理モデル　トライアングルモデルの例[18]

### 11. 学習 (learning)

　学習の一般的な意味は、学校などで何かを系統的に学んで身につけることや、そのプロセスのことをいいますが、心理学的には、成熟 (maturation)[注1]によらない、経験 (experience) による永続的な行動の変化 (したがって、疲労などによる一時的な変化は除く) のことをいいます。

　学習にも様々な種類がありますが、最も基本的なものが、古典的条件づけ (classical conditioning) あるいはレスポンデント条件づけ (respondent conditioning) と、オペラント条件づけ (operant conditioning) あるいは道具的条件づけ (instrumental conditioning) の 2 パターンです。

　古典的条件づけあるいはレスポンデント条件づけとは、ある刺激によって誘発されるレスポンデント行動 (respondent behavior) に別の刺激を関連づけて、その刺激と刺激との関係を学習させる手続きのことをいいます。

　たとえば、表 8-4 (143 頁) の①に示すように、唾液分泌という反応 (行動) は、レモン果汁という無条件刺激 (unconditioned stimulus ; UCS) によって誘発される無条件反応 (unconditioned response ; UCR) です。つまり、レモン果汁が口中に入ると、本人の意思とは関わりなく、必ず唾液分泌が生じることになります。次に、②のように、中性刺激 (neutral stimulus) である「レモン」という音声刺激を無条件刺激 (レモン果汁) に随伴させる (伴わせる) こと (日常生活の中で、「レモン」の果汁は口に入れると酸っぱいことを知る経験) を反復すると、当初は中性刺激であり唾液分泌を生じさせることはない「レモン」という音声刺激が、やがて条件刺激 (conditioned stimulus ; CS) へと変化します。そこで、

③のように、条件刺激となった「レモン」という音声刺激を提示すると、無条件刺激（レモン果汁）をまったく提示していないのに、条件反応（conditioned response;CR）としての唾液分泌を生じさせます。

一方、オペラント条件づけあるいは道具的条件づけとは、自発されるオペラント行動（operant behavior）にある事象を随伴させ、そのオペラント行動の生起頻度が上昇するように、あるいは下降するように学習させる手続きのことをいいます。

たとえば、スキナー箱（レバーを押すと餌などが出るようになっている実験装置）の中に実験用ラットを入れると、図8-4（144頁）の①のように、当初、ラットはレバーを押すことはありません。しかし、②のように、動き回るうちに偶然レバーに前脚が触れて餌が出てくるという経験を何度か繰り返すと、③のように、次第に前脚でレバーを押す頻度が上昇していきます。そして、最終的には、④のように、頻繁に自発的にレバーを押しては餌を得るようになっていきます。

この例において、レバーを前脚で押すという行動は、ラットにとって可能な運動レパートリーの1つなので、オペラント行動と位置づけることができます。そして、スキナー箱に入れられる以前のラットにとっては、前脚でレバーを押すという経験はまったくなかったにもかかわらず、スキナー箱の中でレバーを押すと餌が出てくるという経験を何度か繰り返すと、やがてレバーを押すことと餌が出てくることの関係性をラットが学習し（オペラント学習が成立し）、最終的には餌を得る意図をもって頻繁にレバーを押すようになるのです。

つまり、餌が正の強化刺激（145頁）として機能し、前脚でレバーを押すというオペラント行動の生起頻度が高まり、ここにラットのオペラント条件づけが成立し、ラットによるオペラント学習が成立したことになります。

表8-4　人間における古典的条件づけの例

| 段　階 | 刺　激 | 反　応 |
| --- | --- | --- |
| ①条件づけ前 | レモン果汁（無条件刺激） | 唾液分泌（無条件反応） |
| ②条件づけ開始時 | レモン果汁（無条件刺激）<br>音声「レモン」（中性刺激） | 唾液分泌（無条件反応） |
| ③条件づけ成立後 | 音声「レモン」（条件刺激） | 唾液分泌（条件反応） |

注1）学習とは異なり、基本的には環境と無関係に進展する発達のこと。

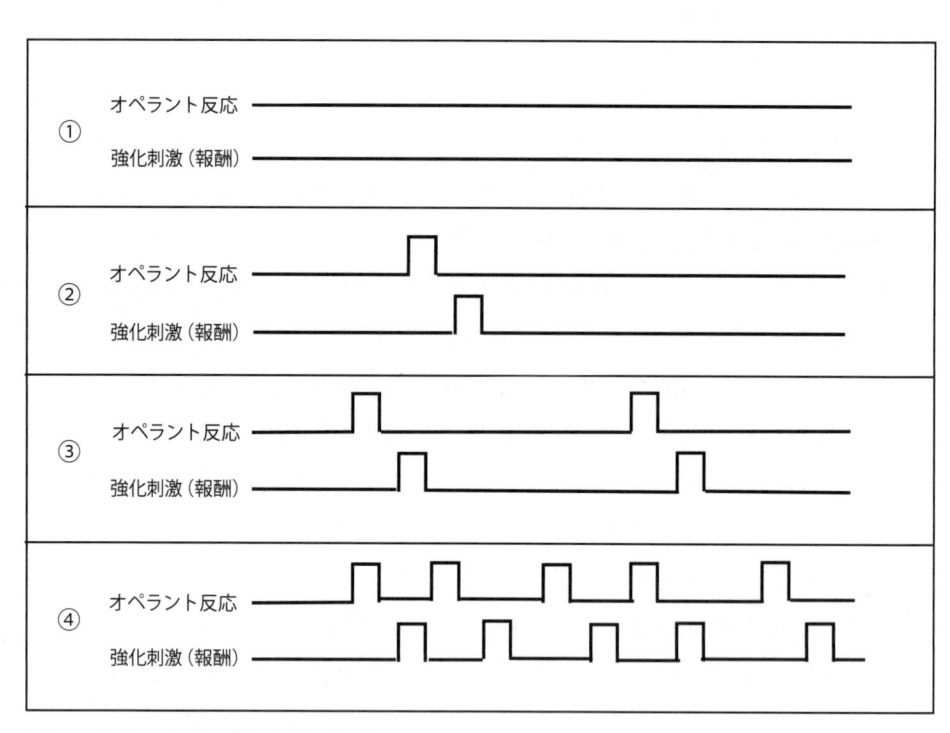

図8-4　オペラント条件づけにおける刺激と反応

## 12. 強化刺激（reinforcing stimulus）・強化子（reinforcer）、報酬（reward）・罰（punishment）

強化刺激・強化子とは、条件づけ（学習）の過程において、ある反応・行動の生起頻度を高めるように作用するもののことで、それを提示することで生起頻度を高めるように作用するものを正の強化刺激（positive reinforcing stimulus）・正の強化子（positive reinforcer）・報酬（reward）といい、それを除去することで生起頻度を高めるように作用するものを負の強化刺激（negative reinforcing stimulus）・負の強化子（negative reinforcer）・罰子（punisher）・嫌悪刺激（aversive stimulus）といいます。

表 8-5 に示すように、正の強化とは、正の強化刺激・正の強化子・報酬を提示することで反応・行動の頻度が上昇することを意味し、負の強化とは、負の強化子・罰子・嫌悪刺激を除去することで反応・行動の頻度が上昇する事態のことを意味します。

一方、典型的な罰のことを正の罰といい、負の強化子・罰子・嫌悪刺激を提示することで反応・行動の頻度が低下する事態のことを意味し、負の罰とは、正の強化刺激・正の強化子・報酬を除去することで反応・行動の頻度が低下する事態のことを意味します。

表 8-5　強化刺激・強化子と正・負の強化との関係

|  | 反応・行動の増加 | 反応・行動の減少 |
| --- | --- | --- |
| 強化刺激の提示 | 正の強化<br>（正の強化子（報酬）の提示） | 正の罰<br>（負の強化子（罰子）の提示） |
| 強化刺激の除去 | 負の強化<br>（負の強化子（罰子）の除去） | 負の罰<br>（正の強化子（報酬）の除去、タイムアウト＊など） |

＊タイムアウト：認知行動療法において、望ましくない行動を変容させるために反応・行動や強化の機会を取り除く操作のこと

## 13. 記録の取り方（実習日誌やカルテの記載法、各種の記号システム）

### 13.1. 実習日誌など

臨床実習や評価実習では実習日誌（デイリー・ノート）、症例報告書、課題レポートなどさまざまな文書の提出を求められます。文書作成に手間取ると、睡眠時間が確保出来ず、実習中の注意散漫、居眠り、体調悪化をもたらし、最悪の場合、スーパーバイザーの信頼を失い、実習中断に追い込まれます。したがって、実習ではこれらの文書を的確かつ効率よく作成する必要があります。日誌は観察記録（メモ帳）をもとに作成しますが、メモ取りに注意を集中しすぎて、目の前の対象児・者を観察できない場合があるため、担当スーパーバイザーによっては、対象児・者の面前でのメモ取りを禁ずる場合もあります（もちろん、対象児・者に配慮して禁じられる場合もあります）。このような場合、事前にメモを取って良いか確認する必要があります。

観察実習では通常、その日に観察したすべての対象児・者の記録の提出を翌日の朝に求められます。手書きの場合は下手でもかまわないので、丁寧な文字で書き、誤字・脱字に注意し、PCの場合は変換ミスがないか提出前に確認することが大切です。また、カルテ同様、実習日誌には対象児・者の個人情報が含まれることが多いため、絶対に紛失してはなりません。実習日誌の例を図8-5に示しました。

### 13.2. 問題志向型記録法（problem oriented medical record ; POMR）

　実習では問題志向型記録法[19]による記載を求められることが多いようです。問題志向型記録法とは伝統的な治療医学において疾患を記載し、問題点を発見し、その改善を計画するために行われるアプローチ（発想）法で問題志向型システム（Problem Oriented System ; POS）とも呼ばれています。多くの医療機関でPOSが採用され、POSにもとづく診療記録（POMRカルテ）が行われています。

　POMRカルテの記載は①対象児・者やご家族の主訴（S ; subjective data）、②検査・評価などの客観的データ（O ; objective data）、③検査・評価にもとづく診断・解釈（A ; asessment）、④短期目標・中期目標・長期目標などの治療・訓練方針（P ; plan）という流れで行います。図8-6（147頁）に医師の記載例を示しました。

### 13.3. 略号による記載

　前述したように臨床実習では効率的な記録が必要となりますから、対象児・者や子どもの行動や働きかけへの反応を記載するのに略号を多用します。略号の記載法に定められたものはありま

| 日付 | 時間 | ST | 項目 | 記録 |
|---|---|---|---|---|
| 5.7 | 8:30-9:30 | ○○先生 | 新患外来カンファレンス | 方針決定カンファレンス<br>・昨日の初診児15名の内、13名はASDまたはASDrisk児であった。<br>・聴覚スクリーニングで紹介された○○ちゃんは明後日ABRがプランされた。<br>・不明用語<br>　CHD(VSD)、滑脳症<br>・質問<br>　複数の診療科で診断が異なる場合、最終的な診断の確定はどのように行われるのですか？ |

箇条書き
実習生として興味をもったこと
大切だと思ったことを記載。

知らない用語は書きとめ、後で調べる。

実習日誌はスーパーバイザーとのコミュニケーション・ツールとなることもある。積極的な質問は好印象を与えやすい。

図8-5　実習日誌（デイリーノート）の例

せんが、その一例を表8-6に示しました。また、略号による記載例としては、左辺：右辺の形式で、左辺にはセラピストの提示する刺激項や見本項を、右辺には対象児・者の反応項や選択項を記載します。また、選択項が複数ある場合はc（choice：選択肢数）を記載することがあります。たとえば、Sp成：P1/4c クルマ（+）であれば、セラピストの「クルマはどれですか？」の問いかけに、対象児・者が4枚の絵カードの中からクルマの絵カードを正しく選択したという意味になります。例として、表8-7（148頁）にPOMR方式と略号を用いた実習評価のまとめを示しました。

---

・平成25年9月22日
♯1 肺腫瘍
S： 今朝より、咳とともに血痰が少量出る。回数は1時間に1回くらい。息苦しさはない。
O： 血痰は喀痰に一部混入。粘液性、悪臭なし。安静時、室内気で$SpO_2$は97%。BT37度 BP140/85。胸部CTにて気管分岐部〜右肺門部に径3cmの腫瘍。
A： 肺門部の腫瘍が気管・気管支内に露出しているため、そこの部位からの出血。
P： 喀痰細胞診・喀痰培養検査を本日から3日間実施。気管支鏡検査9月24日。検査後、止血としてアドナ1日3錠・分3で開始。

図8-6 医師の記載例

表8-6 略号の例

| 略　号 | 内　容 |
|---|---|
| Pt. | Patient：患者 |
| C | Child：対象児 |
| T | Therapist：セラピスト　Tester：検者 |
| ＋ | 正反応, 項目の達成, または段階の通過 |
| － | 誤反応, 項目の不達成, または段階の不通過 |
| NR | No Response：無反応 |
| DK | Don't know：分からない |
| ＋sc | self correct：自己修正して正反応 |
| －→（＋） | 誤反応後セラピストの再刺激等で修正し正反応に至る（誤反応） |
| G | Gesture：身ぶり |
| Sp | Speech：音声 |
| Sp幼 | 幼児語音声 |
| Sp成 | 成人語音声 |
| O | Object：事物・実物 |
| M | Manipulation：操作 |
| P | Picture：絵カード・写真 |
| Le | Letter：文字チップ |
| W | Word：文字単語 |

147

表8-7　POMRと略号を用いた評価のまとめ

| 日付 | 時間 | ST | 項目 | 記録 |
|---|---|---|---|---|
| 2015.5.31 | 10:00-10:40 | ○○先生 | 外来 | ○○ちゃん　CA2Y0M<br>[S]　ことばの遅れ　単語が出ない<br>[O]<br>①　聴覚　COR 両耳総合平均聴力 25.0dB<br>②　言語<br>　　ⅰ）理解　Sp:G(+) / バイバイ / Sp:O(+) 身体部位 メ・アタマ<br>　　　　　　Sp:P(幼)　1／3 c　ワンワン・ブーブー（+）<br>　　ⅱ）表出　有意味語(-) 反復喃語（+）<br>③　対人・行動<br>　　　　アイコンタクト(-) クレーンハンド(+) 固執　物並べ(+)<br>[A] La-R(MeRrisk ASDrisk)<br>　　理解 1Y3M 表出　9M<br>[P] 外来訓練 (1/W)<br>　　事物の名称理解（段階 3-1）<br>　　手遊び歌で身体部位の理解 |

（SOAP／略号の使用）

記載の流れをつくると記載漏れをなくせる。
例）
聴覚→言語理解→言語表出
→構音→対人・対物行動

La-R: Language Retardation 言語発達遅滞、MeRrisk: Mental Retardation risk 精神発達遅滞のリスク
ASDrisk: Autistic Spectrum Disorder risk 自閉症スペクトラムのリスク

### 14. ポインティング課題（pointing task）

　ポインティングそのものの一般的な意味は、指で何かを指し示したり、手に持った道具（たとえばレーザーポインター）で何かを指し示したりすることをいいます。
　検査や訓練の課題においても同様に、選択肢のカード群のうちターゲットとなるカードを選んで指し示す反応などのことをいいます。
　このように、ポインティング自体は、指あるいはそれに代わる何かを使って何かを指し示す行動のことですが、コミュニケーションにおいては、たとえば「あれを見て」という意味を込めてターゲットを指さしたり、相手からの問いかけに対して「これ」という意味を込めてターゲットを指さしたりするような使い方があります。つまり、いずれのパターンも非言語的な表出手段として用いられている点では共通ですが、前者は自発的な発信の手段として、後者は相手への応答の手段として用いられていることから、両パターンには質的な違いがあることがわかります（したがって、各パターンで適切な反応を行うために必要となる認知レベルや発達レベルも異なってきます）。
　したがって、ポインティング課題というのは、対象児・者に対して、ポインティングを表出手段とした回答を求めている課題だということができます。
　以上より、言語訓練や評価の手段としてポインティング課題を用いる場合には、まず、たとえば選択肢数や机上に選択肢を配置する範囲の広さなどといった、ポインティングそのものに関す

る難易度を適切に設定した上で、対象児・者の認知レベルや発達レベルを十分に考慮して実施プログラムを考案することが重要であるといえます。

ポインティングそのものの難易度に関わる要因としては、まず、選択肢数を挙げることができます。課題の難易度は一般に選択肢数が少ないほど低下し、多いほど上昇しますが、これは選択肢数が少ないほどチャンスレベル（chance level；偶然に正答できる確率）が高くなるからです。

たとえば、選択肢数が2であればチャンスレベルは1/2（0.5）で、でたらめにポインティングをしていても2回に1回の確率で正答反応が可能となりますが、選択肢数が10であればチャンスレベルは1/10（0.1）となり、でたらめな反応では10回に1回の確率でしか正答できないことになります。

ただし、対象児・者によっては、選択肢数の多少にかかわらず、選びやすい特定の位置にある選択肢を選ぶ場合もあるので、対象児・者のポインティング反応の様子を観察する中で、提示された選択肢が本当に選択肢として機能しているのかを確認することが重要です。

選択肢を配置する際の範囲は、対象児・者の視野[注1]および主に上肢の運動機能と関連して、ポインティング反応の正答率に影響を与えます。もし、選択肢のカードが狭い範囲に配置されていれば、対象児・者は眼球や頭を動かすことなく選択肢全体を見渡すことができますが、広範囲にわたって配置されていれば、意図的に選択肢全体を見渡さなければなりません。

したがって、視覚的な探索のための方略（ストラテジー；strategy）が十分身に付いていない対象児・者の場合などでは、選択肢のカードが広範囲に配置されていると、たまたま目に入った範囲内だけでポインティング反応をしてしまうことがあり、もし選択肢全体が見えてさえいれば正答できるような課題でも、正答率が下がってしまうことがあります。

一方、選択肢のカードが狭い範囲に配置されていると、ポインティングのために上肢を動かす範囲も狭くて済むので、対象児・者に多少の運動機能障害があっても課題の遂行にあまり影響を与えませんが、広範囲にわたって配置されていると、上肢をスムーズに動かすことができる範囲内だけでポインティング反応をしてしまうことがあり、正答率が下がってしまうことがあります。ただし、不随意運動があったり、運動の巧緻性が低い方の場合には、狭い範囲に配置されていると適切な反応ができないことになります。

さらに、選択肢数の多少や配置範囲の広い・狭いといったことは、たとえば選択肢の文字カードのフォントサイズや絵カードの絵（画像）のサイズ・解像度にも関連します。たとえば、多くの選択肢を狭い範囲に配置しようとすると、必然的に選択肢カードのサイズは小さくなるので、そこに掲載される文字のフォントサイズも小さくなるし、絵（画像）のサイズも小さくなり、解像度も低下することになります。したがって、視知覚的な問題点がある対象児・者の場合、正答率低下につながる可能性が高まることになります。

また、カードサイズが小さくなると、上肢の微細運動（fine motor；指先を使った細かい協調運

動) 機能が不十分な対象児・者では扱いにくくなるだけでなく、言語聴覚士によるポインティング反応の正誤判定が困難になることもあるので注意が必要です。

　ポインティングについて対象児・者の認知レベルや発達レベルに関わることとしては、たとえば、重度の脳性麻痺児にハイテク・コミュニケーションエイド[注2]を導入するAAC（拡大・代替コミュニケーション、219頁）的アプローチを挙げることができます。

　この場合、単に対象児の運動機能に適した入力スイッチを選択、フィッティングしてあげるだけでは、いつまでたってもそのエイドを活用してくれることはないでしょう。いきなりエイドを与えてそれで終わりというのではなく、まずは対象児において、自分がスイッチを操作することによって何か一定の変化が起こって、コミュニケーション相手が応えてくれる・動いてくれるという因果関係[注3]を理解する能力や、コミュニケーション意欲、自発性などが一定レベルまで高まるような訓練段階から導入することが重要なのです。

　そうした導入を経て、エイドの選択スイッチの配置などを、対象児・者のポインティング能力に適したものにフィッティングしていくことが重要です。

　以上のように、ポインティングは、検査や訓練において多用されている割には、その重要性が十分認識されているとはいえず、また、そのメカニズムも極めて単純と見なされがちですが、実際には多くの要因が関連する複雑な反応パターンであるといえます。検査や訓練の中でポインティング課題を行ったり、ポインティング行動を利用したりする際は、関連要因を十分に考慮することが必要です。

　注1）単眼（片眼）視野は上下に130度、左右に160度の広がりを持つ。両眼視時には、2つの単眼視野が中央部で重なって両眼視野となる[20]。
　注2）たとえば瞬きや視線だけで、あるいは脳波や筋電図だけで操作できるようなコンピュータ・ベースのコミュニケーションエイドのことで、重度の運動機能障害や感覚障害（視覚障害・聴覚障害）があっても操作可能なもの。
　注3）あるものが原因となってある結果を生じさせているときの両者間の関係のこと。

### 15. マッチング課題（matching task）

　マッチングそのものの一般的な意味は、複数の異なるものをうまく組み合わせて調和させることや、あるいは複数のものを突き合わせて相互に照合する（照らし合わせて確かめる）ことをいいますが、検査や訓練の課題においては、後者、つまり照合することを意味します。

　たとえば、選択肢の中からターゲットと同じ色の積み木あるいは同じ形の積み木を探し出したり、同じ文字カードを探し出したり、あるいは同じ意味の絵カードや文字カードを探し出したりする際に、選択肢の一つ一つとターゲットとを照合して、ターゲットと同一の選択肢を特定するような課題のことをマッチング課題といいます。

　また、マッチングそのものを求める課題ではなくても、ある課題を解決する中でマッチングという処理過程を経なければならないことも多くあります。たとえば、図8-7（151頁）に示すよう

第8章 評価、訓練・指導に関すること

な色分け課題においては、最終的にはすべてのリングを二色に分類することが求められますが、その過程では、個々のリングの色とバーの台座の色とを見比べて、色に関してマッチング（照合）を行い、一致するバーの方へ差し込むことになります。

　マッチング課題の難易度に影響する要因としては、照合対象数（選択肢数）の多寡（多い少ない）があります。図8-8の例では、①五肢択一と②二肢択一で、正答のチャンスレベルは各々0.2と0.5なので、①五肢選択の方が難易度は高くなります。このように、一般的には照合対象数（選択肢数）が少ないほど難易度が低く、照合対象数が多いほど難易度が高くなりますが、対象児・者にマッチング（照合）課題のルールを学習してもらう段階では、経験的には照合対象をあまりに少なく（1～2個）設定するより、3～4個程度にした方がスムーズにマッチングのルールが学

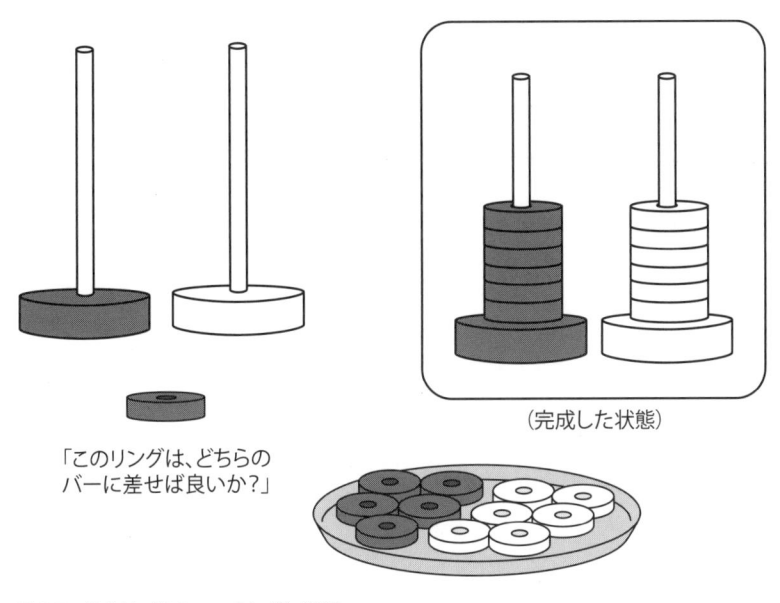

「このリングは、どちらの
バーに差せば良いか？」

（完成した状態）

図8-7　色分け（色のマッチング）課題

①五肢択一
（チャンスレベル0.2）

①二肢択一
（チャンスレベル0.5）

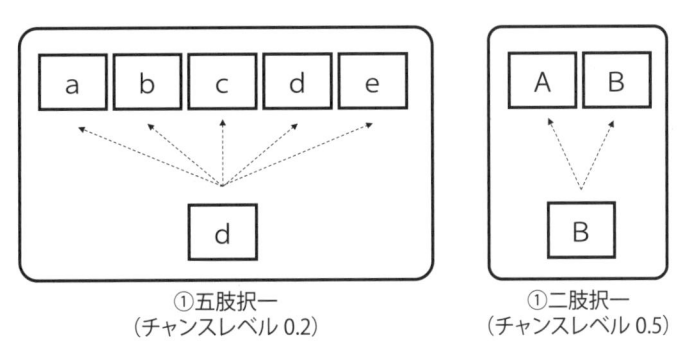

図8-8　マッチング課題における照合対象数とチャンスレベルの関係

習されるようです（おそらく、マッチングのルールを理解してもらうためのモデル提示を行う際、照合対象数が少な過ぎると、照合という行動をとっていることが対象児・者には伝わりにくいのではないでしょうか）。

また、照合元と照合先（照合対象）が同時提示されているのか、継時的な提示（照合元が先に提示され、それが消えてから照合先が提示される）なのかということもマッチング課題の難易度に関連します。

もちろん、照合元と照合先（照合対象）が同時提示されている方が課題難易度は低くなります。また、継時提示、つまり両者が順次提示される場合は、先に提示された照合元の特性（マッチングすべき色や形など）を記憶して、照合対象（照合先）が提示されるまで保持しておかなければならないので、記憶や注意といった高次脳機能がより一層関与してくることになります（さらに、保持時間〔照合元の特性を記憶しておかなければならない時間〕が長くなるほど、課題の難易度は上昇します）。

以上のように、マッチングもポインティング（148頁）と同様、検査や訓練において多用されている割には、その重要性が十分認識されているとはいえず、また、そのメカニズムも極めて単純と見なされがちですが、実際には多くの要因が関連する複雑な反応パターンであるといえます。したがって、検査や訓練の中でマッチングを利用する際は、関連要因を十分に考慮することが必要です。

文献

1) 中村淳子, 大川一郎, 野原理恵（田中教育研究所）ら：田中ビネー知能検査V理論マニュアル（杉原一昭、杉原隆 監）. 田研出版, 東京, 2003

2) アウレリオ・プリフィテラ, ドナルド・H・サクロフスキー, ローレンス・G・ワイス（上野一彦 監訳, 上野一彦, バーンズ亀山静子 訳）：WISC-IVの臨床的利用と解釈. 日本文化科学社, 東京, 2012

3) 日本精神神経学会（髙橋三郎, 大野裕 監訳）：DSM-5 精神疾患の診断・統計マニュアル. 医学書院, 東京, 2014

4) 津守真, 稲毛教子：乳幼児精神発達診断法－0才～3才まで. 大日本図書, 東京, 1995

5) 松田修：軽度認知症をスクリーニングするための神経心理学的検査－軽度認知症スクリーニングの臨床実践. 老年精神医学雑誌, 21（2）；173-176, 2010

6) 中島恵子：高次脳機能障害治療の実践 － 認知リハビリテーション. 総合リハビリテーション, 37（1）：17-22, 2009.

7) 清水栄司：認知行動療法の科学と実践. 社会精神医学研究所紀要, 42（1）；11-15, 2014

8) 豊倉譲：注意障害．よくわかる失語症セラピーと認知リハビリテーション（鹿島晴雄，大東祥孝，種村純 編）．471-481, 永井書店，東京, 2008
9) 石合純夫：半側空間無視・無視症候群．よくわかる失語症セラピーと認知リハビリテーション（鹿島晴雄，大東祥孝，種村純 編）．永井書店，東京, 387-399, 2008
10) 山鳥重：記憶の大脳メカニズム．システムと制御 31, 165-171, 1987.
11) Larry R. Squire（河内十郎 訳）：記憶と脳心理学と神経科学の統合．医学書院，東京, 1989
12) Tulving, E（太田信夫 訳）：タルヴィングの記憶理論—エピソード記憶の要素．教育出版，東京, 1985
13) 中村光：意味セラピー．よくわかる失語症セラピーと認知リハビリテーション（鹿島晴雄，大東祥孝，種村純 編）．永井書店，東京, 225-235, 2008
14) 濱田博文：注意の障害．よくわかる失語症と高次脳機能障害（鹿島晴雄，種村純 編）．永井書店，東京, 412-420, 2004
15) 鹿取廣人，杉本敏夫，鳥居修晃：心理学．第4版，東京大学出版会，東京, 14-16, 65-81, 2011
16) 伏見貴夫：認知神経心理学．よくわかる失語症セラピーと認知リハビリテーション（鹿島晴雄，大東祥孝，種村純 編）．永井書店，東京, 60-83, 2008
17) Ellis AW, Young AW：Human Cognitive Neuropsychology. Lawrence Erlbaum Associates, London, 1988
18) Seidenberg MS, Macclelland JL：A distributed, developmental model of word recognition and naming, Psychol Rev 96：523 - 568, 1989
19) 日野原重明：POS—医療と医学教育の革新のための新しいシステム．医学書院，東京, 1998
20) 藤永保 監修：最新心理学事典．平凡社，東京, 308, 2013

# 第9章

発達に関すること

## 1. 発達 (development)

　発達とは、広義には受胎から死に至る時間経過の中で、人が心理・社会的環境との相互作用を通して精神的・身体的な機能と構造を持続的に変化させ成熟に向かう過程と定義されます。また、狭義には子どもが、加齢に伴い、環境への働きかけを通して、自己の精神・身体を適応的に変化させていく青年期頃までの上昇的過程を指しています。

　初期の児童心理学はこの狭義の子どもの発達を研究対象としていましたが、いわゆる先進諸国での平均寿命延長化の影響も受け1970年代以降、それまで個別に研究されていた青年心理学や老年心理学とが統合され、上昇・下降といった価値判断を含まない、個人の一生涯の変化を対象とする生涯発達心理学へと発展してきました。

　発達を規定する要因については遺伝（体質：氏 nature）か環境（経験：育ち nurture）かという議論が長く続けられ、主に表9-1に示すような視点を対立軸に研究が展開されてきました。

### 1.1. 単一要因説

　遺伝か環境のどちらか一方を主な規定要因とする立場から「単一要因説」と呼ばれます。遺伝を重視する立場からは「生得説」が、環境を重視する立場からは「経験説（環境説）」が主張されました。

### 1.2. 生得説

　発達の「生得説」とは、もともと個人のなかに潜在している可能性が、出生後、時間経過とともに表に現れてくるとする考え方で、英語の「発達」を意味する用語［development］の元々の意味に近い考え方です。

　ゲゼル（Gesell, A. L. 1880-1961）は遺伝情報が全く同じ一卵性双生児の乳児を対象に種々の能力の発達を研究しました（双生児統制法[注1]）。階段昇りの実験では双生児が生後46週になったとき、一方の乳児に階段昇りの訓練を毎日6週間続けました。6週後（生後52週）、訓練を受けた乳児は26秒で4段の階段を昇れるようになりました。一方、訓練を受けなかった乳児は53週のはじめに同じ階段を昇るのに40秒かかりましたが、その後2週間訓練をしたところ10秒で昇れるようになりました。つまり、早い時期に長期間（6週間）訓練を受けた乳児の成績は、遅くなってから短期間（2週間）だけ訓練を受けた乳児に追いつかれてしまったのです。この実験結果から、ゲゼルはある発達課題が効率的に行えるためには神経系が一定以上の成熟状態に達し

表9-1　発達に関連する対立的な諸要因

| | | |
|---|---|---|
| 遺伝的 (hereditary) | ——— | 環境的 (environmental) |
| 生得的 (innate) | ——— | 後天的 (acquired) |
| 成熟 (maturation) | ——— | 学習 (learning) |

ている必要性があることを指摘しました(「成熟優位説」)。そして、ある課題を効率的に学習するためには、それに必要な心身の準備状態＝レディネス（学習準備性）が重要であることを強調しました。「成熟優位説」では発達過程はおもに遺伝的に決定される成熟と密接に関わるものであり、出生以降の経験や環境の役割は最小限のものとしてとらえられています。

注1）双生児の遺伝的特徴（一卵性では100%同一、二卵性では約50%共通）を活かした研究法のこと。たとえば、異なる環境で別々に生育した一卵性双生児の間に見出される類似性は遺伝の影響、一方、同一環境で生育した一卵性双生児に見出される非類似性はそれぞれの固有の環境（非共有環境）の影響と推定されることを利用して、遺伝と環境がもたらす影響を研究する。

### 1.3.「経験説」(「環境説」)

「成熟優位説」とは正反対の主張をしたのがワトソン(Watson, J. B. 1878-1958)です。行動主義心理学の始祖であるワトソンは、あらゆる行動は刺激(stimulus)と反応(response)の関数として把握できるとして、「私に1ダースの健康でよく育った乳児と、彼らを養育するための私自身が自由にできる環境とを与えてほしい。そうすればそのうちの1人をランダムに取り上げて訓練し、私が選ぶどのような型の専門家にでも育て上げることを保証しよう。その才能、好み、傾向、適性、先祖の民族とは関係なしに、医者、法律家、芸術家、大商人、そう、乞食やどろぼうにさえも……」ということばを残しています。その後、ワトソンの行動主義は刺激のみが反応を決定するという極端な機械的説明が批判され、刺激と反応のあいだに生活体(organaization)を介在させたハル(Hull, C. 1884-1952)やトールマン(Tolman, E. C. 1886-1959)らの新行動主義(S-O-R)理論(Oはorganism=有機体)へと発展していきます。

以上のような単一要因説はやがて次第に影を潜め、遺伝と環境の両方を視野に入れた立場から「輻輳説」「環境閾値説」などが現れます。

### 1.4.「輻輳説」「環境閾値説」

シュテルン(Stern, W. 1871-1938)やルクセンブルガー(Luxenburger, H. 1894-1976)は、ある発達的形質Xは遺伝的要因(E)と環境的要因(U)が輻輳して（足しあわされて）現れると考えました。そして、発達的形質によってその割合は変化するとしました。このモデルでは、環境要因と遺伝要因がそれぞれ独立した要因として作用するとされました（図9-1、159頁）。

一方、ジェンセン(Jensen, A. R. 1923-2012)はある発達特性の発現は特性ごとに異なる環境中の閾値を超えるか否かで左右されるという「環境閾値説」を唱えました（図9-2、159頁）。このモデルでは環境要因と遺伝要因とが相互に作用し合い、その影響は発達特性によって現れ方が異なることが強調されています。

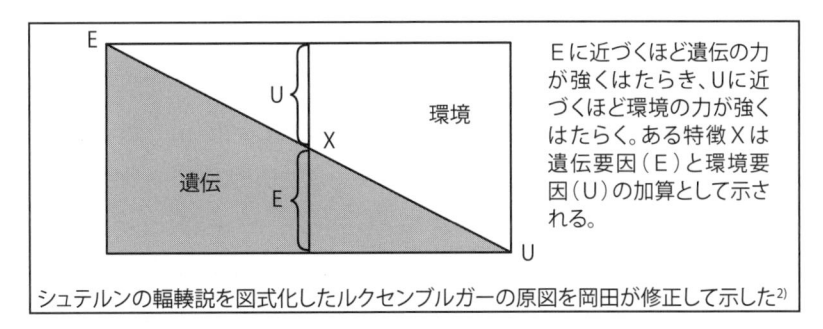

図 9-1 ルクセンブルガーの遺伝と環境の対極説（岡田版）

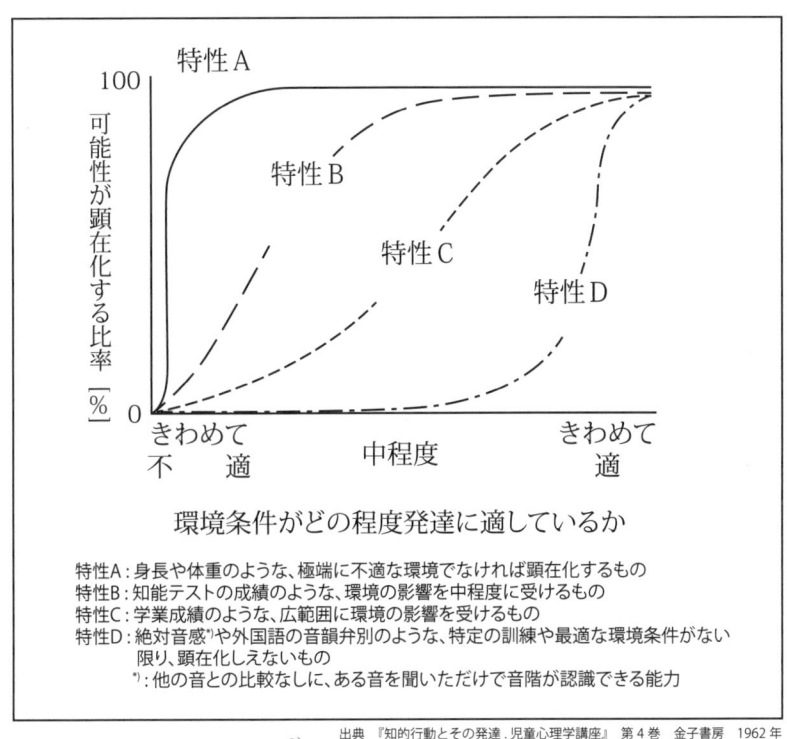

Eに近づくほど遺伝の力が強くはたらき、Uに近づくほど環境の力が強くはたらく。ある特徴Xは遺伝要因（E）と環境要因（U）の加算として示される。

シュテルンの輻輳説を図式化したルクセンブルガーの原図を岡田が修正して示した[2]

特性A：身長や体重のような、極端に不適な環境でなければ顕在化するもの
特性B：知能テストの成績のような、環境の影響を中程度に受けるもの
特性C：学業成績のような、広範囲に環境の影響を受けるもの
特性D：絶対音感[*]や外国語の音韻弁別のような、特定の訓練や最適な環境条件がない限り、顕在化しえないもの
　　[*]：他の音との比較なしに、ある音を聞いただけで音階が認識できる能力

出典　『知的行動とその発達．児童心理学講座』第4巻　金子書房　1962年

図 9-2　ジェンセンの環境閾値説 [3]

## 1.5.「相互作用説」

今日では遺伝要因と環境要因が相互に影響し合う「相互作用説」が主流です。サメロフ（Sameroff, A）とチャンドラー（Chandler, M）が提案した「相乗的相互作用モデル（transactional model）」はその代表的なものです（図9-3）。このモデルでは、人の発達は遺伝と環境から受け身的に影響を受けるのではなく、能動的に他者や環境に働きかけ影響を与え合い、その結果、変化した他者や環境からさらに影響を受けるという、時間経過に伴うダイナミックな関係が強調されています。このモデルを、母子相互作用の形成過程についてあてはめると、もともと子どもに備わる「気質（大らかさや気難しさ）」（子どもの気質①）と母親のパーソナリティや育児観など養育に関わる諸要因（母側の諸要因①）が初期の母子関係（母子相互作用①）に影響を与え、それが子どもと母親双方に影響を与え変化が生じ（子どもの気質②、母側の諸要因②）、それが新たな母子関係を生みだす（母子相互作用②）といったように、両者の影響が時間経過のなかで絶え間なく作用し合い、後の母子関係が形成されていくと説明されています。

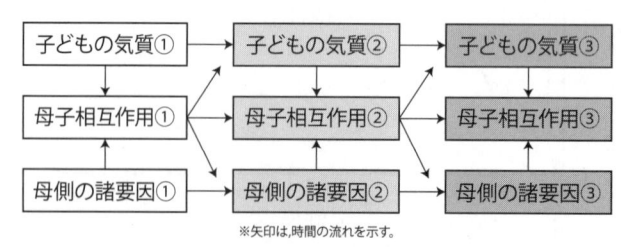

※矢印は、時間の流れを示す。
出典　小林芳郎　編著『乳幼児のための心理学』保育出版社　2009年
図9-3　発達の相乗的相互作用モデルの例（三宅, 1990）[4]

## 2. 生涯発達 (life-span development)

生涯発達心理学を提唱したバルテス（Baltes, P. B. 1939-2006）は人の生涯に影響を与える要因として、1）年齢に標準的な環境要因、2）時代に標準的な影響要因、3）非標準的な経験要因の3つを上げています[5]。

1）の年齢に標準的な環境要因とは、年齢が進むにつれ、身体が成長したり、学校教育を受けるなど、誰もが成熟するにつれ同様の経験をするような要因です。2）の時代に標準的な影響要因とは、戦争や不況など、ある歴史的事象として特定の人々が経験する要因やその時代の価値観などの文化的要因です。3）の非標準的な経験要因とは、職業を選択する、疾患に罹るなど個人によってその内容が大きく異なる要因です（図9-4、161頁）。

バルテスは、これら3つの要因が生涯発達の時期によって人に与える影響が異なると考え、幼児期では年齢に標準的な環境要因の影響が、青年期には時代に標準的な影響要因が、老年期では

第9章　発達に関すること

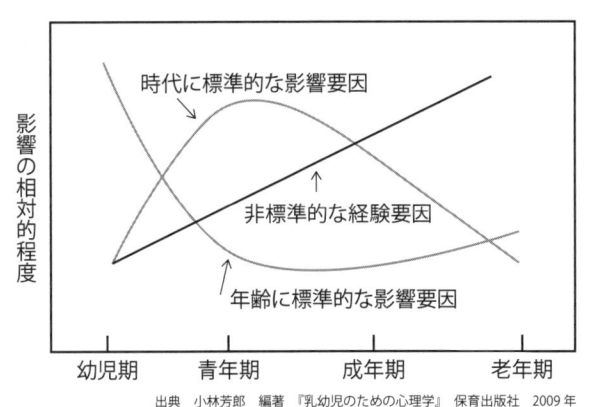

図9-4　各要因が生涯発達に及ぼす程度[4]

出典　小林芳郎　編著　『乳幼児のための心理学』　保育出版社　2009年

非標準的な経験要因が、それぞれもっとも強く作用すると考えました。このように、人の生涯には生物的・心理的要因のみならず、その人の生きる社会・文化的要因も影響を与え、人は生涯にわたって自らを成熟させてゆくと考えられます。

### 3．成長（growth）

成長とは身長が伸びたり体重が増えるといったような身体の量的増加を意味して使われることばです。一方、発達とは人の持つさまざまな機能が複雑化・多様化していく現象に対して使われることばです。つまり、年齢とともに起こる量的な形態変化を成長と呼び、質的変化を発達と呼んでいます。身体の細胞・組織・器官が成長することで身体の働きが発達し、身体の働きが発達することで細胞・組織・器官が成長していくように、成長と発達は相互に関連し合いながら変化していきます。

こうした、子どもの成長と発達には表9-2（162頁）に示すような5つの原則があると言われています。

成長は連続的に進むので明確な区切りはありません。しかし、年齢ごとの大まかな傾向＝段階があると、その時期の特徴をとらえやすくなるため、成長段階というとらえ方が用いられてきました。一般的には表9-3（162頁）に示すように、身体的成長や社会的成熟度を反映した年齢による区分が用いられています。

また、スキャモン（Scammon, R E, 1883-1952）は体組織の成長のパターンをその特徴から4つの型に分類しました（図9-5、163頁）。

4つの型とは内臓や筋肉・骨などの「一般型」、脳や脊髄を中心とする「神経型」、性的成熟をもたらす「生殖型」、扁桃組織などの「リンパ型」の成長パターンです。図はそれぞれの成人期（20歳）を100％とした場合の成長度合について、年齢を横軸にグラフで示しています。これを見ると体

組織によって成長のパターンが異なることが分かります。

ことばの基本的仕組みは脳を中心とする神経系の発達（神経型）を基礎として成長・発達しますが、この神経系は出生後より急激に変化し、6歳までには成人の90％程度にも重量を増し、12・13歳頃には基本的な成長を終えます。神経系が急速に発達する時期は母語（第1言語）の獲得時期とも良く一致しています。この時期、子どもたちは何の苦労をすることもなく、生まれ育った環境で周囲の人々とコミュニケーションを行うことで、ごく自然に母語を身につけます。その後、学校教育で第2言語としての外国語を一生懸命学習しますが、通常、母語のようには身につかないこととは非常に対照的な現象です。こうしたことから、ことばの獲得にも敏感期があると考えられています。

表9-2　成長と発達の原則

| 原則 | 概要 |
| --- | --- |
| 順序性 | 成長や発達は連続して進み、秩序正しく、一定の順序で進む。 |
| 方向性 | 成長や発達には方向性があり、身体的には頭部から尾部（おしり）の方向へ、体の中心軸（背骨）に近い方から外側に向けて、運動的には大まかな動きから細かい動きへと進む。 |
| 速度の多様性 | 成長や発達は常に連続性をもって進んでいくが、その速度は一様ではなく、年齢や性、身体の部分、また個人によって異なる。 |
| 敏感期 | 成長や発達過程において、敏感で変化の大きい時期が存在する。 |
| 相互作用 | 遺伝や環境に含まれる全ての因子が相互に作用しながら成長・発達していく。 |

表9-3　年齢の区分

| 区分 | おおよその時期 |
| --- | --- |
| 胎児期 | 妊娠から出生まで |
| 新生児期 | 出生から生後4週(28日)まで |
| 乳児期 | 1歳まで |
| 幼児期 | 1〜7歳未満(就学)まで |
| 学童期 | 就学〜12歳(小学校時代) |
| 青年期 | 13歳〜19歳まで |
| 成人期 | 20歳〜64歳まで |
| 老年期 | 65歳〜 |

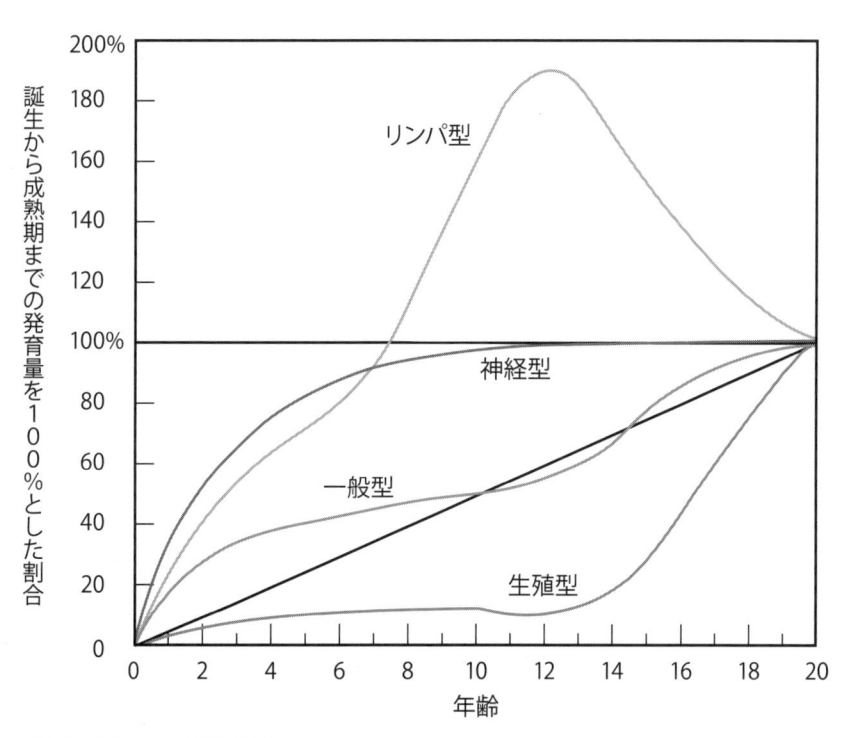

図9-5 スキャモンの発育曲線

## 4. 発達の里程標(りていひょう)（マイルストーン、mile stone）

里程標（マイルストーン）とは鉄道や道路等の起点からの距離を表した標識のことで、これになぞらえて発達の段階を分かりやすく示すしるしとなるものを発達の里程標と呼んでいます。たとえば、生後3・4か月で首が坐ったり、6・7か月から人見知りをしたり、1歳頃から意味のあることばを話したり、歩き出したりするなどです。例として、発達領域ごとの6歳までのマイルストーンを表9-4に示しました。

表9-4　0歳～6歳までのマイルストーン[6]

| | 運動機能 | 感覚・知覚 | 探索・操作 | 社会性・生活習慣 | 言　語 |
|---|---|---|---|---|---|
| 生下時～1か月目 | 背臥位で頭を横に向ける。腹臥位で時に頭をあげる。刺激に対し全身で反応する。手を握りしめている。 | 動く物体に視線を向ける。急激な雑音に驚く。 | 触れたものを握っている。 | 快いときにひとり笑いをする。空腹・不快時に泣く。空腹時に抱くと顔を乳の方に向けて欲しがる。 | 啼泣、咳、くしゃみ、しゃっくりに伴って音を出す。しゃがれ声を出す。 |
| 2か月目 | 頭を横に向けた臥位なお優性。腹臥位で数秒間頭をあげる。入浴時激しく動く。手を握っていることが多い。 | | 手を口にもっていってしゃぶる。 | あやすと顔をみて笑う。あやすと泣きやむが人がはなれると泣く。 | 喃語をいう。単純な母音を発音し始める。 |
| 3か月目 | 背臥位で頭を中央位に保つ。上体をおこすと頭がややぐらぐら。手を軽く握るか開いている。玩具をしばらく手に持つ。 | 人の顔をみつめる。自分の持つ玩具をみつめようとする。 | ガラガラなどを少しの間握っている。 | そばを歩く人を目で追う。声をたてて笑う。あやされるのをよろこぶ。気に入らないときは、むずがって怒る。 | 喃語をいう。母音を長く発音する。 |
| 4か月目 | 首が坐る。指を動かす、かく。玩具を手を出してつかむ。立たせると下肢を突っ張って体重の一部を支える。四肢を独立に動かす。 | 頭を音の方向に向ける。後から触れられて頭をふりむく。 | ガラガラを振ったり、ながめたりして遊ぶ。哺乳時に母親の着物などを引っ張ったり触ったりする。 | 「イナイ、イナイ、バア」をしてあやすと笑う。気に入らないことがあるとそっくりかえる。さじから飲むことができる。 | 調子をつけて喃語をいう。母音の発声がさらに上手になる。 |
| 5～6か月目 | 背臥位で頭をあげる。手を握って引きおこすと自ら肩に力を入れる。寝返りする。腹臥位で頭と胸を上げる、跳躍をよろこぶ。立たせると体重の一部を支える。わしづかみをする。 | 音の方向を大体見当つける。なれた声となれない声を区別する。 | からだのそばにある玩具に手をのばしてつかむ。いろいろな物を両手で口にもっていく。ガラガラを一方の手から他方の手にもちかえる。ボタンなど小さい物に注意を向けている。 | 母親と他の人との区別がつく。哺乳びん、食物をみると、うれしそうにする。 | 「ム」の音をいい始める。人、玩具などに向かって喃語で話しかける。 |
| 7～8か月目 | 這い始める。支えられずにすわる。支えられて短時間立つ。 | 食物の好き嫌いをする。触れられた部分をみつめる。 | 両手にもっている物を打ち合わす。床に落ちている小さな物を注意して拾う。物を何度も繰り返し落とす。 | 要求があるとき、声を出して大人の注意をひく。人見知りをする。食卓をかきまわす。 | 多音節語「パ」「マ」節をはっきりいう。 |
| 9～10か月目 | 巧みに這う。つかまり立ちをする。物を人さし指でつつく。つまむ。 | | 引き出しをあけていろいろな物を引き出す。戸をあけることがわかる。 | 人のまねをし始める。バイバイと手を振る。「マンマ」といって食事の催促をする。 | 「マ・マ」、「ダ・ダ」 |
| 11～12か月目 | つたい歩きをする。短時間ひとり立ちする。上手につまむ。 | 音楽にきき入る。遠所の音を方向づける。 | 鉛筆でめちゃくちゃがきをする。求められると物を手渡す。2個の立体物を合わせる。 | 求められると物を手渡す。哺乳びん、コップなどを自分でもって飲む。 | 2～3の命令を理解する。片言（1～3語）をいう。 |

164

第 9 章　発達に関すること

| | | | | | |
|---|---|---|---|---|---|
| 13〜15か月目 | 両足を開いて不安定に歩く。<br>片手をもつ階段をのぼる。<br>食物の小片を上手につまむ。 | | 水いたずらを好む。<br>小さな物をコップなどに入れたり出したりして遊ぶ。 | 子どもの中にまじっているとひとりできげんよく遊ぶ。<br>自分でさじをもち、すくって食べようとする。 | 有意語3〜6語「ワンワン」「デンキ」などを理解する。<br>わけのわからぬおしゃべりをよくする。 |
| 16〜18か月目 | ぎこちなく歩く。<br>椅子や寝台にのぼる。<br>利き手の分化がみられる。 | | スプーンで食べようとする。<br>積木を2つ3つ重ねる。<br>コップからコップに水などを移す。<br>机、椅子などの下にもぐったり箱の中に入ったりして遊ぶ。 | 父母のしぐさをまねる。<br>食物以外は口に入れなくなる。<br>"おしっこ"したあとで、「チーチー」といって知らせる。 | 有意語6語以上。<br>おしゃべりをよくする。 |
| 19〜21か月目 | 手すりにつかまって階段をのぼる。<br>まねて後ろ向きに歩く。<br>あまりころばずに歩く。<br>大きなボールをける。 | 形を区別する。<br>ききなれたメロディーを歌う。 | 鉛筆などで曲線をかく。<br>いろいろな物を紙、布などに包んで遊ぶ。 | 他の子どもが母の膝にあがると、怒って押しのけたりする<br>子どものあとをくっついて歩く。<br>ストローでよく飲める。<br>靴をぬぐ。 | 有意語12語以上。<br>2語の接続を始める。<br>わけのわからぬおしゃべりが少なくなる。 |
| 22〜24か月目 | ころばずに歩く。<br>ひとりで階段をのぼる。<br>柵をのぼろうとする。<br>本の頁を1枚ずつめくる。 | | 積木を横に2つ3つ並べる。<br>ままごと道具をいっぱい並べて遊ぶ。 | 子どもどうしで追いかけっこをする。<br>大便を教える。<br>靴をはく。 | 2語文、3語文を話し始める。<br>「私」「君」と同義語をいい始める。 |
| 2 1/2歳 | 両足でジャンプする。<br>爪先歩きができる。 | | ハサミを使って、紙、布を切る。<br>積木を8つ重ねる。 | "おしっこ"の前に教える(だいたい昼間はぬらさない)。<br>衣服の着脱をひとりでしたがる。 | |
| 3歳 | 階段を一段ずつ交互にのぼる<br>階段を各段毎に足を揃えてくだる。<br>数秒間片足立ちする。<br>三輪車にのる。 | | 積木でトンネルをつくる。<br>鉛筆、クレヨンで丸をかく。<br>のりをつけて、はりつける。 | 友だちとけんかをすると、いいつけにくる。<br>ほとんどこぼさないで、ひとりで食べられる。<br>夜のおむつがいらなくなる。 | 従属文(寒いからおべべ着る)など話す。 |
| 4歳 | 片足でけんけんをしてとぶ。<br>でんぐりかえしをする。 | | ボタンをはめる。<br>まねをして正方形をかく。<br>ハサミでかんたんな形を切りぬく。 | 自分が負けるとくやしがる。<br>友だちを自分の家にさそってくる。<br>顔を洗ってふく。 | 見たり、聞いたりしたことを母親、先生、ともだちに話をしてきかせる。 |
| 5歳 | スキップが正しくできる。<br>ジャングルジムの上の方までひとりでのぼる。 | | 思ったものを自分でかく。<br>かんたんな折紙をおる。 | じゃんけんの勝ち負けがわかる。<br>いけないことを他の子どもに注意する。<br>ひとりで大便所へいける。 | かんたんなしりとりをしようとする。<br>ひらがなで自分の名前を書く。 |
| 6歳 | 補助輪つきの自転車にのる。<br>なわぶらんこに立ちのりして高くこげる。 | | まねをして菱形をかく。<br>地図をみることに興味をもつ。 | 小さい子や弱い子の面倒をみる。<br>組織だった遊びを数人の子どもで遊ぶ。<br>自分で洋服の脱着をする。 | ひらがなをほとんど全部読む。<br>道順の説明ができる。 |

出典　高津忠夫 編　『小児医学　第5版』　p26-27 医学書院　1974年

### 5. 発達スクリーニングと発達評価

わが国では母子保健法にもとづき、全国の市町村で乳幼児健康診査（健診）が行われ、その一部として発達スクリーニングが実施されています。乳幼児健診の実施時期は市町村によって異なりますが、概ね1か月、4か月、7か月、1歳6か月、3歳時に実施され、医師・保健師・看護師・臨床心理士・言語聴覚士などが主体となって実施されています。乳幼児健診の目的は、養育者の育児不安を取り除き、養育者が安心して子育てを行えることであり、また一方では、発達に遅れや問題が生じたときに、その遅れや心配の程度に応じて、関係機関と連携して子育て支援を行うことにあります[7]。

健診で障害が明らかになれば、適切な療育機関への紹介が必要となります。とくに、1歳6か月、3歳児健診では「ことばの遅れ」の心配が最も多く、言語聴覚士が健診スタッフとして言語発達・聴覚検診に参加し、地域療育・支援システムの整備を進めている地域もあります（図9-6）[8]。

また、母子保健法には規定されていませんが、知的障害を伴わない自閉症や注意欠如・多動性障害（ADHD）、学習障害（LD）などの社会性や認知の障害については、1歳6か月や3歳健診時点ではまだ問題が顕在化しておらず、就学前の5歳健診が適切であるとして実施している地域も拡がっています[9]。

発達評価とは、潜在的な発達遅滞や発達障害の可能性を早期に発見し、個別支援や個別評価を

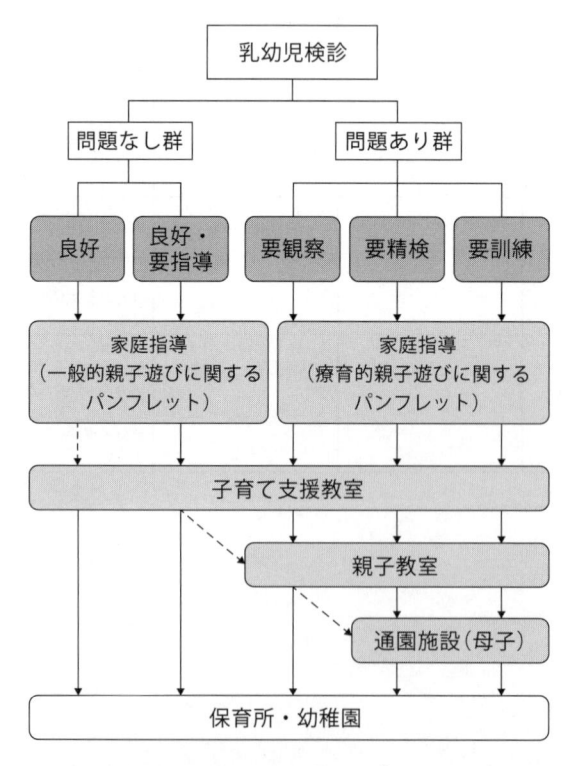

図9-6　健診後の地域療育・支援システム[8]

要するか否かを判断することを言います。乳幼児健診では、方法が簡便であり、限られた時間に多くの対象児に施行できるという条件が求められます。発達評価に用いられる代表的な検査法を表9-5に示しました[10)～13)]。これらには、発達項目の通過率から遅れの程度を判断したり、標準化された検査により発達年齢を求める方法などがあります。

　通過率とは、ある発達項目についてある月齢で何％の子どもができるかという基準です。一般的に70～80％の児ができる年齢（月齢）が標準とされ、90％もしくは95％の児ができる年齢（月齢）を下限（その月齢でも達成されていなければ明らかな遅れを意味する）とします。たとえば、15か月児で75％以上の児に観察される「意味ある1語」が、90％以上の通過率である18か月の時点でみられなければ発達の遅れがあると判断します。

　一方、標準化された検査としてよく用いられるものに遠城寺式乳幼児分析的発達検査があります。これは遠城寺宗徳（1900-1978）が1960年に作成した発達スクリーニング検査で、2009年に改訂されました。この検査は同一検査用紙に検査結果を何回も記入できるため、前回の検査結果と比較して発達の状況を縦断的にみていくことができます。また、検査結果を発達プロフィールで示すことで保護者も理解しやすくなっています。具体的な事例の記入例と発達プロフィールを図9-7（168頁）に示しました。

　検査表は左から暦年齢（生活年齢）、発達プロフィール記入欄、検査項目と分かれており、移動運動、手の運動、基本的習慣、対人関係、発語、言語理解と並んでいます。各検査項目は上に行くにつれて年齢がすすみ、0か月から4歳7か月まで測定できます。検査は対象児の生活年齢相当の問題から始めますが、発達の遅れがみられる場合は、問診などから発達段階相当と思われる項

表9-5　主な発達評価のための検査

| 発達スクリーニング検査 | 対象年齢 | 対象領域 | 所要時間（約） |
| --- | --- | --- | --- |
| 遠城寺式乳幼児分析的発達検査 | 1か月～4歳7か月 | 移動運動、手の運動、基本的習慣、対人関係、発語、言語理解 | 15分 |
| （津守・稲毛式, 津守・磯部式）乳幼児精神発達質問紙 | 0歳～7歳 | 0歳～3歳：運動、探索・操作、社会、食事・生活習慣、言語<br>3歳～7歳：運動、探索、社会、生活習慣、言語 | 20分 |
| 日本版デンバー式発達スクリーニング検査（改訂版） | 0歳～6歳 | 対人、微細運動、言語、粗大運動 | 15分～20分 |
| KIDS（キッズ）乳幼児発達スケール | 0歳1か月～6歳11か月 | 運動、操作、理解言語、表出言語、概念、対子ども社会性、対成人社会性、しつけ、食事 | 10分～15分 |

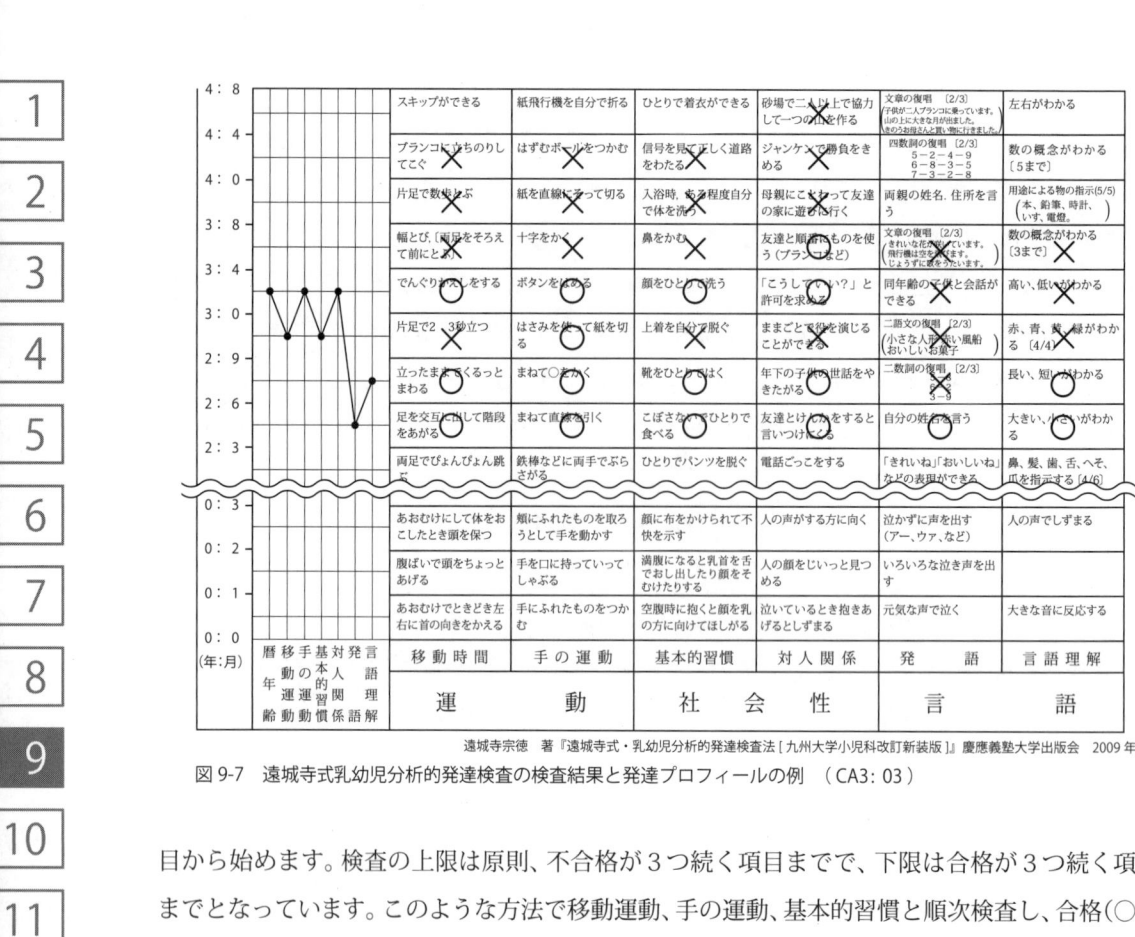

図9-7 遠城寺式乳幼児分析的発達検査の検査結果と発達プロフィールの例 （CA3:03）

遠城寺宗徳 著『遠城寺式・乳幼児分析的発達検査法[九州大学小児科改訂新装版]』慶應義塾大学出版会 2009年

目から始めます。検査の上限は原則、不合格が3つ続く項目までで、下限は合格が3つ続く項目までとなっています。このような方法で移動運動、手の運動、基本的習慣と順次検査し、合格（○）、不合格（×）をその項目上に記入します。発達プロフィールは合格が3つ以上続いたのち不合格が3つ連続したとき、合格の一番上の項目に相当するところに点をうちます。もし、合格の1つ上の問題が不合格、その上が合格、その次から不合格3つという場合は、連続合格の上に1つ合格を加えて、その線上に点をうちます。同様に、1つ不合格の次に上2つ合格、その次から不合格3つという場合は、連続合格の上に2つ加えてその線上に点をうちます。このようにして、発達グラフの各点を結べば、その子どもの発達プロフィールを示すことができます。この線が生活年齢の点より上にあれば、発達は平均より進んでいて、下にあれば遅れていることになります。折線グラフが横に直線に近ければ全体的に発達のバランスがとれており、凹凸があったり、傾斜していれば、発達が不均衡であることを示しています。この例では、全体的な発達の中で、言語の発達が遅れており、特に発語の発達年齢が2歳4.5か月と遅れていることが示されています。ただし、こうしたスクリーニング検査は低年齢になるほど保護者からの聴取にもとづく項目が多くなるため、判断が保護者の主観に偏るリスクがあります。したがって、対象児の自然観察などにより、そうしたリスクを避ける必要があります。また、乳幼児期の発達は短期間に大きく変化することがあるため、1回の検査で判定するのではなく、経過を追って慎重に判断していくことが大切です。

## 6. 発達理論

　成長段階と同じく、発達とは切れ目のない連続的変化ではなく、質の異なるいくつかの段階を経た変化と捉えるのが発達理論の考え方です。

　フロイト (Freud, S. 1856-1939) は精神分析学 (psychoanalysis) を創始し、人格構造を快楽原理に従うイド (id) と現実・合理性に従う自我 (ego)、そして道徳性・社会性を要求する超自我 (super ego) とのダイナミックな関係として論じました (図9-8)。そして人生周期 (life cycle) を5つに分け、その関係が発達していく過程を心理－性的発達段階説 (表9-6、170頁) として示しました。

　こうした区分を設定することの利点は、それぞれの時期の発達の特徴を直感的に捉えやすいことにあります。口唇期 (oral stage) はイドに基づく活動が中心で、この時期に世界に対する「基本的信頼感」という人格構造のもっとも原始的な部分が形成されます。やがて肛門期 (anal stage) になると、子どもは排泄のしつけなどを通じて社会習慣に従うよう求められます。人格の中では現実原理に従い、かつ実際的・合理的な部分である自我 (ego) が発達していきます。男根期 (phallic stage) は性器にリビドー（性的エネルギー）が向かう時期です。異性の親に性的関心を示し、自分だけが愛されたいという欲望が芽生え、逆にそのことで同性の親から処罰されるのではないかという不安を持つようになります。このような心理をフロイトはエディプス・コンプレックス (Oedipus complex) と呼びました。潜伏期 (latency stage) はリビドーの休止期で同性の親への同一化を進めることでエディプス・コンプレックスは抑圧され、性的発達が一時的に足踏みします。多くの文化的技能がこの時期に獲得され、道徳的要因としての超自我 (super ego) が発達していきます。性器期 (genital stage) を迎えると再びリビドーの活動が活発になり、異性に関心が向けられます。そして、社会からの要請と自己像との統合を行うことで、一貫した自分らしさ（自我同一性 (ego identity)）が形成されゆくとしました。

　新フロイト派の流れをくむエリクソン (Erikson, E. H. 1902-1994) はこうしたフロイトの心理－性的発達段階説を社会的・歴史的発達観から再構成し、心理－社会的発達段階説へと発展させ

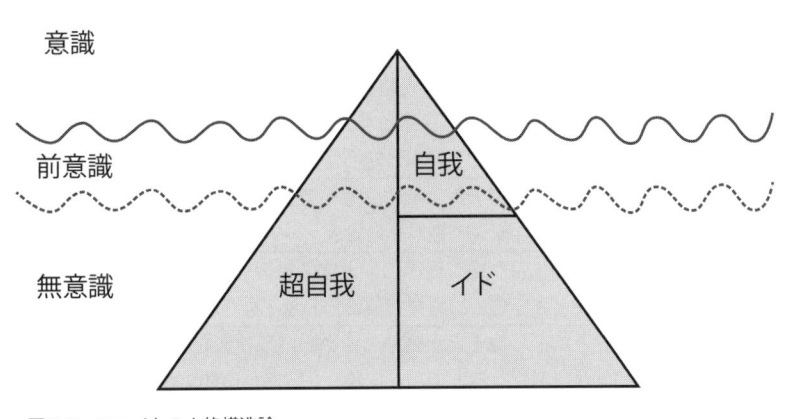

図9-8　フロイトの人格構造論

ました。

　ピアジェ（Piajet, J. 1896 -1980）は数多くの実験的観察から、子どもの認知発達について、外界を認識するための心的枠組みであるシェマ（スキーマ：shema）を、環境との相互作用によって変換させてゆく過程としてとらえました。シェマとは子どもの論理構造であり、ある時期の子どもの思考様式は領域一般性を持ち、発達領域の違いにかかわらず、共通の特徴があるとしました。そして子どもは、環境への主体的な働きかけを通して、シェマを「同化」「調節」「均衡化」させてゆくとしました（表 9-7）。

表 9-6　フロイトの心理－性的発達段階説

| リビドーの発達段階 | 該当する年齢・ライフステージ | 概　要 |
|---|---|---|
| 口唇期<br>(oral stage) | 乳児期の初期<br>(生後 1 歳半頃まで) | 哺乳活動を中核として心身が発達する時期．このとき母親との「基本的な信頼感」が健康な自我の基礎となる |
| 肛門期<br>(anal stage) | 生後 8 か月頃から<br>3〜4 歳頃 | 肛門括約筋・尿道括約筋の神経支配が完成し大小便のしつけが始まる時期．便の貯留・排泄の生理的快感を手放し社会習慣に従う行動をしつけられる |
| 男根期<br>(phallic stage) | 3〜4 歳頃から<br>6〜7 歳頃 | 性の区別に目覚める時期．同性の親への敵意，異性の親への性的愛着，同性の親からの処罰への不安を持つ（エディプス・コンプレックス） |
| 潜伏期<br>(latency stage) | 5 歳頃から 12 歳頃 | エディプス・コンプレックスが抑圧され，同性の親へ同一化が進む．性的成熟が到来するまで性的発達が足踏みする時期 |
| 性器期<br>(genital stage) | 思春期・青年期以降 | 自我同一性 (ego identity) を形成する時期．自我同一性の確立が青年期に達成すべき中心的課題で，過去の自分と現在の自分と将来の自分とが，社会および自分自身が認め期待するものすべてを統合し一貫する自分を創り上げることを意味する |

表 9-7　ピアジェの発生的認識論

| 用　語 | 内　容 |
|---|---|
| シェマ（スキーマ） | 一種の心的枠組みであり、子どもが認知したり思考したりする際の論理構造を表し、環境との相互作用の中で子どもが変換させていくもの。 |
| 同化 | 新たな認知情報を既得のシェマに合わせて変化させて取り込むこと。外界の対象を自分に適合するように変えて取り込むこと。 |
| 調節 | 新たな認知情報に合わせて既得のシェマの構造を変化させること。対象が自分にうまく適合しないとき、自分の方を対象に合わせて変化させていくこと。 |
| 均衡化 | 同化の働きと調節の働きとが調整し合い、バランスを保っていること。子どもの行動の中で同化が優勢になると遊びが出現し、調節が優勢になると模倣が出現するとした。 |

## 第9章　発達に関すること

　同化とは、新たな認知情報を既得のシェマに合わせて変化させて取り込むことです。つまり、子どもは外界の対象を自分に適合するように変化させて取り込もうとします。しかし、それがうまくいかない場合、今度は自分のこれまでの思考方法（シェマ）自体を変更しなければならなくなります。これがシェマの調節です。均衡化とは、同化と調節が互いに調整し合いバランスを保とうとする働きのことです。ピアジェは論理構造の変化をもたらすこうしたメカニズムそのものは変わらないが、論理構造自体は質的に異なるものへと段階的に変化していくと考えました。すなわち子どもの認知発達は、感覚運動期、前操作期、具体的操作期、形式的操作期という4つの発達段階に区切られるとしました（表9-8、172頁）。

　感覚運動期は、誕生からおよそ2歳までの時期です。子どもは外界へ主体的に働きかけ、その働きかけが引き起こす結果との関係（たとえば、ガラガラを振ると音が出るなど）を発見し、繰り返し働きかけようとします（循環反応：circular response）。またこの時期、子どもは「対象の永続性（object permanence）」という重要な概念を獲得します。たとえば、目の前にある玩具をハンカチで覆うとします。ピアジェの観察では、8か月の乳児ではハンカチを取り除こうとしませんでした。そのため、ピアジェは「対象の永続性」の概念はおおよそ9か月以降に獲得されると解釈しました。「対象の永続性」の概念を獲得したということは、表象能力、すなわち目の前にない事物や事象を頭の中に思い描く能力が出現したことを意味しており、いわゆる3項関係（わたし－あなた－もの）が成立するための認知的基盤と考えられます。

　前操作期は、生後2歳頃～7歳頃までの時期にあたります。1歳半から2歳頃になると、象徴機能が明確に現れてきます。象徴機能とは、対象を別の何かで表すことであり、記号表現で対象を指示するという言語発達の認知的基盤が獲得されたことを意味します。この頃、子どもは見立て遊びやままごとなどの象徴遊びをさかんに行うようになります。ただし、象徴機能を使えるようになったとはいえ、思考様式はまだ論理的に行われず、主観と客観も未分化なため、生命のないものに生命を認めたり、こころの働きを認めたりします（アニミズム：animism）。また、他者の視点から見たりすることが困難であったり（中心化：centering）、知覚的な印象にまどわされやすかったりします。この時期の子どもはまだ「保存性（conservation）の概念（対象の形や状態を変形させても、対象の数量といった性質は変化しないという概念）は獲得されていません。たとえば、保存課題といわれる課題では、同じ量の水が入った2つのコップを子どもに見せ、その1つを口が狭くて細長いコップに移し変え、水の量が変化したかを問うと、量の「保存性」が獲得されていない児では、細長くて水面が高い方が量が多いと答えてしまいます。「操作」とは、頭の中で、論理に従って情報を取り込み結合し変形することを意味しますが、前操作期の子どもはまだそうした操作が行えず、水の量が変化したと考えてしまうのです。

　具体的操作期は7歳頃～12歳頃までの時期にあたります。この時期に入ると子どもは多様な

表 9-8 ピアジェの発達段階論

| 時　期 | 発達段階の概要 | 関連事項 | 関連事項の概要 |
|---|---|---|---|
| 感覚運動期 (sensory motor period) 0～2歳頃 | 口で吸ったり、手でものを握ったり、あるいは自分の身体を移動させたりできるようになるなど、感覚運動的知能が発達する時期。生得的な反射による反応から出発し、次第に自発的・随意的な基本的動作を獲得していく。 | 循環反応 (circular response) | 運動機能の発達につれて、様々な外界の事物に働きかける。そして、たとえば、ガラガラを握って振り、音が出ると繰り返し振るようになる。 |
| | | 対象の永続性 (object permanence) | 当初はあるものが視界から消えると（現に見えていないと）、消失してしまったようにふるまっていたのが、9か月頃以降、見えていなくても存在する場合があることを理解し始める。 |
| 前操作期 (preoperatinal period) 2～7歳頃 | 表象的思考 (representative thinking)、すなわち実際の行動はせずに心の中でシュミレーションすることが可能となり始める時期。 | アニミズム (animism) | 主観と客観が未分化なため、生命のないものに生命を認めたり、こころの働きを認めたりする幼児の心理的特徴のこと。 |
| | | 中心化 (centering) | 自己中心性 (egocentrism) があり、自分を他者の立場に置き換えたり、他者の視点から見たりといったことができない。 |
| 具体的操作期 (period of concrete operations) 7～12歳頃 | 表象的思考に習熟し始め、具体物を中心とした論理的な操作が可能となり、質の保存性 (conservation of quantity) や数の保存性 (conservation on numbers) などを獲得する時期。ものごとをさまざまな面から総合的にとらえることができ始め、思考の脱中心化が進む。また、ある操作はそれと逆の操作をすることで元に戻すことができるという可逆性 (reversibility) を獲得する時期。 | 脱中心化 (decentering) | 中心化されていた状態が解消し、自分を他者の立場に置き換えたり、他者の視点から見たりできるようになる。 |
| | | 保存性 (conservation) | 対象の形や状態を変形させても、対象の数量といった性質は変化しないという概念のこと。 |
| | | 可逆的思考 (reversible thinking) | 原点に帰ることができる思考。特に移動した対象を元に戻せばまた同じであるという推論のこと。 |
| 形式的操作期 (period of formal operations) 12歳以降 | 言語で表された内容についても、子どもが形式的、抽象的な内的表象の心的操作、すなわち思考や推論 (inference,reasoning) などが可能となる時期。したがって現実にはあり得ないようなことについても、仮定したり仮説を立てたりして論理的に考えること、すなわち仮説演繹法 (hypothetico-deductive method) あるいは科学的方法 (scientific method) による思考も可能となる。 | 推論 (inference,reasoning) | 既知の前提から新しい結論を導き出す思考の働きのこと。また、その推論や結論のこと。 |

出典　山田弘幸編著　『言語聴覚士のための心理学』　医歯薬出版　2012 年

論理的操作を行えるようになります。前述したような保存性の操作や、自分を他者の立場に置き換えたり、他者の視点から見ることが出来るようになります（脱中心化：decentering）。また、先程のコップの水を元のコップに戻せば最初の水面の高さに戻ると考えることも出来るようになります（可逆的思考：reversible thinking）。しかし、論理的操作は事実に関するものに対しては正しく行えますが、「もし～ならば」といった仮想的現実などについては失敗してしまいます。

12歳頃以降の時期は、形式的操作期と呼ばれ、子どもは抽象的な事象についても、論理的に考え、仮説を立て、系統的に考えられるようになります。そして、現実にはあり得ないようなことについても、仮定したり仮説を立てたりして推論すること、すなわち仮説演繹法（hypothetico-deductive method）による思考も可能となります。

ハヴィガースト（Havighurst, R. J. 1900-1991）は人間が健全で幸福な発達を遂げるために、発達の各段階で達成すべき課題として発達課題（developmental task）を示しました（表9-9、174頁）。彼は発達課題を、「人生のそれぞれの時期に生ずる課題で、それを達成すればその人は幸福になり、次の発達段階の課題の達成も容易になるが、失敗した場合はその人は不幸になり、社会から承認されず、次の発達段階の課題を成し遂げるのも困難となる課題である」と述べています。その内容には生物学的視点、社会文化的視点、心理学的視点など複数の観点が含まれていますが、生物学的視点以外は文化や時代の影響を受けます。彼の発達課題は主に1930年代の米国中産階級の価値観を反映しているとされています。

前述したエリクソンはライフサイクルを8つの段階に区分し、各段階で解決・克服しなければならない課題と解決・克服に失敗した場合にもたらされる心理・社会的危機を対比的に示しました（表9-10、175頁）。エリクソンは特に青年期を重要視し、自我同一性（アイデンティティ：自分はどんな人間かという感覚）の確立を発達課題とし、その確立に失敗すると役割拡散（同一性拡散：自分が何者であるか見出せない状態）の危機があらわれるとしました。また、自我同一性を確立するためにはさまざまな社会体験のための時間が必要で、青年期をモラトリアム（猶予期間）ということばで特徴付けました。

服部は21世紀初頭10年間の世界的変化の波、すなわち暴力（テロ）、病気、経済不況、環境問題の連鎖、情報通信技術（ICT）進化による生活および人間関係の変容、高齢社会と男女共同参画社会進展による年齢・性別の枠組みの自由化・多様化などから各人生周期の発達における現代的課題を表9-11（175頁）のように整理しています。

表9-9 ハヴィガーストの発達課題[14)]

| 段階 | 年齢 | 発達課題 |
|---|---|---|
| 乳児期および幼児期 | 誕生〜ほぼ6歳まで | 1. 歩くことを学ぶ<br>2. かたい食べ物を食べることを学ぶ<br>3. 話すことを学ぶ<br>4. 排泄をコントロールすることを学ぶ<br>5. 性の違いと性にむすびついた慎みを学ぶ<br>6. 概念を形成し、社会的現実と物理的現実をあらわすことばを学ぶ<br>7. 読むための準備をする<br>8. 良いことと悪いことの区別を学んで、良心を発達させはじめる |
| 児童期 | ほぼ6歳〜12歳 | 1. ふつうのゲームをするのに必要な身体的スキル(技能)を学ぶ<br>2. 成長している生物としての自分について健全な態度をきずく<br>3. 同じ年ごろの仲間とうまくつきあっていくことを学ぶ<br>4. 男性あるいは女性としての適切な社会的役割を学ぶ<br>5. 読み、書き、計算の基本的スキル(技能)を学ぶ<br>6. 日常生活に必要な概念を発達させる<br>7. 良心、道徳性、価値基準を発達させる<br>8. 個人的な独立性を形成する<br>9. 社会集団と社会制度に対する態度を発達させる |
| 青年期 | 12歳〜18歳 | 1. 同性と異性の同じ年ごろの仲間とのあいだに、新しいそしてこれまでよりも成熟した関係をつくりだす<br>2. 男性あるいは女性としての社会的役割を獲得する<br>3. 自分の身体つきを受け入れて、身体を効果的に使う<br>4. 両親やほかの大人からの情緒的独立を達成する<br>5. 結婚と家庭生活のために準備をする<br>6. 経済的なキャリア(経歴)に備えて用意する<br>7. 行動の基準となる価値と倫理の体系を修得する―イデオロギーを発達させる<br>8. 社会的責任をともなう行動を望んでなしとげる |
| 成人前期 | 18歳〜30歳 | 1. 配偶者を選ぶ<br>2. 結婚した相手と一緒に生活していくことを学ぶ<br>3. 家族を形成する<br>4. 子どもを育てる<br>5. 家庭を管理する<br>6. 職業生活をスタートさせる<br>7. 市民としての責任を引き受ける<br>8. 気のあう社交のグループを見つけだす |
| 中年期 | ほぼ30歳〜だいたい60歳くらいまで | 1. ティーンエイジに達した子どもが責任をはたせて、幸せな大人になることを助ける<br>2. 成人としての社会的責任と市民としての責任をはたす<br>3. 自分の職業生活において満足できる業績を上げて、それを維持していく<br>4. 成人にふさわしい余暇時間の活動を発展させる<br>5. 中年期に生じてくる生理的変化に適応して、それを受け入れる |
| 成熟期 | 60歳〜 | 1. 体力や健康の衰えに適応していく<br>2. 退職と収入の減少に適応する<br>3. 配偶者の死に適応する<br>4. 自分と同年齢の人びとの集団にはっきりと仲間入りする<br>5. 社会的役割を柔軟に受け入れ、それに適応する<br>6. 物理的に満足できる生活環境をつくりあげる |

出典　全国歯科衛生士教育協議会　監修『心理学』医歯薬出版　2010年

第 9 章　発達に関すること

表 9-10　エリクソンの発達図式 [15]

| 年齢 | 段階 | 発達課題と心理・社会的危機 | 基礎的活力 |
|---|---|---|---|
| 0〜1.5 | 乳児期 | 基本的信頼 ー 不信 | 希望 |
| 1.5〜3 | 早期児童期 | 自律性 ー 恥と疑惑 | 意志力 |
| 3〜6 | 遊戯期 | 自発性 ー 罪悪感 | 目的性 |
| 6〜12 | 学齢期 | 勤勉 ー 劣等感 | 適格感 |
| 12〜20 | 青年期 | 自我同一性 ー 役割拡散 | 忠誠 |
| 20〜40 | 初期成人期 | 親密さ ー 孤独 | 愛 |
| 40〜60 | 成人期 | 生産性 ー 停滞 | 世話 |
| 60〜 | 成熟期 | 自我統合 ー 絶望 | 英知 |

出典　E.H. エリクソン 著　仁科弥生 訳『幼児期と社会 1』みすず書房　1977 より　一部改変して使用

表 9-11　各人生周期の発達における現代的課題 [16]

| 人生周期 | 現代的課題 | 具体例 |
|---|---|---|
| 乳児期 | 母性的養育の危うさ | 乳児虐待　育児放棄（ネグレクト） |
| 幼児前期 | 生活習慣 (しつけ) の変化 | 生活習慣（しつけ）のくずれ<br>幼児虐待　育児放棄（ネグレクト） |
| 幼児後期 | 幼児らしい生活の喪失 | 子どもの暴力、早期教育 |
| 学童期 | 学びの困難さ | 学びの社会性の問題（学級崩壊、モンスター・ペアレント）<br>発達障害 |
| 思春期 | 人間関係の変質 | 性の意味の変化<br>いじめ（ことにネットによる） |
| 青年期 | 社会参加の遅延 | 就職遅延<br>ニート |
| 成人前期 | 終わらない青年期 | 社会的引きこもり<br>遠ざかる結婚 |
| 成人中期 | 少子化とそれの及ぼす影響 | 女性の社会進出<br>少子化の家庭にもたらす影響 |
| 成熟期 | たそがれどきの迷いと不安 | 熟年離婚<br>熟年自殺 |
| 成人後期 | シニア世代の孤独と絶望 | 独居高齢者と孤独死<br>高齢者の犯罪 |

出典　服部祥子 著　『生涯人間発達論 第 2 版』p17 医学書院　2011 年　より一部改変して使用

### 7．運動発達（motor development）

　運動の発達は寝返り、座位、独歩といった粗大運動の発達と手の操作による巧緻運動の発達に分けられます[1]。粗大運動は、抗重力姿勢（地球の重力に抗して身体を持ち上げる）と協調運動の獲得を軸に進みます。すなわち、首がすわる（4か月）、寝返る（5〜6か月）、腹臥位で頭と胸を上げる（5〜6か月）、座る（7〜8か月）、這う（9〜10か月）、と進み1歳前後で独歩へといたります。全身による協調運動は次第に洗練され、両足でジャンプする（2歳半頃）、三輪車のペダルをこぐ（3歳頃）、スキップをする（5歳頃）といったように進んでいきます。ただし、これらの粗大運動発達は運動単独で発達するわけではありません。運動をするたびに筋肉や関節の固有感覚[注1]や触感覚などが生じ、その情報は脳に伝えられ、運動の計画と指令と修正が行われます。つまり、運動は感覚により発達し、感覚もまた運動により刺激されて発達するのです。

　また、姿勢保持に関しては前庭感覚[注2]が重要な役割を果たし、5か月頃に始まる立ち直り反応[注3]や、8か月頃に始まるパラシュート反応[注4]を可能にしています。このように粗大運動は固有感覚や前庭感覚などと強く結びつきながら、感覚運動系という1つのシステムとして発達していくのです。

　一方、巧緻運動としての手の運動は、生後5〜6か月頃までにはすでに対象に手を伸ばす、つかむ、離すという基本的な運動が完成しています。手は探索操作器官としての役割を果たし、スプーンで食べようとする（1歳半頃）、積み木を積む（2歳頃）、丸を描く（3歳頃）、ボタンをはめる（4歳頃）といったように、目と手の協調運動は年齢とともに巧緻性を増していきます。こうした発達初期の感覚運動体験は認知発達にとって極めて重要と考えられています。なぜなら、私たちが視覚や聴覚といった感覚器官（遠隔受容器[注5]とよばれる）で対象を認知する際、対象の硬さや温度といった物理的属性を推測できるのは、乳幼児期の豊富な感覚運動体験が基盤になっていると考えられるからです。こうして、子どもが環境を認知し能動的に働きかけていく、あるいは環境から自分を分離して自己を確立し自立していくためには、運動の発達が重要な土台となるのです。

注1）深部感覚ともよばれ、関節や筋肉の受容器により生ずる、身体各部の位置や運動の状態、重さなどの感覚。
注2）内耳の半規管と耳石器にある受容器により生ずる重力や回転、加速度の感覚。
注3）重力に抗して姿勢を垂直に保とうとする反応。乳児を両脇で支え、立たせた位置から横に傾けると体を立っていた勢に戻そうと体や首を側屈させる。
注4）保護伸展反応ともよばれ、たとえば座位姿勢で体が左右に倒れそうになると、倒れそうな側の腕を伸展させて体を支えようとする（側方パラシュート反応）。
注5）視覚・聴覚・嗅覚のように身体より遠く離れたところから発せられる刺激に反応する受容器。

### 8. 精神作用としてのシンボル機能の獲得

　記号とはそれ自身とは別の何かを表すものです。そこには、あるもの（能記：記号表現）であるもの（所記：事物・表象・概念）を表すという関係があります。この能記－所記の関係は恣意性[注1]の観点からシグナル（信号）・インデックス（標識）・シンボル（象徴）の3つに大別されます（表9-12）。

　シグナル（信号）とはそれが結果として起こる特定の事象・事態の前兆となるような刺激のことです。乳児は最初泣くことで空腹を母親に知らせ、ミルクを授乳されてようやく泣き止みます。しかし、授乳体験を繰り返す内に、ほ乳瓶を見ただけで、あるいは近づく母親の声や足音が聴こえるだけで泣き止むようになります。この場合、ほ乳瓶や母親の声・足音が授乳のシグナルとなっています。パブロフ（Pavlov, I 1849-1936）の行った古典的条件付けの実験では、犬に特定のベルの音を聴かせた後にエサを与えることをくり返すと、はじめはエサに反応して唾液が出ていたのが、やがてベルの音を聴くだけで唾液がでるようになります。つまり、ベルの音には、あとにくるエサを意味するシグナルとしての働きがあります。シグナルは特定の状況（空腹や実験室セット）という、限られた恣意性の低い条件のもとで機能します。

　インデックス（標識）とは指し示す事物や事象との物理的・因果的関係を持つ記号のことです。たとえば指さしは、三項関係（わたし－あなた－ものや事柄）が確立する生後9か月頃から、盛んに用いられるようになりますが、そこには指示するもの（ひとさし指）とそれによって指示されるもの（物）という能記－所記関係が成立しています。また、指さしの意図は、対象の共有や要求あるいは注意の喚起などシグナルよりも多様な意味を伝達できます。ただし、指さしには対象が目の前に存在する時しか伝達できず、また特定の事物だけを表示するという制約があります。他にも、インデックスには身ぶりサインや道路標識、公共空間に表示されているピクトグラム[注2]などが上げられます（図9-9、178頁）。

表9-12　3つの能記－所記関係

| 記号 | 機能 | 例 | 恣意性 |
|---|---|---|---|
| シグナル（信号） | 結果として起こる特定の事象・事態の前兆となる刺激 | 授乳を予期させる母親の声など。古典的条件づけにおける特定のベルの音。 | 低 |
| インデックス（標識） | 指し示す事物や事象との物理的・因果的関係を持つ記号 | 指さし、時計の針、身ぶりサイン、ピクトグラム。 | 中 |
| シンボル（象徴） | 事態や事物の表象（イメージ）を喚起する記号。指し示す事物や事象との物理的・因果的関係は持たない。 | 音声言語、手話、指文字、点字 | 高 |

シンボル（象徴）とは事態や事物の表象（イメージ）を喚起する記号のことです。たとえば、1歳半頃から子どもがブロックをバスに見立てて「ブーブー」といいながら押して遊ぶ見立て遊びは典型的な象徴機能の1つです。ここでは、実際の事象（おもちゃのバス）と表象（子どもの頭の中にあるバスについてのイメージや知識）そして、それを表現するシンボル（象徴：ブロック）という3つの関係（「意味の三角形」と呼ばれる）が成立しています（図9-10）。

　そして、ブロックとバスは事物としては本来無関係なものであり（図中、破線で示してある。ただし形態の知覚的類似性はある）、そこでの能記（ブロック）－所記（バス）関係は子ども自らが生みだしたものと言えます。これは、シグナルやインデックスのように能記－所記の関係が状況のなかに存在し、子どもがシグナルに気づいたり、インデックスとして用いるのとは大きく異なっています。そしてシンボル（ブロック）があらわすものは事象としての実際のバスではなく、子

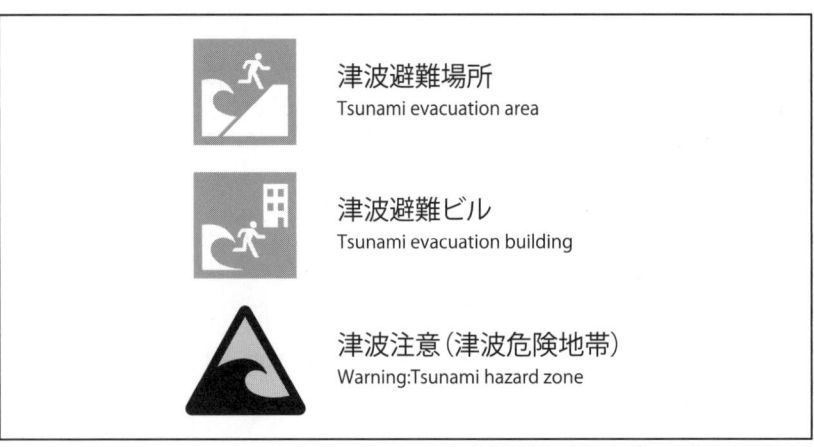

図9-9　ピクトグラムの例

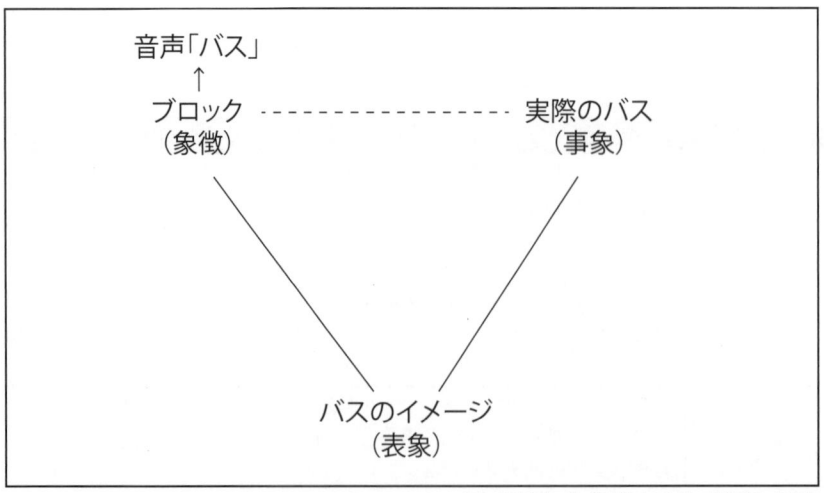

図9-10　象徴（シンボル）機能（意味の三角形）

どもの頭の中にある表象（イメージとしてのバス）です。このシンボルがブロックから「バ」「ス」という音を組み合わせた「バス」という音声に置き換えられるとき、もはや音声「バス」と事象や表象としてのバスの間には何らの知覚的類似性はなく、ただ恣意的にのみ関係していることになり、ここにことばの象徴機能が生まれることになります。岡本夏木（1926-2009）は「言語記号と、それによってあらわされる事物とは直接結びついているのでなく、人間の精神作用に媒介されることによって関係づけられているのである」と表現し、子どもがことばを話し始めるには、この象徴機能の形成をまたなければならないと述べています[17]。

注1）論理的な必然性がまったくないという意味。「恣意的（でたらめ）な発言」というように通常は否定的な表現として使われることが多いが、ここでは言語が指示対象とは物理的・因果的関係をもたないがゆえに、あらゆる事象を表現できるという意味で使用している。恣意性とは反対に、記号そのものがある特定のイメージや意味を喚起する場合を有縁的あるいは有契的と呼ぶ。有縁記号はインデックス（指標）に分類される。

注2）ピクトグラム（pictogram、ピクトグラフ：pictographとも表記される）は、何らかの情報や注意を示すために表示される絵記号の一種である。その一部は日本工業規格（JIS）として定められ公共建築物で表示されている（図9-9、178頁）。

### 9. 言語発達（development of speech and language）

言語は最初、コミュニケーションのための道具として発達していきます。

コミュニケーションの発達はおおむね図9-11のような流れで進みます[18]。出生後しばらくは、赤ちゃんを育てる大人（＝聞き手）が赤ちゃんの表情や声で快・不快などを推測しながら関わりを深めていきます（聞き手効果段階）。ヒトの赤ちゃんは表情がきわめて豊かで、生後直後の段階でも微笑み、大人の関心を引きつけます（新生児微笑）。1か月を過ぎる頃には、大人のあやしに反応して微笑むようになり、4・5か月になると母親や見知った人を選んで微笑むようになります（社会的微笑）。大人、とくに母親は積極的に赤ちゃんの気持ちを読み取ろうとします。最初

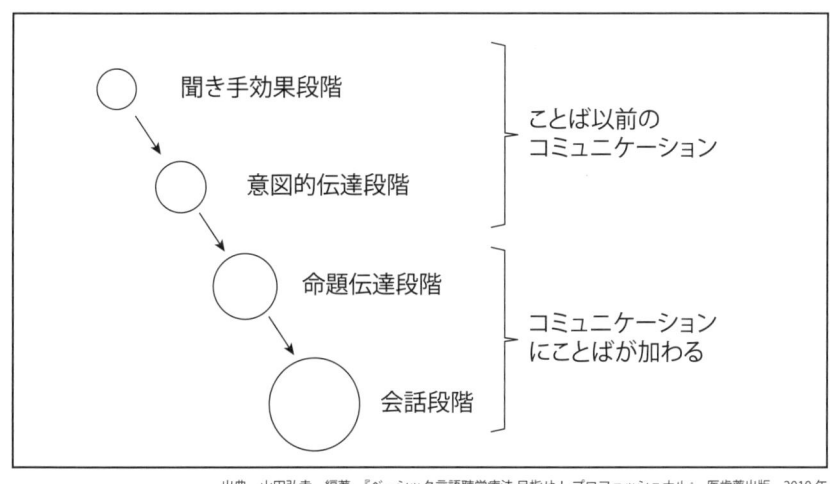

出典　山田弘幸　編著　『ベーシック言語聴覚療法 目指せ！プロフェッショナル』　医歯薬出版　2010年

図9-11　コミュニケーション機能獲得段階

のうちは、気持ちの読み取りがうまくいかない場合もありますが、しだいにコミュニケーションがうまくいくようになります（図9-12）。また、この過程を通して、赤ちゃんは自分と他者（母親）の存在（2項関係：「わたし」と「あなた」の関係）に気付いていきます。それは、6、7か月に始まる人見知りにも確認することができます。そして、泣くことや微笑む、見つめるなどの自分の行動が、他者の注意をひき、特定の結果を生じさせるということを発見していきます。

やがて、生後9か月を過ぎた頃になると母親の注目している対象を赤ちゃんも見つめる行動（共同注意：joint attention）が出現し始めます。この行動は他者の意図の存在や、自分と他者と事物の存在（3項関係、「わたし」と「あなた」と「物やことがら」の関係）に赤ちゃんが気付き始めた芽生えであり、語彙獲得の認知的基盤と考えられます。

3項関係が理解できると、赤ちゃんは視線や声、動作などで積極的に表現し始めます（図9-13、181頁）。この時期のコミュニケーションにまだことばは用いられませんが、興味をもったものや欲しいものを指さして知らせる（pointing）、ものを手にとって相手に見せる（showing）、ものを手渡しする（giving）、大人の注意を対象に向けるために対象と大人を交互に見る（参照視：referential looking）、大人の様子を伺いながら自分の行動を調整しようとする（社会的参照：social reference）、それらに発声を伴わせるなど、すでに多彩なコミュニケーション行動が認められます。やがて、1歳を過ぎる頃から、これらにことばが加わり（命題伝達段階）、コミュニケーションは急速に拡大していくことになります。

言語発達は通常、言語理解が先行して発達し、言語表出はそれを追うかたちで発達します。そのプロセスには特徴的とされるいくつかの段階があります（表9-13、181頁）。語彙獲得期は1

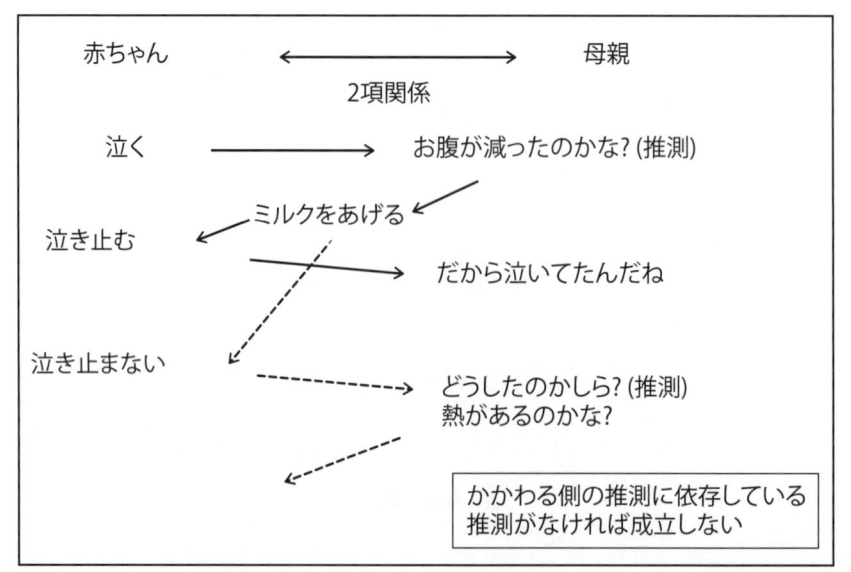

出典　山田弘幸　編著『ベーシック言語聴覚療法 目指せ！プロフェッショナル』医歯薬出版　2010年

図9-12　聞き手効果段階

歳代前半に始まり、最初は「バイバイ」と言った日常語や「ワンワン」などの幼児語から始まり、やがて「イヌ」といった成人語の理解と表出へと向かいます。この時期は意味不明のジャルゴン発話[注1]も多く、一時期使われていた語彙が消失することもあります。また、少ない語彙で概念を表現しようとするために、たとえば四足歩行の動物をすべて「ワンワン」と意味を拡大して呼称することも観察されます（語の過拡張的用法：overextension）。語彙の増加は最初は緩やかです

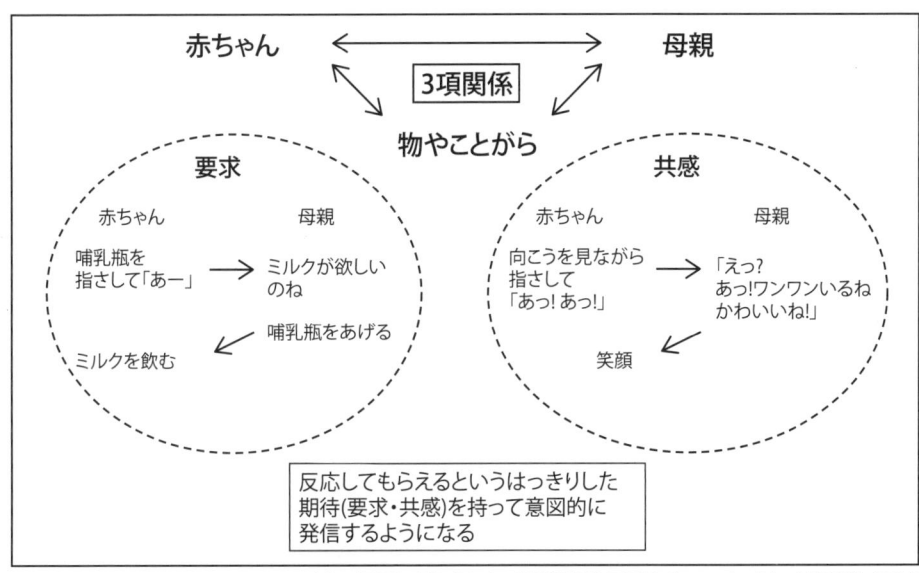

図9-13 意図的伝達段階
出典 山田弘幸 編著『ベーシック言語聴覚療法 目指せ！プロフェッショナル』医歯薬出版 2010年

表9-13 言語発達段階[19]

| ライフステージ | 言語発達段階 | 主な言語発達 | 定型発達児における生活年齢のめやす |
|---|---|---|---|
| 乳児期 | 前言語期 | 社会的相互作用、音声知覚、事物の基礎的概念、発声の基礎 | 0～1歳 |
| 幼児前期 | 語彙獲得期・単語獲得期 | 語彙の獲得 | 1～2歳 |
| | （前期）構文獲得期、文形成期 | 構文の獲得 | 2～4歳 |
| 幼児後期 | （中期）構文獲得期、会話期 | 構文の獲得、談話、音韻意識の発達 | 4～6歳 |
| 学童期 | | 読み書き、学習言語の発達 | 6～12歳（小学生） |
| 青年・成人期 | | 社会学習、創造的思考 | 12歳（中学生）以降 |

出典 玉井ふみ 深浦順一 編『言語発達障害学』p6 医学書院 2010年

が、1歳代後半から2歳代前半にかけて語彙の爆発的増加の時期（vocabulary spurt）を迎え、語彙数が50語程度を超える頃、「ママ・オンモ（ママはおそと）」のように、統語的構造をもつ2語文が出現します。語彙は初期には名詞が多くを占めますが、やがて動詞や形容詞といった品詞が増え、大小、色名などの性状語も獲得され、豊富になっていきます。

その後、構文獲得期と呼ばれる2歳から4歳にかけては、多様な文の理解と使用が可能になります。文の意味理解は最初、状況や文脈が手がかりとなります[注2]が、その後、語順[注3]が、そして幼児期後期には「が」「を」などの格助詞[注4]や「ソンデ（それで）」などの接続詞の正確な理解と使用が可能になり、複文[注5]などの理解と表出も可能となります。そして、学童期に入ると、受け身文などのより複雑な統語構造を持つ文の理解と表出も容易となり、基本的な文法知識が獲得されます。

言語発達が進むにつれ、ことばを使った他者との相互交渉＝会話能力も発達していきます。会話とは、「話し手と聞き手が知識や感情などに関する情報を言語的および非言語的な表現を用いて交換することにより、相互理解や共感に至る過程」[4]であり、ある時は話し手になり、ある時は聞き手になるという役割交代も含みます。会話の発達は、1歳代の要求や問いかけへのうなずきから始まり、2歳代前半頃には現前事象や自分の体験に基づく応答が可能となります。そして、3歳代には名前や年齢といった日常的質問への応答が、4歳代では非現前事象についての質問に答えたり、理由を文章で説明することも可能となります。やがて、1つの話題について会話を継続し、発展させたり、学童期には、相手に合わせて会話の内容やことばづかいを変えることも可能となります。また、話し方や表情から、話し手のことばの背景にある発話意図の推論も少しずつ可能になります。

このように言語発達は、子どもの感覚運動能力の発達、認知能力の発達、社会性の発達などが基盤になっているため、言語発達にかかわる言語聴覚士には、発達に関する包括的な知識と、それらを相互に関連づけて理解することが求められています。

注1）特定の業界や分野の中だけで通用する用語のこと。あるいは、重度の失語症のある人が発する錯語（さくご）と呼ばれる意味不明の発話のこと。転じて、1歳過ぎの子どもが話す、意味不明の発話に対しても用いられている。
注2）文「男の子がリンゴをたべる」において、リンゴが男の子を食べることはあり得ないという意味的制約を手がかりとして理解する。
注3）文「イヌがパンダをあらう」において、語順を手がかりに、動作主＋対象＋動作として理解する。そのため、文「パンダをイヌがあらう」ではパンダが動作主でイヌを対象と理解してしまう。
注4）主に名詞につけて文の中で、その名詞と他の名詞や動詞・形容詞との意味関係を示す語。
注5）「パパが行ったから、僕も行く」のように1つの文に複数の節（主語と述語の組み合わせ）を含む文。

### 10. 定型発達（typical development）・正常発達（normal development）

　定型発達とは主に自閉症スペクトラム（ASD）の人々の間で使われ始めた用語で、いわゆる健常者（多数派）の平均的発達、すなわち正常発達とされているものを指しています。少数派であり非定型発達をする自閉症スペクトラムの人々から見た定型発達の人々は、常に社会的問題に没頭し、自分自身は正常で自分の判断が唯一正しいと言う優越感を抱き、周囲に適合し集団で行動することに絶対的な価値を置き、孤独であることに耐えられず、他人との些細な違いに対して非寛容で、思ったことをそのまま口に出すことを良しとせず、自分たちよりも嘘を言う確率が高い、などの特徴があるとされます。背景には自閉症スペクトラムは病気や障害ではなく、誰にでも多かれ少なかれ存在し得る発達特性（スペクトラム：連続体）であって、排除するのではなく異文化として認めるべきだという主張が込められています。同質であることを求め、異質なものを排除しやすい日本社会においてはとりわけ重要な視点を与えることばです。英国の自閉症協会（The National Autistic Society）はそのホームページ[20]上でメディア関係者に対し、自閉症についてどのように言及すべきか取り上げていて、一例として、いわゆる正常発達の子ども（normally developing children）について定型発達の子ども（typically developing children）と表現することを推奨しています。

### 11. 発達障害（developmental disorder）

　発達障害という用語は最近になって日常的用語として定着してきましたが、そのことに大きな影響を与えたのは 2005 年に施行された発達障害者支援法で定義された行政用語であると考えられます。同法 2 条で定義された発達障害とは、「自閉症、アスペルガー症候群その他の広汎性発達障害、学習障害、注意欠陥多動性障害その他これに類する脳機能の障害であってその症状が通常低年齢において発現するものとして政令で定めるものをいう」[21]とされており、医学的には概ね IQ70 以上の精神発達遅滞に分類されない自閉症スペクトラム（ASD）と学習障害（LD）、注意欠如・多動性障害（AD/HD）を含む非常に幅広い定義となっています。これは、それまで、いわゆる三障害（知的障害・肢体不自由・精神障害）を対象に整備されてきた法律や制度・サービスの網の目から発達障害のある人々が抜け落ちていたために、発達障害を出来るだけ幅広く定義し、支援の対象としようという発想で定義されたからです。なお、広義には脳性麻痺など発達期に見られるすべての障害を発達障害とすることもあります。

　一方で、医学的定義は常に、出来るだけ症候を狭くとらえ、原因を特定し、可能ならば治療し、発症を予防しようという方向性を持ちます。医学的定義自体も歴史的な研究の進展や研究者の立場によってさまざまですが、我が国においても準拠すべき規準とされているものの 1 つに米国精神医学会が発行する「精神疾患の診断・統計マニュアル（Diagnostic and Statistical Manual of

Mental Disorders；DSM）」があります。2013 年に改訂された第 5 版[22]）のうち、発達障害に関連する精神疾患のカテゴリーの一部を表 9-14（185 頁）に示しました。

発達障害に関連する第 4 版からの変更点としては以下の点が上げられます。

1）発達期に発症する一群の精神疾患を「神経発達症群（Neurodevelopmental Disorders）」として整理した。
2）診断基準を満たせば複数の障害の同時診断を認めた。
3）知的障害（知的能力障害）の重症度分類において IQ の値よりも適応機能の評価を重要視するようになった。
4）「広汎性発達障害（Pervasive Developmental Disorders；PDD）」において、従来の下位カテゴリーがなくなり、「自閉スペクトラム症（Autism Spectrum Disorder；ASD）」というひとつの診断名に統合された（アスペルガー症候群はスペクトラムの中に含まれることになり、小児期崩壊性障害は診断的意義がないとされ、レット障害は X 染色体の異常であることが判明したため診断から除外され、診断に「社会性の障害」と「常同性へのこだわり」の併存を要件とした、など）。
5）注意欠陥・多動性障害において、注意欠[如]・多動性障害へと日本語訳が改められ、破壊的行動障害や反抗挑戦性障害と並列された分類から神経発達症群のカテゴリーに移行した。兆候が見られる年齢が 7 歳以前から 12 歳以前へと引き上げられ、児童期前半に明らかになる障害という印象が薄められた。重症度を軽度・中度・重度の 3 段階に評価するようになった。

さらに、DSM5 は我が国における障害分類とは異なりますが、言語症（Language Disorder）は特異的言語発達障害に、調音症（Speech Sound Disorder）は機能性構音障害に、社会的（語用論的）コミュニケーション症（Social (Pragmatic) Communication Disorder）はいわゆる語義語用障害に、それぞれ相当する障害分類と考えられます。

以上のように、発達障害は臨床的には非常に多様であることから、児童精神科医の杉山登志郎は発達障害を「発達障がいとは子どもの発達の途上において、何らかの理由により、発達の特定の領域に、社会的な適応上の問題を引き起こす可能性がある凹凸を生じたもの」[23]）と表現しています。

## 第9章　発達に関すること

表9-14　神経発達症群/* 神経発達障害群　Neurodevelopmental Disorders

| カテゴリー | 特徴 |
| --- | --- |
| **知的能力障害群　Intellectual Disabilities** | |
| 知的能力障害(知的発達症)<br>Intellectual Disability<br>(Intellectual Developmental Disorder) | 発達期に発症し、概念的、社会的、および実用的な領域における知的機能と適応機能両面の障害 |
| 全般的発達遅延<br>Global Developmental Delay | 5歳未満の乳幼児で、臨床的重症度の妥当性のある評価をすることができない場合に用いる。一定期間をおいて再評価を必要とする。 |
| **コミュニケーション症群/コミュニケーション障害群　Communication Disorders** | |
| 言語症/言語障害<br>Language Disorder | 語彙、構文および話法の理解または産生の欠陥による言語の習得および使用の困難を含む障害 |
| 調音症/調音障害<br>Speech Sound Disorder | 音韻認識または調音能力あるいはその両方を含む障害 |
| 小児期発症流暢症(吃音)/小児期発症流暢障害(吃音)<br>Childhood-Onset Fluency Disorder (Stuttering) | 年齢に不適切な、会話の正常な流暢性と時間的構成の障害 |
| 社会的(語用論的)コミュニケーション症/<br>社会的(語用論的)コミュニケーション障害<br>Social (Pragmatic) Communication Disorder | 自然な状況での言語的および非言語的コミュニケーションの社会的ルールを理解し従うこと、聞き手や状況の要求に合わせて言葉を変えること、および会話や話術のルールに従うことの障害 |
| 自閉スペクトラム症/自閉症スペクトラム障害<br>Autism Spectrum Disorder | 発達早期から存在する社会的コミュニケーションおよび対人的相互反応における障害と、行動、興味、活動におけるこだわりで特徴づけられる障害 |
| 注意欠如・多動症/注意欠如・多動性障害<br>Attention-Deficit/Hyperactivity Disorder | 機能または発達を妨げるほどの、不注意と多動性―衝動性またはそのいずれかによる障害 |
| 限局性学習症/限局性学習障害<br>Specific Learning Disorder | 読字、書字表出、計算の障害 |
| **運動症群/運動障害群　Motor Disorders** | |
| 発達性協調運動症/発達性協調運動障害<br>Developmental Coordination Disorder | 協調運動の獲得や遂行に障害があり、日常生活の活動に支障をきたすほどの不器用および運動技能の緩慢さや不正確さがある |
| 常同運動症/常同運動障害<br>Stereotypic Movement Disorder | 反復し、駆り立てられているような、目的のないように見える運動 |
| チック症群/チック障害群<br>Tic Disorders | 突発的、急速、反復性、非律動性、常同的な運動性の動きまたは発声 |
| **他の神経発達症群/他の神経発達障害群　Other Neurodevelopmental Disorders** | |
| 他の特定される神経発達症/他の特定される神経発達障害<br>Other Specified Neurodevelopmental Disorder | 神経発達症に特徴的な症状が優勢であるが、神経発達症の診断分類の中のどの疾患の基準も完全には満たさない場合 |
| 特定不能の神経発達症/特定不能の神経発達障害<br>Unspecified Neurodevelopmental Disorder | 神経発達症の基準を満たさないとする理由を特定しない場合、十分な情報がない場合 |

＊:/の右側表記は旧病名

## 12. 発達遅滞（developmental retardation）

発達遅滞とは原因の如何にかかわらず、子どもの発達のある側面が定型発達の平均よりも遅い、という意味で幅広く使用される症状名です。たとえば、ダウン症のあるお子さんには、多くの場合運動発達の遅れ、言語発達の遅れ、知的発達の遅れが認められますから、その状態はそれぞれ運動発達遅滞、言語発達遅滞、精神発達遅滞のように表現されます。また、行政用語の知的障害に対応する医学用語として精神発達遅滞や精神運動発達遅滞という用語が使用されることがあります。あるいは、DSM5 の「全般的発達遅延（global developmental delay）」のように、発達早期で症状が固定化していない時期に、発達のある側面の遅れを表現するのに使用されることもあります（英語の delay には「場合によっては正常化することもある」という意味が含まれています）。

## 13. 発達の歪み

発達の歪みとは個人の中で、発達の各領域がバランス良く発達するのではなく、特定の領域に落ち込みや高まりがある状態で、個人内差やディスクレパンシー（discrepancy）あるいは乖離という用語で表現される時もあります。しばしば指摘されてきたものとして、自閉症スペクトラムにおける視覚優位があります。つまり、自閉症スペクトラムの人の場合、視覚情報処理が聴覚情報処理（主に音声言語）より優れている、すなわち、視覚情報処理＞聴覚情報処理という個人内差があるという特徴です。たとえば、ウェクスラー式知能検査の結果から動作性 IQ ＞言語性 IQ の傾向を指摘する報告が多くなされてきました。一方では高機能自閉症では PIQ と VIQ のこうした差は認められないとの報告もあります。これらの報告に対しては、一般的に視覚的情報は一過性ではなく安定していることが多く注意を向けやすいこと、反復参照可能なので記憶の負担が少ないことなどから、聴覚的情報（特に音声言語）よりも処理しやすく、処理しやすさについての情報の側の優劣のあらわれであり、個人の処理能力の優劣（個体内差）とは異なるとの指摘もあります[24]。しかし、視空間認知能力や数概念の理解に重度の障害がありながら言語発達が良好なことで知られるウイリアムス症候群の報告や、重度の知的障害と自閉症がありながら高い芸術的才能を示すサヴァン症候群の人々の存在は、人間の能力がいくつかの単位から構成されていて、それらが互いに独立して発達する場合があること（「知能のモジュール仮説」と呼ばれます）を示しています[25]。

## 14. 発達支援

発達支援とは文字通り子どもの発達を支援するためのかかわりを意味することばで、我が国で以前から使用されてきた療育という用語とほぼ同義と言えます。療育とは、大正末期から昭和の初期にかけて肢体不自由児者のリハビリテーションに尽力した東京帝国大学整形外科学教室教授

高木憲次（1888-1963）による造語で、療育の療は医学的治療を意味し、育は教育を意味しています。「療育の父」と呼ばれる高木は肢体不自由児者の治療・教育・職能（職業能力）訓練の重要性を唱え、1942年に我が国で初めての療育施設「整肢療護園」を創設しました。高木は「療育とは、現代の科学を総動員して不自由な肢体を出来るだけ克服し、それによって幸いにも恢復したる「肢体の復活能力」そのものを出来るだけ有効に活用させ、もって自活の途の立つように育成することである」[26]と述べています。

　我が国では、小児のリハビリテーション＝療育は1960年代から70年代にかけて全国的に整備されていきましたが、当初は治療・機能訓練中心の色彩が強く、障害の早期発見・早期療育によりその治癒を目指すことが目標とされました。しかし、1990年代以降、障害そのものの治癒は多くの場合不可能であること、強制的な治療・訓練は障害のある人の自立を奪うものであるとの障害当事者からの批判、医療におけるインフォームド・コンセントやQOL（生活の質）の尊重、障害のある子どもであってもその発達は能動的・主体的なものであるとの認識、さらに障害概念の変遷などもあり、療育の内容は子どもと家族を中心とした発達支援へと変化してきました。

　発達支援では、保育活動を中心に、日常生活における基本的動作（ADL）の指導、コミュニケーションを含む集団生活への適応のための指導、家族へのアドバイスなどが行われています。2012年に施行された障害者総合支援法では、発達支援を行う場として児童発達支援センターや児童発達支援事業が位置づけられています。

### 15. 社会啓発

　障害とは何でしょうか？　国際保健機関（WHO）が2001年に採択したICF（International Classification of Functioning, Disability and Health：国際生活機能分類[27]、図9-14、188頁）では生活機能を心身機能・身体構造（生命レベル）、活動（生活レベル）、参加（人生レベル）に分類し、さらにこれらに影響を与える背景因子として環境因子と個人因子が設定されています。

　このうち、ICFで定義される障害とは、各機能の否定的側面、すなわち機能障害と生活制限に参加制約を加えた包括的概念であり、機能障害のみを意味するのではありません。そして、多くの場合、機能障害の改善には限界があります。子どもであれば、ダウン症の子どもの多くは知的障害のある青年になりますし、自閉症スペクトラムの子どもはコミュニケーションに苦手さのある青年になります。このことは、言語聴覚士の行う機能障害改善への努力は当然のこととして、同時に生活制限や参加制約改善への努力も求められていることを意味します。たとえば、発達特性に応じた活動レベルでの種々の配慮や、環境因子に含まれる支援制度を活用することで、機能障害があっても活動制限や参加制約は改善される場合があります。言語聴覚士が目標とするのは障害のある人が、障害がありながらも社会に適応して参加できる状況を作り出すことにあります。障害とは

個人が受容すべきものではなく社会が解決すべき課題であるとの指摘もあります[28]。コミュニケーションに障害のある人はその障害特性ゆえに社会へ自らの困難を発信することにもバリアを抱えています。言語聴覚士はその代弁者としての役割を積極的に果たす必要があります。種々の啓発活動への参加、社会参加の場作り[29]、行政政策への障害のある人の意思の反映なども重要です。

ここでは、発達障害のある人に関わる周囲の人々への啓発活動について考えてみます。

発達障害のある人は細部の情報に注意が集中し、全体の情報・状況を把握しにくい（シングルフォーカスと呼ばれる）ことが指摘されています。しかし、人には誰でも感覚・知覚・認知に偏りがあって、私たちは外界の物理的、客観的情報をそのまま受け取ってはいません。

図9-15（189頁）はミューラー・リヤーの錯視図と呼ばれるものです。

上下二本の直線を比較すると、上の直線が短く、下が長く見えます。しかし、実際にはまったく同じ長さの直線です。つまり、私たちの視覚は網膜像をそのまま反映するわけではないのです。この見え方は強力で、同じ長さだと分かっていても矢印のせいで上が短く下が長く見えます。私達の脳は客観情報をそのまま受け取らず、かってに解釈してしまうのです。こういった脳の解釈の偏りは頑張ってもなくなりません。だとすると、そういう偏りがあることを前提に対策を考えようということが大事になります。

また、発達障害のある人は、物事の順序や位置にこだわり、それが乱れると情緒不安定、パニックになることが指摘されます。でも、私たち自身、朝寝坊してあわてて登校しようとしたらアパートの鍵が見つからない、あるいは大事な予定を書き込んだスケジュール帳を無くしてしまった

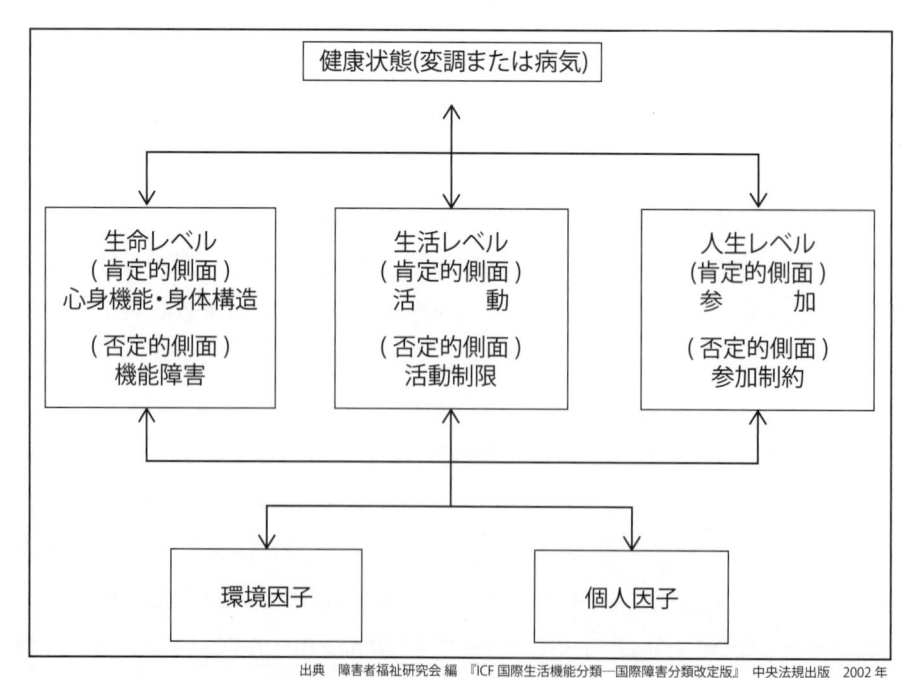

出典　障害者福祉研究会 編『ICF 国際生活機能分類―国際障害分類改定版』中央法規出版　2002年

図 9-14　ICF

## 第9章　発達に関すること

といった状況に置かれたらどうでしょうか？　私たちの生活は決まりきった配置や順序に支えられていて、人はその配置や順序を手がかりに生きることで安心感、安定感を得ています。その配置や順序が違うと、誰でも不安やパニックになります。人は、変化する環境に対して、その中に規則性を見つけ、これから先のことを予測して生きている存在なのです。未来が予測できないことほど不安なことはありません。発達障害の人の中には、日付を教えられると、それが何曜日だったか、たちどころに答えられる人がいて「カレンダー・サバン」と呼ばれています。あるいは、交通機関の時刻表や地図にこだわりを示す人もいます。こういうところに関心が向かうのも、未来を予測するための手がかりを少しでも得たい、不安を減らしたいという気持ちからで、誰しも共感できるものなのです。

最後にコミュニケーションについて考えてみます。発達障害のある人のコミュニケーションの中心的な問題は言語機能の語用論[注1]的側面にあることが指摘されています。コミュニケーションは人と人とのやりとりの仕方で、キャッチボールのようなものと言えます。このことは、コミュニケーションの障害は障害のある人一人では起こり得ないことを意味します。つまり、投げ手（障害のある人）に癖があっても受け手（周囲の人）が上手に受け止めてあげればキャッチボール、つまりコミュニケーションは何とか成立することになります。

哲学者のグライス（Grice, H. P. 1913-1988）は、人は会話を成立させるために協調の原理（cooperative principle）を働かせているとしました[30]。そして、話し手が情報を効率的に伝達しようとしている時には表9-15に示す4つの格率（決まりごと）を守っていると考えました。

しかし、実際の日常会話ではこうした格率に違反する会話も多いはずです。「今日カラオケ行かない？」に「試験があるんだ。」という応答は関連性の格率に違反しますが、誘いへの拒否としてはしばしば使われる表現です。このように、

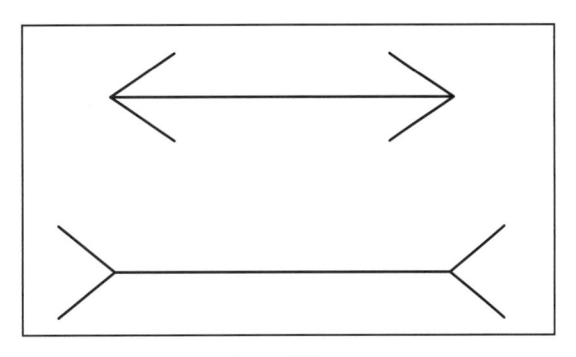

図9-15　ミューラー・リヤーの錯視図

表9-15　協調の原理（H.P.Grice, 1975）

話し手・聞き手が「相手に対して互いに協調的であるという原則に従っている」時、会話が成立する。

| 量の格率 | 伝える内容は適切な量にして、多すぎたり少なすぎたりしてはいけない。 |
| --- | --- |
| 質の格率 | 真実を言うこと。正しいかどうかはっきりしないことを言わない。 |
| 関係の格率 | 関係ないことを言わない。 |
| 様態の格率 | はっきりしない、解釈が分かれる表現を避け、順序よく簡潔に話すこと。 |

話し手のことばが格率に違反するように思われるとき、そこには話し手の隠された意図があると聞き手が推測することで会話は成立しています。常に相手の真意を、そのことばの表面上の意味からだけでなく、コミュニケーションが行われている状況、相手の話し方や表情や身振りから解釈・推測するという作業の連続は発達障害のある人にとって最も苦手な領域なのです。私たちは日々の会話の繰り返しの体験の中で、話し手の意図を推測できるようになってきているので、その難しさが実感できません。しかし、外国語ならどうでしょう？　もしも、あなたが親しいアメリカ人の同級生から"Why don't you sit down？"と言われたら、あなたはどう応答しますか？

　以上のように、発達障害で見られるさまざまな症状は、多かれ少なかれ誰にでも認められる人の本質的特徴として理解する必要があります。そして、脳機能の偏りによってそれが極端な形で表れ、本人または家族が支援を必要としている状態と言えるでしょう。

　支援をする人が従うべき原則としては、①見通しのもてる安心な環境を一緒に作る、②良い面は褒め、苦手は支援する、③周囲の人と信頼できる人間関係を構築する、④苦手なことも多いけど何とかやっていけそうだというコーピング・マインドを育てる、⑤家族を支援する（孤立させない）、などがあげられます。

　　注1）語用論：話し手の発話が状況（文脈）の中でどのように聞き手に伝わるかを研究する言語学の一領域。発話の字義通りの意味ではなく、その背後にある話し手の意図や聞き手の受け取り方を対象とする。

文献

1) 山田弘幸：言語聴覚士のための心理学．医歯薬出版，東京，2012
2) 高木正孝：遺伝と環境．脳研究，8：84-89，1950
3) 東洋：知的行動とその発達．児童心理学講座（桂 広介ら 監）．第4巻「認識と思考」，金子書房，東京，1962
4) 小林芳郎：乳幼児のための心理学．保育出版社，東京，2009
5) Baltes, P. B. : Theoretical Propositions of Life-Span Developmental Psychology : On the Dynamics Between Growth and Decline. Developmental Psychology, 23（5）, 611-626, 1987
6) 高津忠夫 編：小児科学．第5版，医学書院，東京，1974
7) 斉藤吉人：改訂言語発達障害Ⅱ．建帛社，東京，2007
8) 笠井新一郎 著，玉井ふみ・深浦順一 編 「乳幼児健診と療育・支援システムにおける言語聴覚士の役割」『言語発達障害学』．医学書院，東京，204, 2010年
9) 梶川貴子，小枝達也：軽度発達障害児の発見とその後の対応に関する研究．地域学論集．3(3), 2007

10) 遠城寺宗徳, 合屋長英, 黒川 徹ら：遠城寺式・乳幼児分析的発達検査法. 慶應義塾大学出版会, 東京, 2009
11) 津守 真, 稲毛教子, 磯部景子：乳幼児精神発達質問紙. 1-3歳, 3-7歳, 大日本図書, 東京, 2007
12) 社団法人日本小児保健協会：DENVER Ⅱ デンバー発達判定法. 日本小児医事出版社, 東京, 2009
13) 三宅和夫 監：KIDS 乳幼児発達スケール. 発達科学研究教育センター, 東京, 1991
14) 全国歯科衛生士教育協議会 監：心理学. 医歯薬出版, 東京, 2010
15) E.H. エリクソン 著　仁科弥生 訳：幼児期と社会1. みすず書房, 東京, 1977
16) 服部祥子：生涯人間発達論. 第2版, 医学書院, 東京, 2011
17) 岡本夏木：子どもとことば. 岩波新書, 東京, 1982
18) 山田弘幸：ベーシック言語聴覚療法―目指せ！プロフェッショナル. 医歯薬出版, 東京, 2010
19) 玉井ふみ, 深浦順一 編：言語発達障害学, 医学書院, 東京, 2010
20) 英国自閉症協会ウェブサイト (http://www.autism.org.uk, 2015.1.8 アクセス)
21) 発達障害者支援法. e-Gov ウェブサイト (http://www.e-gov.go.jp, 2015.1.8 アクセス)
22) American Psychiatric Association（高橋三郎, 大野 裕 監訳）：DSM-5 精神疾患の診断・統計マニュアル（日本精神神経学会 監）. 医学書院, 東京, 2014
23) 杉山登志郎：発達障害の子どもたち. 講談社, 東京, 2007
24) 門眞一郎：自閉症スペクトラムにみられる「視覚優位」. 精神科治療学. 25(12), 1619-1626, 2010
25) 酒井邦嘉：言語の脳科学―脳はどのようにことばを生みだすか. 中央公論新社, 東京, 2002
26) 高木憲次：肢体不自由とは. 肢体不自由児の療育. 第2号, 日本肢体不自由児協会, 東京, 1951
27) 障害者福祉研究会 編：ICF 国際生活機能分類―国際障害分類改定版, 中央法規出版, 2002.
28) 南雲直二：社会受容―障害受容の本質. 荘道社, 東京, 2002
29) 今村亜子 監：サフランレポート. NPO法人 言語聴覚障害児・者社会活動支援の会, 大分, 2014
30) ポール・グライス（清塚邦彦 訳）：論理と会話. 勁草書房, 東京, 2010

# 第10章

臨床活動全般に関すること

第 10 章　臨床活動全般に関すること

## 1. パーソナリティ（personality）

　私たちは自分が置かれた立場や状況に応じていろいろな行動や態度を取りますが、それでも人それぞれに一貫したパターンがあります。その人らしさの総体、つまり、ある人を特徴づけている持続的で一貫した行動パターンをパーソナリティ（人格）といいます。知能、思考、感情、性格など、人の心の活動すべての側面を統合したものであり、ヒトを人にさせているものと言えます。パーソナリティの語源はラテン語の persona（ペルソナ：劇用の仮面）であり、環境との関係で作られ変わっていくという意味を含んだことばです。

　パーソナリティは、生まれつきの部分と、その後の環境によって作られる部分から構成されます（図 10-1）。生まれつきの部分、つまり先天的な感情面の傾向を「気質」といいます（表 10-1）。後の環境によって作られる部分については、家族、教育や生活体験などを通して作られるものを「狭義の性格」、居住区、国、時代などの社会によって作られるものを「社会的性格」、職業、父親・母親など現在の役割によって作られるものを「役割性格」といい、下の部分ほど変わりにくく、上の部分は変わる可能性が高いとされています[1]。

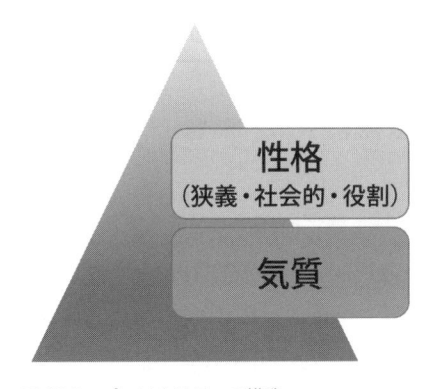

図 10-1　パーソナリティの構造

表 10-1　気質的特徴（Thomas ら 1972）

| 活動水準 | 活発さの程度。運動のレベル、テンポ、頻度。活動している時間とじっとしている時間の割合。 |
|---|---|
| 周期性 | 食事・排せつ・睡眠と覚醒などの生理的機能の周期の規則性の程度。 |
| 接近・回避 | 初めて出会った刺激（食物、玩具、人など）に対する最初の反応の性質。積極的か尻込みするか。 |
| 順応性 | 環境が変化した時に、行動を望ましい方向へ修正しやすいかどうか。 |
| 感受性の閾値 | はっきりと見分けられる反応を引き起こすのに必要な刺激の強さ。 |
| 反応の強さ | 反応を強くはっきりと表すか、穏やかに表すか。 |
| 気分の質 | 嬉しそうな、楽しそうな、友好的な行動と、なきや、つまらなそうな行動との割合。 |
| 散漫性 | 外的な刺激によって、していることが影響されやすいかどうか。 |
| 注意の範囲と持続性 | 注意の範囲が広くて持続性が短いか、反対に、注意の範囲が狭くて持続性が長いかどうか。 |

パーソナリティの分類には類型論と特性論があり[2]、前者の代表的なものは Kretschmer の気質と性格特徴分類（細長型：分裂気質、肥満型：躁うつ気質、筋骨型：粘着気質）、後者の代表は Goldberg の5大因子（ビッグファイブ：経験への開放性、勤勉性、外向性、協調性、情緒不安定性）です。類型論は比較的少数の典型例を設けて個人的な全体像を記述するので直感的に理解しやすいものの、各個人の細かい差異が見えにくくなります。一方、特性論は各個人の特性がプロフィール化されるので、パーソナリティの諸側面が強みと弱みとして理解しやすくなるものの、個人の全体像や独自性を直感的にとらえにくくなります。

### 2. 感情（feeling, affection）

感情に関する現象を記述する用語には、感情（feeling, affection）、気分（mood）、情動（emotion）の少なくとも3つがあり、これらは明確に区分できません。しかし、時間と現象の強さを基準にして分けると、概ね次のように分類することができます。①感情：数時間あるいは日単位の現象で、快－不快を両極とした様々な中間層を持つ状態。②情動：秒あるいは分単位の現象で、急激に起伏する一過性の強い反応。③気分：数日から数週間の単位の現象で持続する弱い感情。

感情に関する活動は、大脳皮質、皮質下、身体の密接な相互作用で成り立ちます。感情は、皮質（帯状回、前頭葉）、皮質下（扁桃体、視床下部、脳幹）に加えて、自律神経系、内分泌系、骨格筋などの末梢系が強く関与します。

感情の分類の代表的なものに基本感情説があり、基本感情として、恐れ（fear）、驚き（surprise）、怒り（anger）、嫌悪（disgust）、哀しみ（sad）、喜び（happy）の6つがあります[3]。また、Russell[4] は、快－不快、覚醒－眠気の2次元で構成される円環状に連続的に存在するという円環モデルを提唱しています（図10-2）。つまり、感情は両極の構造を持ち、両極の間になだらかな中間層を持

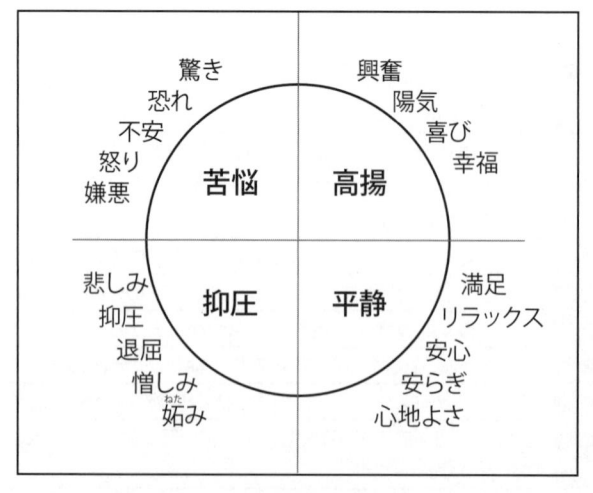

図10-2 感情の分類（Russell ら 1984 を改変）

つ構造といえます。また、「驚いた」「嬉しい」「悲しい」といったことばでの表現に加えて、表情・仕草・姿勢といった非言語的手段や、声の大きさ・高さ・速さといった準言語的要素も大きな役割を持ちます。

なお、感情の異常は、精神疾患の分類では、感情障害と気分障害と称されます（表10-2）。代表的なものがうつ病、双極性障害（躁うつ病）、躁病です。うつ病では抑うつ気分（落ち込んだ、疲れた、悲しい、嫌になる、死にたい、絶望的）を呈し、躁状態では気分は爽快（活気にあふれている、自信満々、動き回りたい）だが、それが高じると多動、攻撃的な気分、怒り、衝動性が前面に出て、社会と軋轢を生じます。

表10-2 感情の異常

| | |
|---|---|
| 抑うつ気分（depression） | 生命感情喪失、悲観的、自己不全感、焦燥、罪責感、希死念慮 |
| 高揚気分（elation） | 生命感情亢進、楽天的、易刺激性、多動 |
| 不安（anxiety） | 対象のない漠然とした恐れの感情 |
| アンビヴァレンス（ambivalence） | 愛と憎しみといった、相反する感情が同時に存在する |
| 感情鈍麻（blunted affect） | 他者との感情交流や喜怒哀楽がなくなり、周囲に無関心となる |
| 気分変動（mood lability） | 些細なことですぐに気分の動揺をきたす |

### 3．カウンセリング（counseling, counselling）

カウンセリングとは、何らかのこころの問題、ストレス、葛藤を持つ人に対して、心理学の理論や技法を用いて、解決のために援助・助言・指導することです。人間の心の成り立ちについて深く理解し、不適応の原因を診断し、カウンセリングの理論や技法を活用して、治療や問題解決にあたります。代表的な心理学の理論にロジャース（Rogers）のクライエント中心療法があります[5]。「クライエント」には、治療者と対等な立場にある人、自らの力で成長していく自己治癒力のある人という意味が含まれています。人間は、本来、自律、独立、成長、成熟といった自己実現に向かって自ら進んでいく力を持っており、安心かつ受容的なカウンセリングの場を提供することで、それらが醸成していくというのが、クライエント中心療法の主軸となる考え方です。

彼が提唱する、カウンセリングの基本的技法は次の5つです。

1）感情の受容：クライエントがどのような感情や態度を表現しても、それを受容し、クライエントの内部感情に焦点を合わせ、一生懸命耳を傾ける。クライエントは、ありのままの自分を受け入れてくれる人に出会い、孤独感や緊張から解放され、心にゆとりが生まれる。

2）感情の反射：クライエントが表現した感情を、治療者が捉えて相手に返す。ただ機械的に返すのではなく、あくまでも相手の体験を思いやりながら共感的に行う。クライエントは自

分の感情が正しく伝わっているかどうかを、まるで鏡を見ているかのように体験する。
3）内容または問題の繰り返し：クライエントが述べることを丁寧に繰り返す。クライエントは、治療者が自分の発言に強い関心を持って傾聴してくれること、一生懸命自分の問題に取り組んでくれることを感じる。
4）感情の明確化：クライエントがうまく表現できない感情を、治療者が理解し、より明快で適切なことばで返す。これにより、クライエントは自分の感情を整理し、自己分析や自己洞察に近づくことができる。
5）質問：クライエントの発言がわかりにくかったり、あいまいだったりする時、治療者はクライエントの感情を明確にするため、積極的に質問する。「はい・いいえ」で答えられる形の質問（closed question）よりも、「〜の時、どんな気持ちでしたか」「〜については、どういう気分を感じますか」といった開かれた質問（open question）の方が、クライエントの感情を明確化しやすい。

カウンセリングは知的機能がある程度保たれ、自分の気持ちを言語化できることが条件となります。言語化できない児童や幼児に対しては、ことばでのやり取りの代わりに遊びを用いたプレイセラピーが行われます。

## 4. 自己決定 (autonomy, self-determination)

自己決定（autonomy, self-determination）とは、自分の生き方や生活について、自分が自由に決定することです。自己決定は内発的動機づけの中核、つまり、やる気やモティベーションの源となります。関係性（relatedness：他の人と関わって生きていくこと）、有能性（compitence：自分に能力があると感じられること）と並んで、人間の持つ基本的欲求の1つとされています[6]。これら3つは、well being な状態（満足感、幸福感、自分が統合され、完全に機能している感覚）と深く関連しています。

自己決定の権利については、日本国憲法第13条の幸福追求権、国際人権規約第1部第1条、障害者権利条約第3条（日本は2013年批准）で法的にも保障されています。権利の内容は、表10-3（199頁）に示すとおり、恋愛、結婚、信条、経済行為、医療行為の選択、死への態度など、個人の生活すべてに及びます。医療やリハビリテーションで治療方針やリハビリテーションプログラムを決定する場面においても、医療者側の科学的知識や根拠、専門的経験を十分に説明したうえで、患者の自己決定が尊重されるべきです。

自己決定には「自己決定すること」と「自己決定した内容」の2つの側面があります[7]。いかなる場面においても自分で決定することは尊重されるべきですが、その内容については医療・福祉

の専門家からみた価値や社会的価値と食い違っていることもあります。また、高齢で認知機能が低下している場合など、決定できない、あるいは本人が決定した内容をそのまま受け入れてよいか、判断が難しいこともあります。

　認知症などにより自分で決定することができないと判断される場合、自己決定が可能だったときに作成された権限移譲文書類（委任状や遺言状）に基づいて、専門家が本人の望みや価値を決定できます。事前指示や意思決定書類がない場合は、息子や娘による代理人、あるいは裁判所が認定した成年後見人が、本人に代わって意思決定を行います。しかし、この決定は、自己決定のうち、経済的行為に限られています。高齢社会を迎えた現在、高齢者の医療行為に関する自己決定についても、事前指示や代理人の制度が制定されることが待たれます。

表10-3　自己決定の内容の代表例

| | |
|---|---|
| 生活 | 食事<br>趣味や嗜好<br>信条や宗教<br>ライフスタイル |
| 教育 | どのような教育を受けるか<br>どこで受けるか<br>どのような形で受けるか |
| 恋愛・結婚 | 恋愛または結婚する／しない<br>恋愛または結婚の相手<br>子供を持つ／持たない<br>人工妊娠中絶する／しない |
| 経済 | 自分の財産をどう使うか<br>自分の財産をどう相続させるか |
| 医療 | 通常医療や代替医療の種類、治療方法、施術、健康サービス<br>リハビリテーションとその内容<br>医師や施術者などの個別選択<br>医療情報へのアクセスや治療結果の統計データの閲覧 |
| 死 | 死ぬときに一緒にいたい人の選択<br>尊厳死、安楽死<br>死に場所、死に方<br>ホスピス―死への心の準備などの精神的ケア |

### 5. 倫理（ethics）

　倫理とは、人として守るべき道、道徳、モラルであり、普遍的な規準です。社会生活を送る上での一般的な決まりごと、守るべき秩序とも言えます。例えば、前を歩いていた人が1万円札を落とし、気付かずにそのまま行ってしまった場合、① 声をかける、②追いかけて渡す、③ 見なかったふりで通り過ぎる、④自分のものにしてしまう、といった行動が考えられますが、もし、③や④を選んでしまった場合、多くの人が多少の後ろめたさを感じることでしょう。このように、もともと備わっていると思われる人としての善悪判断の根拠が倫理です。

　倫理とほぼ同義とされることばとして「道徳」があります。道徳は個人や家族などの小集団に用いられることが多いのに対し、倫理は人の関係から社会に至るまでより広範に用いられます。従って、道徳は日常生活における行動の基準になっても、医療現場における治療の方向性などの判断基準にはなり得ないことが多くあります。

　「法」との違いをみると、法は社会秩序維持のための規範であり一般に国家権力による強制を伴います。人として守り行うべき内的な自立から生じる倫理とは異なるレベルの規範と言えます。また、倫理はどのような行為が正しいかを示すのに対し、法はどのような行為が正しくないかを示します。

　医療に携わる職能団体は各々「倫理綱領」を持っていますが、それは専門職としての責任の範囲を社会に対し明示するものであり、法のように罰則などについては定めません。

　医療における倫理には、次の4つの原則があります[8]。

1）自律尊重原則（autonomy）：患者が自由かつ独立して考え決定する能力、それに基づいた行為を支援する。
2）善行原則（beneficence：the promotion of what is best for the patient）：患者のために最善を尽くすこと。患者の最善の利益とは、医療専門職の考える患者にとっての最善の利益をさすのではなく、その患者の考える最善の利益を考慮することである。
3）無危害原則（non-maleficence：avoiding harm）：患者に害悪や危害を及ぼすべきではない、また危害を引き起こすのを避ける。
4）正義原則（justice）：社会的な利益や負担を、患者に公平に与えること。

表10-4（201頁）に日本言語聴覚士協会が制定した倫理規定を示します。

表 10-4　言語聴覚士倫理規定

序文　言語聴覚士は、自らの責任を自覚し、人類愛の精神のもと、全ての人々に奉仕する

| | |
|---|---|
| 1. 言語聴覚士に関する倫理 | ①言語聴覚士は、関係する分野の知識と技術の習得に常に努めるとともに、その進歩・発展に尽くす。<br>②言語聴覚士は、この職業の専門性と責任を自覚し、教養を深め、人格を高めるよう心掛ける。<br>③言語聴覚士は、職務を実践するにあたって、営利を目的とせず、何よりも訓練・指導・援助等を受ける。人々の有益性を第一に優先する。 |
| 2. 訓練・指導・援助を受ける人々に関する倫理 | ④言語聴覚士は、訓練・指導・援助を受ける人々の人格を尊重し、真摯な態度で接するとともに、訓練・指導・援助等の内容について、適切に説明し、信頼が得られるよう努める。 |
| 3. 同職種間・関連職種間の関係性に関する倫理 | ⑤言語聴覚士は、互いに尊敬の念を抱き、関連職種関係者と協力し、自らの責務を果たすとともに、後進の育成に尽くす。 |
| 4. 言語聴覚士と社会との関係に関する倫理 | ⑥言語聴覚士は、言語聴覚士法に定める職務の実践を通して、社会の発展に尽くすとともに、法規範の遵守及び法秩序の構築に努める。 |

## 6. 哲学 (philosophy)

　哲学（フィロソフィア：philosophia［ギリシャ語］）とは、「philo-：〜を愛する」+「sophia：知」、つまり、「知を愛する学問」の意味です。古代ギリシアの時代、労働の大部分を奴隷に任せることによって、ギリシア人が閑暇（自由な時間）を得ました。彼らは閑暇により、物事を一定の距離を取って客観的かつ静観的に眺める態度（観想：テオリア）を身に着けました。このテオリアの態度から、自由に真理を愛し求めるフィロソフィア（愛知・哲学）が生まれました。それ以前は神話により世界を理解しようとする態度（神話的世界観）でしたが、フィロソフィアの誕生により、人間の理性（ロゴス）により生成変化する世界を理解しようという態度（合理的世界観）へと転換しました。

　哲学は、知を探求すること自体を求める学問であり、古代ギリシアから現代に至るまでの西洋の哲学においても一定の対象というものは存在せず、それぞれの時代の哲学は、それぞれ異なった対象を研究していました。例えば、初期ギリシア哲学の対象は「自然」であり、ヨーロッパ中世では「神」「言語」、近代になると「人間」「自己」、19〜20世紀は「生」「実存」「自律」などです。いずれも抽象度の高い概念で、問いの答えを模索する営みとして、科学的な知識・実験では論理的な解答を得られない問題を扱うものであるとも言えます。

　現在、哲学は様々な形で細分化され、医療に関する主題を扱うのが医療哲学です。生命にまつわる事象について、その善悪をめぐる判断や根拠について検討する学問領域であり、医療倫理と極めて深い関連があります。

　医学の進歩によって救命・延命の技術は精緻化していますが、一方で、人間らしく死ぬために延命を拒否する患者もいます[9]。出生前に遺伝病が診断され、中絶の是非を悩む夫婦がいます。

子どもに脳死診断が下り、移植のための臓器提供を短時間で決断しなくてはならない親がいます。発病前に発症の素因を取り除くため健康な乳房を切除する先制医療を選ぶ女性もいます[10]。何をもって「死」とするか、人間の「生」とは何か、「自己」決定はいかになされるべきか、患者の「自律」や「意思」を尊重するにはどうしたらよいか、現代の医学は、このような根源的な問題を多く抱えています。必ずしも完全なコンセンサスが得られない可能性もあるこれらの課題を、一つ一つ、医療者、患者、家族、法律家などが議論を重ねて、より真理に近い合意形成を目指していく態度が重要です。

### 7. クオリティ・オブ・ライフ（quality of life；QOL）

クオリティ・オブ・ライフ（quality of life;QOL）は、『人生の質』と訳され、人間らしく、満足して生活しているか、どれだけ人生に幸福を見出しているかを捉える概念です。幸福の定義は多様であり、それを捉える尺度も多岐にわたりますが、少なくとも、一般的には、心身の健康、良好な人間関係、やりがいのある仕事、快適な住環境、十分な教育、レクリエーション活動、レジャーなどが含まれます。

医療領域においても、延命技術による生命の長さのみに注目するのではなく、「人間としていかに生きているか」という精神的な豊かさや満足度も含めて質的に捉える考え方が重視されるようになりました。このような患者のQOLを様々な尺度で評価し、それを踏まえた治療を行うことが、現代医療の主流です。

医療場面で用いられるQOL尺度には、健康全体を捉える包括的尺度と、各々の疾患に合わせた項目を捉える疾患特異的尺度の2通りがあります。前者の代表的な尺度が、現在170カ国語以上に翻訳されて国際的に用いられているSF-36です。身体機能、体の痛み、全体的健康感、日常役割機能（身体および精神）、社会生活機能、活力、心の健康の8領域から構成されます。

後者の疾患特異的尺度については、例えば、癌については、薬物療法におけるQOL調査票（QOLACD）があり、活動性、身体状況、精神・心理状態、社会性を、癌患者の治療場面や生活を想定した項目で測定します。認知症を対象にした尺度としてはLawtonのQOL尺度があり、行動能力、客観的環境、心理的well-being、収入や余暇活動から構成されます。子どもを対象としたPedsQL（Pediatric Quality of Life Inventory）もあり、コアスケール、脳腫瘍モジュール、がんモジュール、多次元疲労スケールから構成され、子どもの疾患や状態に応じて使用されています。

### 8. インフォームド・コンセント（informed consent）

インフォームド・コンセントとは、正しい情報を得た上で（informed）、合意する（consent）ことです。つまり、投薬・手術・検査などの医療行為を受ける患者が、検査や治療の内容について

よく説明を受け十分理解した上で、自らの意思で決定することです。

　説明の内容は、薬や手術などの名称・内容、また期待できる効果のみではなく、代替治療、副作用や成功率、費用、予後まで含む正確な情報でなければなりません。また、患者や被験者も、納得するまで質問し、説明を求める姿勢が重要です。最終的に患者は、医療従事者や家族や第3者を含めた他の人の意思に左右されることなく、自らの自由意思に基づいて決定を行うことが求められます。つまり、自己決定と自主性がインフォームド・コンセントの中核の概念であり、法的・倫理的基盤であると言えます。

　しかし、そもそもインフォームド・コンセントは、患者に十分な理解力判断力と、判断のための時間的余裕があるという前提で成り立っており、実際の医療現場では、以下のような困難が生じる場合もあります。例えば、予防接種を嫌がる幼児、意識障害や精神障害のある患者、認知症のために判断能力が低下している高齢者などです。幼児や認知症高齢者の判断力について統一された見解はありません。保護者や家族などの代理人の承諾のもとに治療行為が行われる現状もあります[15]。日本が2013年12月に障害者権利条約を批准したことを受け、今後、全ての人において意思決定能力が尊重されるという方向性で、これらが整理されていくことと思われます。

　インフォームド・コンセントは疾病の告知が前提となることから、癌やAIDSなどの進行性疾患に対する十分な配慮が必要です。加えて、遺伝子医療やゲノム医療の進歩により先天性の疾患に対する出生前診断や先制医療（せんせい）の増加も予測されます。インフォームド・コンセントと併せて、患者に対する十分なカウンセリングなどの支援も行われる必要があります[16]。

### 9. セカンドオピニオン（second opinion）

　セカンドオピニオン（第二の意見）とは、患者が検査や治療を受けるにあたって、主治医以外の医師に求めた意見、または、意見を求める行為です。主治医にすべてを任せる、という従来のパターナリズム的な医師患者関係でなく、複数の専門家の意見を聞くことで、より適した治療法を患者自身が選択します。インフォームド・コンセント（説明と同意）の普及により治療に関する情報が公開されるようになり、治療に対する自己決定の尊重が進みました。

　医療は日進月歩で新しい治療法が次々に生まれます。その全てを一人の医師が把握することは困難ですし、医師や病院によって提供できる医療内容に限界があります。また、患者によって、自分の受けたい治療も様々です。患者が自分にとって最善だと思える治療を判断するために、セカンドオピニオンとして別の医師の意見を聞くことによって、自分が選ぶ治療にどのようなメリット・デメリットがあるのかを多角的に判断できます。セカンドオピニオンは、医師を変えることと同義ではありません。始めから医師を変えたいという意思がある場合は、転院・転医です。

　がん医療を行っている病院では「セカンドオピニオン外来」を設置していることがあります。

セカンドオピニオンを求める場合、まずは主治医に話して他医への診療情報提供書を作成してもらいます。セカンドオピニオンは診療ではなく相談になるため、健康保険給付の対象とはならず、全額自己負担となります。生活保護受給者に対しては、医師が必要と認めない場合は「自費診療」扱いとなるため、生活保護の医療扶助の対象外となります[17]。

セカンドオピニオンを受ける場合、最初に求めた担当医の意見（ファーストオピニオン）を十分に理解することが重要です。ファーストオピニオンで、自分の病状、進行度、なぜその治療法を勧めるのかなどを理解しないままセカンドオピニオンを受けても混乱するだけです。

セカンドオピニオンを受ける流れは、現在の担当医に、セカンドオピニオンを受けたいと考えていることを伝え、紹介状（診療情報提供書）、血液検査や病理検査などの記録、CTやMRIなどの画像検査結果やフィルムを準備してもらいます。どの医療機関でセカンドオピニオンを受けるのか決まったら、その医療機関の窓口に連絡して必要な手続きを確認します。セカンドオピニオンを受けた後、もう一度現在の担当医に報告し、これからの治療法について決定することになります[18]。

### 10. 虐待（abuse）

児童虐待とは、児童虐待防止法第2条において、保護者が児童に対して行う以下の行為と定められています。①児童の身体に外傷が生じ、又は生じる恐れのある暴行を加えること。②児童にわいせつな行為をすること又は児童をしてわいせつな行為をさせること。③児童の心身の正常な発達を妨げるような著しい減食又は長時間の放置、保護者以外の同居人による放置。その他の保護者としての監護を著しく怠ること。④児童に対する著しい暴言又は著しく拒絶的な対応、児童が同居する家庭における配偶者に対する暴力など、その他の児童に著しい心理的外傷を与える言動を行うこと。表10-5（205頁）に、行為の具体例と罰則として該当する刑法を示します。

児童虐待は家庭内におけるしつけとは明確に異なり、子どもに対する最も重大な権利侵害です。虐待が子どもに与える影響は、死亡、頭蓋内出血・骨折などによる身体的障害、トラウマ、そこから派生する精神症状、栄養・感覚刺激不足による発育障害、安定した愛着関係不足による対人関係障害、自尊心の欠如、それから逃れるための薬物濫用や自傷・自殺行動、摂食障害や浪費など多岐にわたります[19]。子ども時代に虐待を受けた影響は、思春期、青年期、壮年期など人生のあらゆる時期において、さまざまな形となって現れます。

虐待により、子どもの脳で神経生物学的な反応が起き、神経の発達に不可逆的な影響を及ぼすことも明らかにされています。脳画像研究において、性虐待を受けた女子大生は後頭葉の一次視覚野が虐待のない女性より1割小さく、中でも11歳までに虐待を受けた人の方が萎縮の割合がより大きいという結果が得られました[20]。残虐な性的被害を繰り返し受け続けてきた被虐待児

第 10 章　臨床活動全般に関すること

表 10-5　児童虐待の具体例と刑法

| | 虐待の具体例 | 該当する刑法 |
|---|---|---|
| 身体的虐待 | ・打撲傷、あざ、骨折、頭部外傷、内臓損傷、刺傷、たばこなどによる火傷<br>・首を絞める、殴る、蹴る、髪を引っ張る、投げ落とす、激しく揺さぶる、熱湯をかける、溺れさせる、逆さ吊りにする、異物をのませる、戸外にしめだす<br>・意図的に子どもを病気にさせる<br>・刃物などの凶器を身体につきつける、物をなげつける | 暴行罪（208 条）<br>傷害罪（204 条） |
| 性的虐待 | ・子どもへの性交、性的暴行、性的行為の強要・教唆<br>・性器を触る又は触らせる<br>・性器や性交を見せる<br>・ポルノグラフィーの被写体などに子どもを強要する。 | 強制わいせつ罪（176 条）<br>強姦罪（77 条）<br>淫行罪（34 条、60 条） |
| ネグレクト | ・家に閉じこめる<br>・重大な病気になっても病院に連れて行かない<br>・子どもを家に残したまま度々外出する、車の中に放置する<br>・適切な食事を与えない<br>・下着など長期間ひどく不潔なままにする、極端に不潔な環境で生活させる | 保護責任遺棄罪（218 条） |
| 心理的虐待 | ・ことばによる脅かし、脅迫<br>・子どもを無視したり、拒否的な態度を示す<br>・子どもの心を傷つけることを繰り返し言う<br>・他のきょうだいとは著しく差別的な扱いをする<br>・子どもの面前で配偶者やその他の家族などに対し暴力をふるう | 傷害罪（刑法 204 条） |

たちが、トラウマ的な出来事の詳細な像を見ることを回避してきた表れではないかと考えられています。

### 11. バリアフリー（barrier-free）

バリアフリーのバリアは「障壁・妨げ」の意味、フリーは「除去」の意味であり、バリアフリーとは、障害のある人が社会生活をしていく上でバリアとなるものを取り除くことを意味します。

バリアフリーに関する世界全体の動きとしては、1972（昭和 47）年に国際連合（United Nations；国連）の臨時機関連絡会議が、障害のある人の社会参加を阻害する物理的・社会的な障壁を除去するための行動が必要であると提言し、これを受けて、1974（昭和 49）年にバリアフリーデザインに関する専門家会合が、『バリアフリーデザイン』という報告書を取りまとめています[21]。

日本においては、1993（平成 5）年に策定された「障害者対策に関する新長期計画」の中で、バリアフリー社会の構築を目指すことが明記されました[21]。

当初、バリアフリーは、障害を有する人の社会参加を困難にしている物理的障壁の除去を意味

していましたが、現在では、障害を有する人だけでなくすべての人を対象とし、また、物理的障壁だけでなく、社会的・制度的・心理的障壁などすべての障壁の除去という意味で用いられるようになっています。

### 12. ユニバーサルデザイン（universal design）

ユニバーサルデザインのユニバーサルは「普遍的・共通の」の意味、デザインは「設計・デザイン」の意味であり、ユニバーサルデザインとは、工業製品や建築物において、可能な限り特別な調整や特殊設計なしでも万人にとって便利であるような設計やデザインのことを意味します（Universal design is the design of products and environments to be usable by all people, to the greatest extent possible, without the need for adaptation or specialized design. –Ron Mace）[22]。

これは、ノースカロライナ州立大学ユニバーサルデザインセンターの創設者であるロナルド・メイス（Ronald L. Mace）が、1980年代に提唱した概念であり、以下に、彼らがまとめた『ユニバーサルデザインの原則（The Principles of Universal Design）』（Version 2.0）[22] の翻訳を掲載します。

・・・・・・・・・・・・・・・・・・・・・・・・・・・・・・・・・・・・・・・・・・・・・・・・・・・・・・・・・・・・・・・・

**ユニバーサルデザインの原則（Version 2.0 1997年4月1日）**

**原則1：公平な利用**
多様な利用者にとって有益で、購入したいと思えるような製品のデザイン
ガイドライン：
1a. すべての利用者に同じ方法で使えるものを提供する：可能な限りまったく同じもの；それが不可能なときは同等のもの
1b. どのような利用者も差別したり非難したりしない
1c. すべての利用者のプライバシー、安全性・安心感が公平に確保される

**原則2：利用における柔軟性**
幅広い嗜好や能力の利用者に適合するデザイン
ガイドライン：
2a. 使用法の選択肢を提供する
2b. 右利きでも左利きでもうまく利用できる
2c. 利用者の正確さ・精緻さを高める。
2d. 利用者のペースに適合させる

## 原則3：シンプルで直観的な利用

利用者の経験、知識、言語スキルや集中の度合いなどにかかわりなく、理解し易いデザイン

ガイドライン：

3a. 不要な複雑さは排除する

3b. 利用者の期待や直感に沿う

3c. 幅広い読み書き能力や言語スキルの利用者に適合する

3d. 情報は重要度に応じて調整する

3e. 作業が完了するまでおよび完了後、効果的なヒントやフィードバックを提供する

## 原則4：知覚可能な情報

環境条件や利用者の感覚能力にかかわりなく、必要な情報を効果的に利用者に伝えるデザイン

ガイドライン：

4a. 重要な情報を確実に伝えるため、異なるモダリティ（絵文字、ことば、触覚）で同じ内容を提示する

4b. 重要な情報は、その周辺事項よりも適度に強調して伝える

4c. 重要な情報の「読み取り易さ」(知覚し易さ)を最大に高める

4d. 伝達方法に応じて、要素を区別する（つまり、指示や案内を提供し易くするため）

4e. 感覚能力に制約がある利用者に用いられている各種の技術や装置の互換性を持たせること

## 原則5：エラー耐性

危険や、偶然あるいは意図しない操作による望ましくない結果が最小限になるようなデザイン

ガイドライン：

5a. 危険やエラーを最小限にするために要素を配置する：よく使う要素は最も使いやすいように；危険な要素は除去するか、分離するか、カバーする

5b. 危険やエラーの警告を出す

5c. フェイルセーフ（間違った操作をしても重大な結果にならない仕組み）を提供する

5d. 注意の集中を要する作業中の意図しない操作を減らす

## 原則6：身体的負担の軽減

効率的で快適であり、疲れにくいデザイン

ガイドライン：

6a. 利用者が無理のない姿勢のままで使うことができる

6b. 無理のない力で操作することができる

6c. 反復的な操作は最小限にとどめる

6d. 持続的な身体的努力を最小限にとどめる

原則7：利用に際してのサイズおよびスペース

利用者の身体の大きさ、姿勢や運動能力にかかわりなく、それに近づいたり、手を伸ばしたり、操作したり、使ったりするのに適したサイズとスペースを提供する

ガイドライン：

7a. 利用者が座位でも立位でも、重要な要素がはっきりと見える

7b. 利用者が座位でも立位でも、すべての要素に快適に手が届く

7c. 腕や手の大きさの違いに適合させる

7d. 支援機器や人的支援の利用に際して、適切なスペースを提供する

..................................................................................

　以上のような『ユニバーサルデザインの7原則』の具体例を挙げてみると、「原則1：公平な利用」については、通常の歩行者でも車椅子使用者でも誰であってもセンサーの感知範囲に入れば開く自動ドア、「原則2：利用における柔軟性」については、右利きでも左利きでも使える鋏、「原則3：シンプルで直観的な利用」については、ペンライトについている丸い押しボタン（表示がなくても電源スイッチだとわかる）、「原則4：知覚可能な情報」については、テレビの字幕（聴覚障害への情報保障）や音声ガイダンス付のウェブページ（視覚障害への情報保障）、「原則5：エラー耐性」については、加熱中でも扉を開けると自動的に停止する電子レンジ、「原則6：身体的負担の軽減」については、レバー式の水道栓や電動アシスト自転車、「原則7：利用に際してのサイズおよびスペース」については、いわゆる多目的トイレ・車椅子用トイレなどを挙げることができます。

　バリアフリーという用語に関連して、アクセシビリティ（accessibility）についても知っておくと良いでしょう。アクセスという語の一般的な意味は、何らかの目的に接近することで、アクセシビリティとは、接近し易さの程度のことを意味します。

　たとえば、鉄道を利用しようとしても重度の身体障害があると、まずチケットを手に入れること、改札口を通過すること、乗車ホームに辿り着くこと、車輌に乗り込むことが大変です。さらに、降車駅で列車からホームに降りること、改札口まで辿り着くこと、改札口を通過することが大変です。つまり、もし何の工夫もない場合には、身体障害がある方にとって鉄道設備のアクセ

シビリティは非常に低いものになります。

そこで、たとえば、チケット購入から車輌への乗車までをサポートしてくれる人がいたり、エレベータなどの設備などが整っていたりすれば、アクセシビリティは格段に向上することでしょう。

交通機関や建物などについてだけでなく、コンピュータなどの情報端末機器が使えるかどうかについても、アクセシビリティという用語を用います。たとえば、視覚障害の方にとっては、タッチパネルへのアクセシビリティは極度に低いものとなります。

また、ウェブページが閲覧可能かどうかについても、ウェブ・アクセシビリティという用語を用います。もし、表示内容の拡大機能や音声ガイダンス機能が備わっていれば、視覚障害の方にとってもそのウェブページへのウェブ・アクセシビリティは高いものとなります。

### 13. コ・メディカル（co-medical）

日本でよく用いられるコ・メディカルに該当する英語は、パラ・メディカル（paramedical）という用語であり、日本でも用いられていますが、「パラ（para）」は、「高度な専門職である医師を補助するために、あまりトレーニングを要しない作業に限って担当する」ことを示唆するので、医師以外の職種を医師より低いものと見なすニュアンスが含まれていると解釈され、代わって日本ではコ・メディカルという用語が普及しました。

コ・メディカルの「コ（co）」は「共同・一緒に」の意味、メディカルは「医療の」の意味であり、上下関係ではなくチームメンバーとして医師とともに働く医療専門職のことを意味するとされています。

言語聴覚士がともに働くコ・メディカルの主なものとしては、理学療法士（physical therapist；PT）、作業療法士（occupational therapist；OT）、視能訓練士（orthoptist；ORT）、看護師（nurse）などがあります。

### 14. 遺伝相談・遺伝カウンセリング（genetic counseling）

遺伝相談あるいは遺伝カウンセリングとは、たとえば、自分自身や親族あるいは配偶者・婚約者やその親族に遺伝性の異常や病気がある、あるいはその疑いがあるという場合に、将来自分にどのような遺伝的問題が起こるのであろうか、自分の子供に同じようなことが起こるのであろうかといった疑問や不安について、専門家によってなされるアドバイスやカウンセリングのことをいいます。そうした相談先は、病院などの一部門として設けられている場合があります。

つまり、遺伝相談あるいは遺伝カウンセリングとは、「遺伝医学に関する知識およびカウンセリングの技法を用いて、対話と情報提供を繰り返しながら、遺伝性疾患をめぐり生じ得る医学的又

は心理的諸問題の解消又は緩和を目指し、支援し、又は援助すること」[23]をいいます。

　遺伝相談や遺伝カウンセリングの専門家の養成については、日本遺伝カウンセリング学会と日本人類遺伝学会とが共同で、「臨床遺伝専門医」[24]および「認定遺伝カウンセラー」[24]を認定しています（認定制度であり、国家資格のような公的資格ではなく民間資格）。

　臨床遺伝専門医というのは、「遺伝性疾患の患者・家族のみならず国民のニーズに応じた臨床遺伝医療と情報を提供し、臨床遺伝学のさらなる発展を図るために必要な専門医」[24]、認定遺伝カウンセラーというのは、「質の高い臨床遺伝医療を提供するために、臨床遺伝専門医と連携し、遺伝に関する問題に悩むクライエントを援助するとともにその権利を守る専門家」[24]とされています。

　近年、各種疾患の発症リスク予測や各種障害の出生前診断の技術が向上し、たとえば、将来の癌の発症を防ぐために健康なうちに対象部位を切除する、あるいは、出生前診断に基づいて生命の選別を行うといったことが現実の問題となってきました。

　遺伝に関わる問題に限らず、診断技術だけが一人歩きを始めることは非常に危険です。たとえば、新生児聴覚スクリーニングにおいて、万一、高度難聴との診断だけが超早期に確定して、その後の具体的支援策が構築されていなかったとすればどうでしょうか。

　今後はますます遺伝子診断の技術が進歩するであろうことを考えると、適確な遺伝相談・遺伝カウンセリングの必要性および重要性が理解できることと思います。

**15. EBM・根拠に基づく医療（evidence based medicine；EBM）**

　EBM（根拠に基づく医療）とは、1991年にガイアット（Guyatt）が提唱し、サケット（Sackett）により推進された概念で、「個々の患者の治療における決断に際して、現在入手できる最も適切な根拠を、注意深く、明解かつ思慮深く活用すること」(the conscientious, explicit and judicious use of current best evidence in making decisions about the care of individual patients)[25]と定義されています。

　つまり、臨床的な判断に際して根拠となる文献を見つけ出し、その妥当性を評価し、眼前の患者の状態に適用していいかどうかを検討するという一連の行動指針をさします[25]。

　こうした考え方は医療分野に広く浸透し、言語聴覚療法についても「根拠に基づく言語聴覚療法」の重要性が認識され、地道な研究が続けられています。言語聴覚療法分野では、数量的なデータよりも言語や心理に関わる質的なデータが主であり、また、臨床活動の中で得られるデータに対して厳密な統計学的分析が適用できない場合もあるので、簡単なことではありませんが、根拠を追求する研究を一層発展させていくことが急務です。

文献

1）詫摩武俊, 滝本孝雄, 鈴木乙史ら：性格心理学への招待. サイエンス社, 東京, 1990

2）Goldberg LA : An alternative description of personality. Journal of personality and social psychology, 59 ; 1216-1229, 1990

3）Ekman P, Friesen WV : Unmasking action coding system ; A technique for the measurement of facial action. Palo Alto, CA, Consulting Psychologist Press, 1978

4）Russell JA : A circumplex model of affect. Journal of personality and social psychology, 39 ; 1161-1178, 1978

5）ロジャーズ CR（末武康弘, 諸富祥彦, 保坂亨 訳）：カウンセリングと心理療法—実践のための新しい概念（ロジャーズ主要著作集）. 岩崎学術出版社, 東京, 2005

6）EL デジ（石田梅男 訳）：自己決定の心理学—内発的動機づけの鍵概念をめぐって. 誠信書房, 東京, 1985

7）富樫ひとみ：福祉実践における自己決定への援助—援助に拒否的な高齢者へのケースワークを通して—. 立命館産業社会論集, 40（3）; 97-114, 2004
EL デジ（石田梅男 訳）：自己決定の心理学—内発的動機づけの鍵概念をめぐって. 誠信書房, 東京, 1985

8）水野俊誠：第 3 章 医療倫理の四原則. 入門医療倫理 I（赤林朗 編）, 勁草書房, 東京, 53-68, 2005

9）五十子敬子：死をめぐる自己決定. 憲法論叢, 17 ; 1-29, 2010

10）村岡 潔：先制医療における特定病院論と確率的病院論の役割. 佛教大学保健医療技術学部文献（7）

11）Fukuhara S, Bito S, Green J, et al. : Translation, adaptation, and validation of the SF-36 Health Survey for use in Japan. J Clin Epidemiol, 51 ; 1037-1044, 1998

12）Kurihara M, Shimizu H, Tsuboi K, et al. : Development of quality of life questionnaire in Japan : Quality of life assessment of cancer patients receiving chemotherapy. Psycho-Oncology, 8（4）; 355-63, 1999

13）Lawton MP : Quality of life in Alzheimer disease. Alzheimer Dis Assoc Disord, 8（3）: 138-150, 1994

14）Schwimmer JB, Burwinkle TM, Varni JW : Health-related quality of life of severely obese children and adolescents. JAMA, 289（14）; 1813-1819, 2003

15）ルイス CB, ボトムリー JM：高齢者リハビリテーション学大事典（岩本俊彦 監訳）. 西村書店, 東京, 370-372, 2011

16) 山田崇弘：遺伝子医療の現状とゲノム医療の近未来－遺伝子医療の現状．医学のあゆみ，250（5）；378-382, 2014
17) 杉町圭蔵：言葉を尽くし医を尽くす－セカンドオピニオン相談 1100 例の経験から．日本気管食道科学会会報，59（2）；77-85, 2008
18) 矢崎義雄：セカンドオピニオン実践ガイド－実地診療にも役立つ病期・病態別治療指針．Medical Practice, 24 ; 2-5, 2007
19) 小林美智子：児童虐待 I 総論－児童虐待とは．医療，66（6）；243-249, 2012
20) 友田明美：発達障害児の幼児期からの支援－発達障害と虐待の脳科学．発達障害医学の進歩，26；53-60, 2014
21) 平成 11 年度障害者のために講じた施策の概況に関する年次報告について（平成 12 年版「障害者白書」の概要）．内閣府ウェブサイト（http://www8.cao.go.jp/shougai/index.html），2014 年 5 月 13 日アクセス
22) ノースカロライナ州立大学デザインセンターウェブサイト（http://www.ncsu.edu/ncsu/design/cud/about_ud/about_ud.htm），2014 年 5 月 26 日アクセス
23) ヒトゲノム・遺伝子解析研究に関する倫理指針．厚生労働省ウェブサイト（http://www.mhlw.go.jp/general/seido/kousei/i-kenkyu/genome/0504sisin.html），2014 年 5 月 15 日アクセス
24) 日本遺伝学会カウンセリング学会ウェブサイト（http://www.jsgc.jp/index.html），2014 年 5 月 16 日アクセス
25) 南山堂医学大辞典 CD-ROM．プロメディカ，2007

# 第11章

## コミュニケーション、言語に関すること

第 11 章　コミュニケーション、言語に関すること

### 1. コミュニケーション（communication）

　コミュニケーション communication とは、伝えること・伝える過程、伝達という意味です。ことばの由来はラテン語の commun (is) で、common つまり共通の、共有のという意味からきています[1]。人と人が共通のものをつくりだす営み[2]ともいえます。

　人と人、つまり話し手と聞き手が情報をやりとりする過程がコミュニケーションを考えるうえでは重要です。話し手は一般的には話しことばを使って表現し、思想や意思、考え、感情などの情報を聞き手に伝え、聞き手はその情報を理解します。そして話し手と聞き手の間に情報が共有される、この一連の流れがコミュニケーションなのです。コミュニケーションには相手が必要です。話し手と相手となる聞き手が 1 対 1 の場合もあれば、1 対特定の多数、1 対不特定の多数などさまざまな場合があります。

　このような情報の共有を行うのは人間だけではありません。ベルベットザル、ミツバチ、鳥など人間以外の動物も鳴き声やダンスを使って"コミュニケーション"を行っています。しかし、人間と人間以外の動物のコミュニケーションとは、いくつかの違う点があります[3]。

　まず人間はことばを用いて実際にはないことを伝えることができます（これを刺激独立性といいます）。また、今ここで起こっていること以外、例えば過去の出来事や別のところで起こっていることもことばで伝えることができます（これを超越性といいます）。さらに、単語を組み合わせることによって、無限に表現して無限に広げて伝えることができます（これを無限性といいます）。このような 3 つの違いによって、人間のことばつまり言語は、動物が伝える手段として使う鳴き声やダンスより複雑なものになっています[3]。

　このようにことばは人間のコミュニケーションにおいて大切な手段ではあります。しかし、ことばを用いなくても伝えたい情報を伝えることができるのです。例えば、部屋に入ってきた人が汗を流しながら、手で扇ぐ身振りをして、窓の方をみました。すると、窓際にいた人は窓を開ける行動をとりました。一言も窓を開けてくださいとはいっていないのに、相手は窓を開けてほしいという気持ちや意図を読み取ったので、このようなコミュニケーションが成立したのです。つまり、人間のコミュニケーションでは、話しことばだけで情報を伝えるのではなく、話し手の意図を推論することも行います。この推論には、コミュニケーションが行われている状況、つまり文脈（コンテクスト）を理解することが必要です。この点も、動物にはできない人間のコミュニケーションの独特な特長なのです[3]。

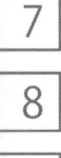

## 2. 言語的コミュニケーション（verbal communication）と非言語的コミュニケーション（non-verbal communication）

コミュニケーションでは話しことばが一般的な伝達手段ではありますが、話しことばや文字以外に、ことばの抑揚や、絵、身振り（ジェスチャー）、表情なども情報を伝達する手段です。このようなさまざまな手段は、ことばを使う言語的コミュニケーションとことばを使わない非言語的コミュニケーションに分けることができます。

言語的コミュニケーションには、話しことば・音声言語や、書きことば・文字言語が用いられます。話し手が伝えたい内容は言語という記号に置き換えられ言語情報となります[4]。言語情報は表現されたことばそのものの意味、字義どおりの意味を示します。この言語情報を補助し、修飾する情報があります。声の抑揚や大きさ、間のとり方などは、ことばとともにつかわれます[3]（これは言語の周辺（para-）の情報として、パラ言語情報ともよびます[4]）。

一方、非言語的コミュニケーションは身振り、うなずきや表情、視線など身体の動きや感情の状態によって表わされるもので、非言語情報[4]ともよばれます。言語情報以外の情報の内容や呼び方については研究者の間でも議論がありますが、特に音声言語コミュニケーションで伝達する情報には「言語情報」「パラ言語情報」「非言語情報」の3つがあるととらえることもできます[4]。

ことばそのものである言語情報と身振りや視線などの非言語情報は相互に関連しながらコミュニケーションを成り立たせます。まず、話し手は伝えたい情報をことばという記号（コード code）に置き換えて（この過程を符号化 coding といいます）言語情報を伝達し、聞き手はその記号としての言語情報を読み解いて解釈する（この過程を復号化 decoding といいます）します[3]。具体的には符号化では、話し手は伝えたい内容を意味や語彙、音韻などの処理を経て記号に置き換えて送信し、聞き手は音韻、語彙や意味の処理を行い、受け取った記号の内容を復号化により解釈するのです。

しかしながら、言語情報としてそのことばそのものの中に明らかに示されている意味以外に、はっきりとは示されていないけれども、プラスαで伝えられる意味、あるいは話し手の意図がコミュニケーションには存在します。明示される意味を言内の意味、明示されない意味を言外の意味ともいいます[5]が、言外の意味は、言語情報そのもの意味である言内の意味を、言語情報以外の非言語の情報と相互に関連づけ、さらにはコミュニケーションが行われている状況や文脈とも関連づけて、推論することによって導き出されるのです（図11-1、217頁）[3,6]。

言語的コミュニケーションで用いることば、つまり言語という記号についてお話しします。言語は意味をもつもの（意味を表現する記号）（これを能記といいます。フランス語では sinifiant シニフィアン、英語では signifier と書きます）と、意味される内容（これを所記といいます。フランス語では signifié シニフィエ、英語では significant と書きます）からなります。自分の思いを言語

### 第11章 コミュニケーション、言語に関すること

で表現するのですが、この働きはイメージを表す表象機能ともとらえることができます。表象機能には他に象徴もあります。また、この表象機能とは別の表現に、表現したそのものを意味する指示機能もあります。指示機能には指標が、表象機能には象徴と記号が含まれます。

ピアジェは図11-2（218頁）のように指標（index インデックス）、象徴（symbol シンボル）、記号（sign サイン）を能記と所記の関係で整理しています[7) 8)]。指標では能記と所記の関係は密接なので、目の前にあるものの意味が、そこに存在するであろうものの意味の目印となる特性をもっています。例えば、窓に水滴がついていることは、雨が降っていると考えるきっかけとなるような場合です。一方、象徴は指標よりも能記と所記との関係は遠くなり、目の前にあるものの意味から、そこに存在しないものの意味を表現できます。しかし、能記と所記との間の類似性は強いです。例えば、水色の紙を小さく切って上から散らすことで、実際には雨は降っていないけれども、雨のイメージを表現するような場合です。記号は象徴と同じく能記と所記の関係は遠いですが、象徴のようにその間の類似性は弱いです。例えば、空から水滴が落ちてくる天候は日本語では「雨」ですが、英語では'rain'と言語の種類によって同じ意味内容でも表現の仕方、つまり表現の記号が一様ではありません。これが能記と所記の関係が恣意的な状態で、意味する記号と意味される内容の結びつきは自由となります。

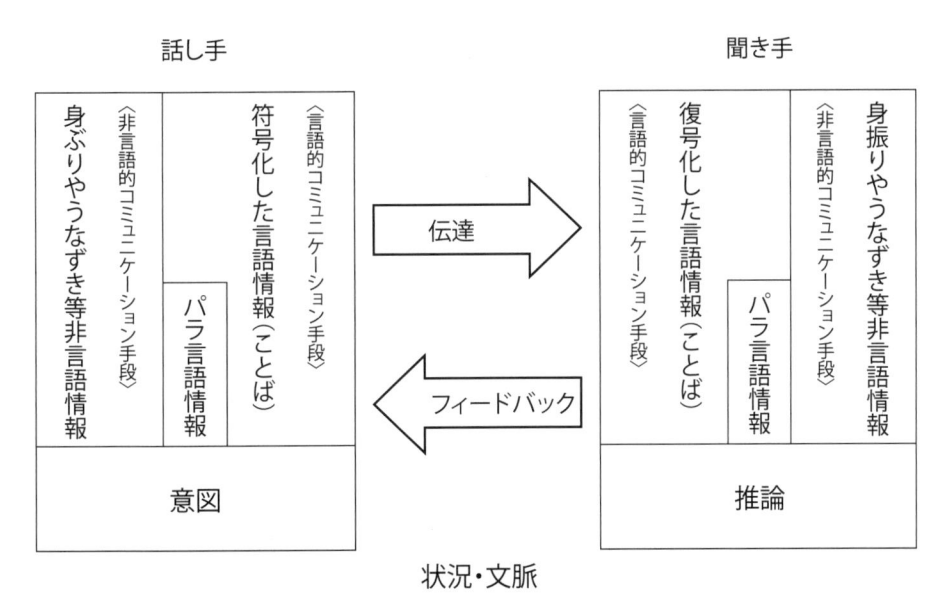

図11-1 話しことばによるコミュニケーション過程

非言語的コミュニケーションで用いる身振りは、意味をもつ記号として身体が使われる行動のことで、言語と同じように指示的身振りと表象的身振りに区分できます[2]。

しかしながら、非言語的コミュニケーションは通常言語的コミュニケーションのように符号化されたものがなく、それのみでは漠然としていて意味の解釈も一様でないことが多いです[3]。このため、言語的コミュニケーションの方が明らかに意味は示しやすい特徴があります。一方で、漠然としているために、ことばでは明言しにくい意図や気持ちなどを表現しやすいのが非言語的コミュニケーションだともいえます。

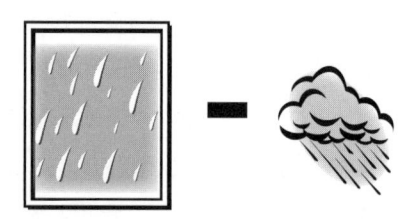

指標　窓についた水滴が，外は雨であると考える目印になっています。

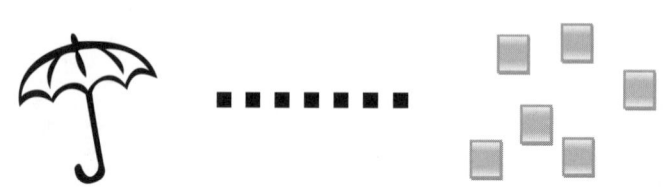

象徴　水色の紙は実際には水ではないにもかかわらず，それを雨とみたてて表現しています。

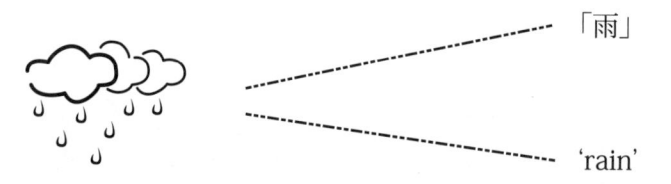

記号　水滴が空から落ちてくる天候は，日本語では「雨/ame/」ですが，英語では'rain　/rein/'と同じ内容でも表現する方法はさまざまです。

図 11-2　指標，象徴，記号・・・表現するものと表現されるものの関係

### 3. 拡大・代替コミュニケーション（augmentative and alternative communication；AAC）

拡大・代替コミュニケーションは augmentative and alternative communication の略で AAC とも呼ばれます。持っているコミュニケーション手段を拡げ、あるいは困難なコミュニケーションの手段を他の手段に替えてコミュニケーションを行うことをいいます。

AAC は特に重度の音声言語による表出と理解などの機能障害や活動制限、参加制約を一時的に、あるいは永続的に代償するものです[9]。

コミュニケーションで自分の気持ちを発信する一般的な方法は話しことばです。つまり、話し手は音声言語で思いを伝達し、それを受け取った聞き手は話し手の発した意味を理解します。ことばによる言語的コミュニケーションには、音声言語だけではなく、書きことばもありますが、このような言語的なコミュニケーション以外に身振りや表情など非言語的コミュニケーションによる情報のやりとりもコミュニケーションでは重要です。つまり、コミュニケーションはことばそのものだけで話し手の気持ちや意図を聞き手に伝えるのではなく、非言語的コミュニケーション手段も含めて話し手と聞き手の間で情報が共有されているのです。このためコミュニケーションに困難をもつ患者さんたちの AAC を考えるとき、言語的コミュニケーションや話し手の状況にのみ注目するのではなく、非言語的コミュニケーションや聞き手の状況なども含めて検討し、コミュニケーションを多面的にとらえることが大切なのです。

American Speech-Language-Hearing Association（ASHA）の報告[9]によりますと、AAC は①シンボル②エイド③方略④選択方法から成ります。①シンボルには、身振りや表情など道具を用いない非エイドのシンボルと、実物や絵、描画など道具は用いるエイドのシンボルが含まれます。シンボルの中には類似性が高いものと低いものがありますが、そのシンボルを見ればその意味がすぐわかる類似性の高いシンボルの方が獲得しやすいです。②エイドとは道具のことで、電子的エイドと非電子的エイドに分けられます。非電子的エイドには、たとえば 2 枚の写真のどちらか一方を選択する方法があります。電子的エイドには、たとえばスイッチごとにメッセージが録音されていて、必要なときに必要なスイッチを再生する VOCA（voice output communication aid）があります。③方略は有効で効率的に情報を伝達するための工夫と解釈することもできます。コミュニケーションをすすめる中で次の単語や文字などを予想する方略や、単一の絵だけではなくいくつかの絵に意味的な結びつきをつけて伝達の幅を広げる方略などがあります。④の選択方法は、メッセージを伝達する方法のことで、間接的選択であるスキャニングと、直接的選択であるポインティングがあります。スキャニングは、自分が意図した必要な情報がでてくるまで選択肢を順に見ていく方法です。ポインティングは自分で選ぶ方法です。直接的選択は自分で指や腕など身体を動かす必要がありますが、素早く選択できます。一方間接的選択であるスキャニングは身体を動かせない患者さんには向いていますが、自分の希望の選択肢がでてくるまで何を選択したいかを憶えておく必要があります。

このように AAC には様々な方法があります。どの AAC が有効であるかについては、対象者のコミュニケーションの状況をよく分析し、障害をうけている側面だけではなく、良好な側面を見極めることが重要です。また、特定の手段にとらわれず、複数の手段を適宜併用することを考慮したり、単に方法を提供するだけではなく、実際の場面で使えるよう訓練することが AAC を有効に使うためには必要です[10]。

### 4．語用論（pragmatics）

　語用論（pragmatics）というのは「プラグマティクス」という英語の訳語と対応します。このプラグマティクスはもともと pragmatic「実際上の、実用上の」という形容詞から派生したものです。つまり、語用論とは「ことばの実用上の事柄に関する学問」という意味なのです。もう少し平たく言えば、ことばとその意味を、「私たちがふだん行っているコミュニケーションの場面に即して、考えていこうとする学問」のことです。この語用論は広い意味でのことばの意味の研究のひとつとして発展してきましたが、この語用論という分野が、言語学の主要な分野として広く認知されるようになってきたのは比較的最近になってからのことです。

　語用論が登場する以前のことばの研究は、どちらかというと、個人差や場面による差異を取り除いた理想化された話し手・聞き手が、共通して持っていることばの規則がどのようになっているのかを明らかにしようとしていました。もちろん、文の中心的な意味はいつ誰がどこで使っても同じように理解されることが大切ですので、日本語なら日本語の話者全体が共有する知識を明らかにすることはとても重要なことです。「明日は雨が降るらしい」という日本語の意味が、話し手から聞き手に伝わるためには、「明日」「は」「雨」「が」「降る」「らしい」のような単語の意味と単語の並べ方の規則を、話し手と聞き手が共有していなければなりません。話し手が「雨」という形式で伝えようとしたものが、聞き手の方は≪雨≫とは似ても似つかないモノをあらわしているとしたら、表面的には同じことばを使っていても、結局は意味が通じないことになってしまいます。単語の並べ方も同様に、適当に並べていたのでは、話し手が伝えた事柄と聞き手が理解することが同じになるという保証はできません。単語の並べ方の規則を共通に頭の中に入れておかなければならないのです。しかし、実際のコミュニケーションの場面では、単語の意味や単語の並べ方の規則だけを理解していても、実際に発話される文の意味を捕らえ損なうことがあります。例えば、つぎのような会話の場面を見てみましょう。

会話 1
A：「明日の天気はどうかな？」
B：「明日は雨が降るらしいよ」

第11章　コミュニケーション、言語に関すること

会話2
A：「明日一緒にハイキングに行かない？」
B：「明日は雨が降るらしいよ」

　会話1のBの発話である「明日は雨が降るらしいよ」というのは「雨が降る」という事柄が未来の時点で起こることです。ところが、会話2のように「明日一緒にハイキングに行かない？」という文に対しての返答として発話された場合は、単なる明日の天気のことについての言及ではなく、「明日はハイキングに行けないよ」ということを暗に表しているものだと考えられます。このような意味あいは、どう考えても会話1のBの発話の中には見出すことはできません。つまり、同じ「明日は雨が降るらしいよ」ということばが使われていても、その意味は、前に言われた文の意味や、場面などとの関係で、少なからず違ってくるのです。ただし、文がどのような場面で使用されたか分かってさえいれば、その文があらわす意味についても正しく理解できます。これは、上記の会話2のBの文のように、文字通りの意味とは異なる意味をあらわす場合であっても、ある一定の条件が与えられれば、どのような意味になるかという決まりについて、知っているということにもなりそうです。このような文の意味と文が使われる文脈や状況との関係についての決まりを研究する分野を「語用論」と呼びます。

### 5. 言語（language）

　「言語」とは何かと問われたら、日本語、英語、中国語、ドイツ語、韓国語など、ある国あるいは民族で共通して使用されていることばという意味での言語を思い浮かべるかもしれません。確かに言語というときに実際に使用されている（あるいは使用されていた）個別的な言語を指すこともありますが、「人間は言語をあつかう動物である」のように、日本語や英語のような違いは置いておいて、人間が何らかの事柄を相手に伝える際に使用する言語一般のことを指す場合もあります。ここで説明する言語は後者の方です。では言語とはいったい何でしょうか。

　言語とは一口で言えば、「音声を利用した記号体系で、意思伝達の手段である」というのが、最も妥当な答えのうちのひとつでしょう。まず、「意思伝達の手段」という点について考えてみましょう。言語に意思伝達の手段という役割があることを否定する人はいないでしょうが、言語にはそれ以外の役割もあります。たとえば、我々がものを考えるときには、言語に依りつつ考えます。このように、言語には思考を支える役割があります。あるいは、自らの感情を表出するのに用い得るという側面もあります。このように、言語には「意思を伝達する」という以外に他の役割もありますが、その主要な役割が意思伝達の手段であるということはいえそうです。しかし、考えてみると、何らかの意思を何らかの手段で伝えているのは何も人間の言語に限ったことではあ

りません。例えばイルカは相当知能が高く、超音波を使ってお互いがかなり複雑なコミュニケーションをしていることが知られていますし、また、サルは危険が迫っているとき、独特の咆え方をして仲間にそのことを伝えます。その意味では、イルカの超音波やサルの咆え声も「意思伝達の手段」ということができ、イルカやサルにも言語があるということになりそうです。しかし現在のところそのような動物の情報伝達を「言語」とはいいません。それらのコミュニケーション手段が、「記号体系」という性質を持ち合わせていないからです。次に言語が「記号の体系である」という点についてみていきましょう。

記号とは何らかの共通の意味を音や図形など知覚できる表象を用いて伝達する手段のことをいいます。人間の言語も音声によって意味を伝えるものなので、記号の一種だといえます。より詳しい話は記号（sign、223頁）のところを見てもらうこととし、ここでは言語が音声と意味が結びついているものというくらいに理解しておいてください。

次に体系について考えてみます。体系とはシステムの翻訳で、あるものが単独で存在しているのではなく、お互いが関連して存在していることをいいます。身近なものとして私たちの体がそうです。心臓に問題が発生すれば、それは心臓だけの問題ではなく、体全体に影響を及ぼします。私たちの体は、心臓や肺のなどの臓器や、骨や筋肉などの部分が単に寄せ集まってできているものではなく、お互いがそれぞれの役割を分担しながら緊密に関係し合っています。このように部分同士が無視できない関係を持っているものを体系といいます。言語の体系性を考えるうえで大切なのは、要素と要素の関係性です。例えば、「私は歌手になりたい」という文の「歌手」の部分は「言語聴覚士」「医者」「看護師」などたくさんの他の言語記号に置き換えることができますが、「歌手」は「言語聴覚士」や「医者」「看護師」などの他のものとは違っていて、一旦「歌手」を他のものと置き換えれば、文全体の意味が変わってきます。つまり、全体の1つの部分が変化すれば、そのことで他のものも影響を受けます。その意味で体系となります。また、最近では「歌手」という語はあまり使われなくなってきたようです。これは新しく「アーティスト」という語が歌を歌う人を表すようになってきたことが原因だと思われます。「アーティスト」は昔は画家のような芸術家に使われていた語なのですが、特に最近はポップミュージックの歌手や歌を歌うだけではなく作曲活動もする人にもこの「アーティスト」という語が使われ始めました。結果として「歌手」が意味の面で、それがあらわす範囲が狭くなり、使用が減っているというわけです。このように、言語記号が体系性を備えているのは、一つ一つがお互いに差異をもち、違っているということが大切なわけです。

また言語の体系性は小さな単位がより大きな単位を作り上げる際にも重要になります。例えば私たちは、ある事柄を伝える際に、語だけではなく、いくつかの語が並んだ文という単位で事柄を伝えています。もちろん発話が一語であることはないわけではなく、例えばことばを使い始めたばかりの赤ちゃんは「マンマ」や「ブーブー」など1つの語で何かを伝えようとするのですが、

複雑なコミュニケーションをする場合は、一語では十分ではありません。基本的に文よりも小さな単位である語をいくつか並べた文という単位が必要になるといえます。このとき語の並べ方にはある約束事があります。次の例文をみてください。

A：太郎は花子を褒めた。
B：花子は太郎を褒めた。
C：は太郎褒めたを花子

　AとBでは使用している語は同じですが、並べ方を変えるだけで異なる意味の文になっています。またCに至っては、ほとんど意味を捉えることができません。こうしてみると語を並べるには約束事＝規則があるのだということがわかると思います。
　また、語を入れ替えてみます。例えば、「太郎」を「次郎」「恵子」に入れ替えても、理解できる文になります。「は」の部分を「さえ」「も」に変えることもできます。「褒めた」の部分を「叱った」「呼んだ」に入れ替えることもできるでしょう。しかし、「太郎」のところを「褒めた」「叱った」「呼んだ」に入れ替えたり、「は」のところを「太郎」「次郎」「恵子」に入れ替えると途端にかなり理解不能な文になります。このことは、それぞれの語は他の語と異なっているということに加えて、決められた役割があるので、それを乱してしまうと、それぞれの語そのものの意味は理解可能であっても、全体の文としては理解不能になってしまうことを示しています。
　以上のように、言語は他の語とどのような関係にあるかということが大切であり、その意味で言語は体系性を備えているといえます。この特徴は、言語を使うのが人間であることと関係があります。記憶力等に限界のある人間が膨大な記号の集合体である言語を記憶し使いこなしうるためには、その言語自体が記憶と使用に便利なように合理的な体系を有していなければならないのです。
　初めに戻って、言語とは何かについてまとめてみましょう。「音声を利用した記号体系で、意思伝達の手段である」とはどういうことか。言語は、音声と意味が結びついた記号の集合体からなっていますが、それらの記号の集合体はただの寄せ集めではなく、お互いに差異を保ち、役割分担をしながら、全体として機能している、これが言語であると考えることができるのです。

## 6．記号（sign）

　現代言語学の基礎を築いたとされるスイスの言語学者ソシュール（Ferdinand de Saussure1857-1913）は、「言語は記号の体系である」と述べ、ことばを記号の一種と位置付けました。「記号」というと、小学生の時に社会科で学習した地図記号（〒など）やメールを書く際に使用される特殊記号（！や？など）を思い出す人も多いと思いますが、ソシュールのいう記号は「音

や図形によって意味をあらわすもの」のことです。つまり、知覚可能である「信号」とそれによってあらわされる「意味内容」の2つが直接結びついているもののことを記号と呼んだのです。さらにソシュールは、記号における知覚可能である信号のことを「シニフィアン（能記）」、それがあらわす意味内容のことを「シニフィエ（所記）」と呼びました（図11-3）。地図記号である〒（シニフィアン）はそれによって郵便局という意味（シニフィエ）をあらわしますし、特殊記号の！や？（シニフィアン）はそれぞれ驚きと疑問という意味（シニフィエ）をあらわしますので、その意味ではソシュールの言うところの記号の性質をしっかり備えているわけです。

　記号をこのように定義すると、ことばもまた記号であるということができます。ここで、ことばにとっての知覚可能な「シニフィアン」は音形ということになりますし、「シニフィエ」はその音形によってあらわされる意味内容ということになります。例えば、「海」という単語について考えてみると、umi という音形であるシニフィアンと「地球上の陸地でない部分で、全体が一続きになって塩水をたたえている所」という意味内容であるシニフィエが1対1で結びついています。

　ここでなぜ、ことばが「音を利用」して意味をあらわすようなっているかということについて考えてみましょう。信号は知覚できるものでなくてはなりませんので、人間が信号を受信するには、五感（触覚、味覚、嗅覚、視覚、聴覚）のいずれかを用いて受信するしかありません。しかしながら、これらの五感のうち人間がかなり自由に使用できるのは聴覚を刺激する音のみなのです。味覚、嗅覚を利用した意思伝達は、発信受信双方とも利用するのが不可能ですし、触覚は受信する側からいえば利用することが可能（点字によるコミュニケーションがあります）かもしれませんが、発信する側からいえば、次々に短い時間で発信するのは不可能です。視覚はもっと利用可能（身振り言語や文字言語があります）ですが、人間の視覚は前方しかとらえることができず、聴覚のように発信源がどこであってもキャッチできるものと比べれば不便です。

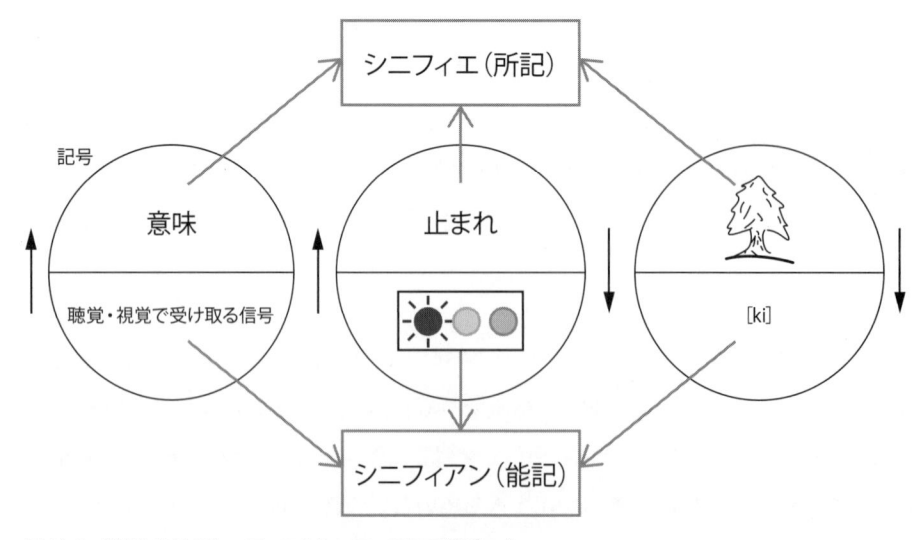

図11-3　記号におけるシニフィエとシニフィアンの結びつき

## 第 11 章　コミュニケーション、言語に関すること

　このようにことばが音を利用した記号であることによって、いくつかの特徴が生じます。ひとつは言語記号の恣意性といわれるものです。言語記号の恣意性とは、例えば、海のことを、日本語では「ウミ」、英語では「sea」、中国語では「hǎi」、ということが示すように、ある内容をあらわす単語の音形がそれがあらわす意味そのものとは基本的に無関係であって、それぞれの言語社会で「承認」されていれば十分である、ということを意味します。このことは、例えば交通信号についても、赤に前進禁止をあらわさなければならない理由がないのと同じように、何もことばに限らないのですが、特にことばが音と意味という全く性質の異なるものを結びつけているために、この記号の恣意性という性格はより強く認められるのです。もっとも、擬声語あるいは擬態語は、音とそれがあらわすものに必然的な結びつきがあるという意味において、恣意性の例外とされます。

　ことばが音を利用した記号であることによって生じるもうひとつの性質は音形の線状性です。線状性とは「必ず、一線上に並ぶ」ということであり、言語記号がその信号に音を利用しているために、同時に 2 つの信号を提示することができず、時間軸に沿って継起的に提示するしかないという制限があるのです。視覚言語である手話では、同時に 2 つ（以上）の信号（シニフィアン）を提示することができますが、音声言語の場合はそうはいかないのです。

　言語も記号であるというのは、いわれれば当たり前のような気がしますが、その当たり前のことをよく考えてみると、そこから言語の本質が見えてきます。ことばが時間の流れと共に変化するという側面を持っていることもそのひとつです。例えば、「カエル（蛙）」のことを昔は「かわず」と呼んでいたということがありますが、このようなこのことばの変化は、まさに言語の恣意性があるからこそと考えることができるのです。

　ことばにおける文字の位置づけについても触れておきましょう。文字は、目に見えない話しことば（音声言語）を目に見える形にしたものです。この文字も意味（シニフィエ）と 1 対 1 で結びついていることから記号の一種といえますが、音声言語と異なるのは、音声言語が特別な学習をしなくても適切な環境があればいつの間にか習得可能であるのに対して、文字は特別な学習なくては身につけることができないということがあります。また、世界の言語には文字をもたない言語も多数存在することを考え合わせると、ことばにとって音声が先にあって、それを表記する手段として文字があるといえます。つまり、ことばにとって音声が一次的な記号であり、文字は二次的な記号だということです。とはいえ、人類が文字を獲得することで、音声言語がもつコミュニケーション上の制約（時間的、空間的な限界）をかなりの程度克服することができました。例えば、私たちが古代ギリシャの哲学者ソクラテスの考えを知ることができるのも、文字があるおかげなのです。

### 7. 言語学 (linguistics)

　生物学という学問分野の研究対象が「生物」であるように、言語学という分野は、「言語」つまり人間のことばについて研究する分野であることは何となく理解することができると思います。しかし、ことばというものは生物のように目で見て観察可能な対象ではありませんし、それに加えて誰でも特に意識せずに空気のように使っているため、そのものの正体をつきとめるのはなかなか難しいものです。このことが言語学という学問が一体何をやっているのか、いまいちよくわからず、「結局、語学の一種なのではないか」という誤解をする人が出てくる原因なのかもしれませんが、言語学と語学では目的が異なります。語学には、ある言語（例えば、英語やフランス語）を学習し、それを使いこなせるようになるという実用的な目的があります。それに対し、言語学を学んだからといって、ただちに英語やフランス語がぺらぺらになるといったことや、日本語の文章がうまくなるとか、そう言ったことは残念ながらありません。

　それでは言語学は何を目指しているのでしょうか。簡単に言えば、言語学は、動物の中で人間だけが使いこなせることばについて、その仕組みを明らかにする学問です。言語には日本語も英語も中国語もありますが、どの言語も学ぼうと思えば学ぶことができます。ということはどの言語にも共通した何らかの性質があるはずです。その性質とは何なのか。人間はことばをどのように使っているのか。そうした問いに答えるのが言語学なのです。したがって、言語学を勉強したからといって、個々の言語の運用能力向上と直接結び付くわけではありません。

　しかしながら、コミュニケーションに障害をもつ人々の支援を志し、言語聴覚療法を修得しようとする人々にとって、ことばのしくみについて理解しておくことは非常に大切なことです。確かに、私たちはことばの仕組みを人に説明できるほど客観的に理解していなくても、言語を不自由なく使いこなすことができます。それは例えるならどのように歩いているかそのしくみについてよく理解していなくても、自然と歩くことができることとよく似ています。しかし、何らかの原因で上手く歩くことができない人に対して歩行の指導をする際には、どのように歩くことができているかについての理論をしっかりと理解したうえでなければ、歩行にどのような問題があるのか適切に観察することができませんし、効率的な歩行の指導を行うこともできません。理論的理解というものは、ときに、対象を見る眼を全く変えてしまう力をもっているものです。言語学を学ぶことで、ことばを適切に観察する枠組みを身につけることができますし、そうして初めて言語障害に対して必要な分析、指導技術を身につけることができるのです。

### 8. 音声学（phonetics）

音声学というのは、人間がどのようにしてどのような音を言語用に発音できるか、といったことを研究する分野です。図 11-4 は、二人が話しているところをイメージ化したものです。A さんは≪りんごが食べたい≫という意思を B さんに伝えたいのですが、まず A さんは頭の中で、その意図を伝えるために日本語なら日本語の中で適切な語を選択し、文法に従って語を並べ「りんごが食べたい」という文を作り出します。さらに、A さんは音声でその意図を伝えるのですから、それらの文を音声に置き換えた上で、口、舌、歯などの音声器官と肺から出す気流を使って発音します。その際、ある音声を作り出すときに、それぞれの音声器官をどのように動かすのか、あるいは、ある音声とある音声の違いはどのように発音のされ方が違うのかということが重要になってきます。

この音声を作り出す部分を扱う領域は音声学の中でも調音音声学（articulatory phonetics）といいます。私たちは毎日ほぼ無意識のうちに異なる音声をうまく作り出しているのですが、何らかの理由で発音がうまくできない方に、適切な発音の仕方を指導する場合は、発音の仕組みを十分理解しておく必要があるのはいうまでもありません。また言語聴覚士が対象とする音声は標準的な日本語の中で現れ得るもの以外にも、それから外れたさまざまな音声を聞き分け、その問題点について把握する必要があります。ですから日本語で現れる音声以外の音声に関してもその調音（口の形を変えることで異なる音声を作り出すこと。言語聴覚障害学を含む医学の分野では調音の代わりに構音という用語を使用します）のメカニズムを把握し、他の音声との違いを聞き分けられるだけではなく、自らその音声を調音（構音）しうることを目指す必要があります。音声を作り出す際に関係する各音声器官の名称についても（図 11-5[11]、228 頁）自分でこの図をそらで描けるようにしておくことをお勧めします。

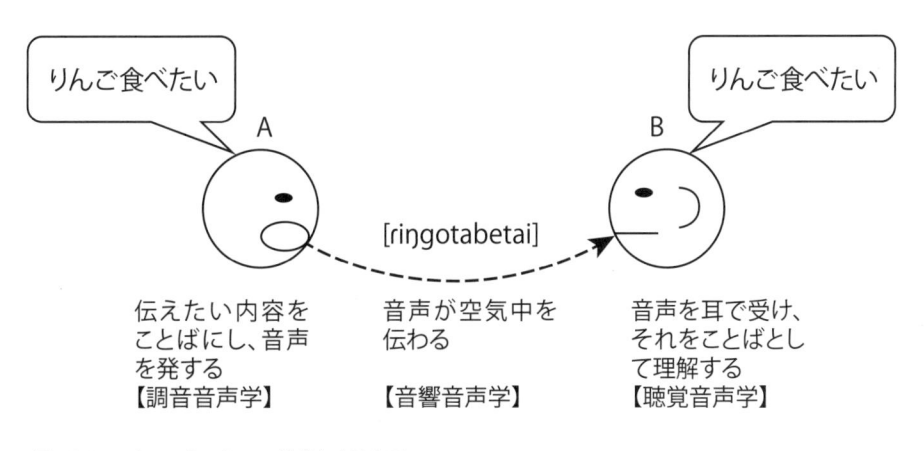

図 11-4 コミュニケーションが成立するまで

次に、Bさんの耳に届くまでには、音声は空気の中の振動つまり音波となって伝わっていきます。ここでは音声を物理的な対象として、測定することができます。さまざまな音声によって、その振動の仕方は異なりますので、それらの違いを機器を使って、いろいろな物理量であらわすことになります。この領域は音声学の中で音響音声学（acoustic phonetics）といいます。

　それから音声はBさんの耳に到達し、外耳から中耳、内耳を経て脳で知覚されます。この領域は聴覚音声学（auditory phonetics）とよばれます。知覚された音声は、日本語の知識に照らし合わせて、≪りんごが食べたい≫という意図であると理解されるのです。

　このように、音声学は、音声を客観的にさまざまな角度から分析し、その性質を明らかにすることを目的としています。ただし、意味と音声、音声と意味の変換は人間の頭の中の過程で行われます。そのため、物理的な実際の音声は、脳の中で捉えられた途端に直接観察できない別の性質のものに変わってしまいます。いうなれば、実際の音声と、頭の中で音だと思っているものとは違っているということなのです。例えば「駅（えき）」と「永遠（えいえん）」と発音する場合、「えき」の「え」よりも「えいえん」の2番目の「え」の方が口の形が広くなっています。音声学的には2つの「え」はその発音のされ方（具体的には口の開き具合）が異なっているため、異なる音声とされます。実際の音声をできるだけ正確に書き表すための発音記号である国際音声字母（International Phonetic Alphabet；IPA、28頁）では、この2つの「え」は [e] と [ɛ] という異なる記号で書き表すことがありますし、ある個別言語（ハンガリー語、ラオス語、20世紀前半までの韓国語など）ではこの2つの音声はきちんと違う音として区別されています。しかし、日本語では話すときにはどちらの「え」も現れるのに、それら2種類の違う「え」を、音声学を勉強しない限り別に違った音だとは認識していません。このようにある2つの音声が使われていても、同

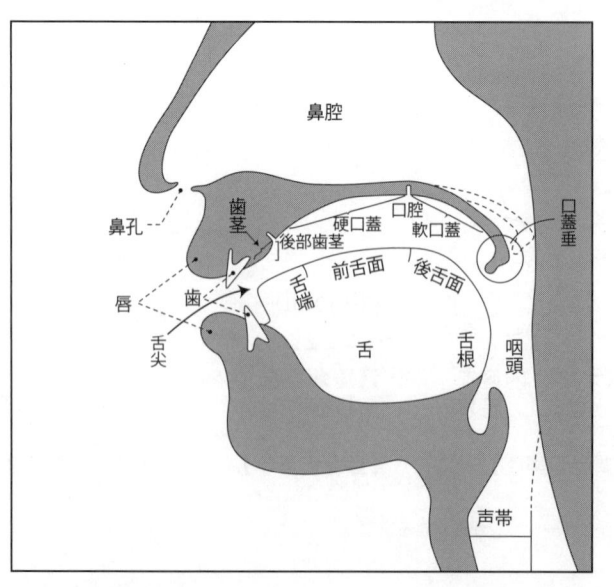

図11-5　調音器官

じ音として頭の中で処理されることもあれば、使う言語が異なれば、頭の中で異なる音として処理されることもあるわけです。したがって、各個別言語ごとにいったいどのような音声が区別されていて、或いは区別されていないかということを考える必要があります。このようにある個別言語で使われるさまざまな音声の中で、どの音とどの音が区別されているのかについて明らかにする分野を音韻論（phonology）といいます。

音声学と音韻論の区別が言語聴覚士にとって決定的に重要なのは、言語の基本的な姿が話しことばなので、正書法（せいしょほう）があって表記のしかたが決まっている場合でも、その実際の発音と表記の関係が必ずしも1対1にならないということがあるからです。したがって、実際の発音レベルの話なのか、それとも脳の認識の中で区別している音のレベルのことであるのかはしっかり区別しておくことが大事です。

### 9. モーラ（mora）

「痩蛙（やせがえる）　まけるな一茶　これにあり」は小林一茶の有名な俳句ですが、俳句は五七五のリズムで構成されます。この俳句を指を折りながら数えると「や・せ・が・え・る／ま・け・る・な・い・っ・さ／こ・れ・に・あ・り」と区切ることができ、五七五のリズムになっていることを確かめることができます。この際の一つ一つの音の塊を「モーラ」或いは「拍」と呼びます。このモーラの特徴は、それぞれが等時間になることです。ただし、各モーラがどれくらいの時間で発音されるか決まっているわけではありません。早口で発話した場合と、ゆっくり話した時の1モーラの時間的長さは当然異なります。あくまでも他のモーラと比較してそれぞれが等しく感じられるということです。大まかにいって、仮名1文字は1モーラをあらわします。ただし「っ」は1モーラ分ですが、同じ小字でも、「シャ」「シュ」「ショ」のような拗音は2文字で1モーラ分であり、モーラと仮名文字とは必ずしも一致しません。子どもの頃、ジャンケンをして、何で勝ったかに応じて一定数だけ前に進めるという遊びをしたことがありますが、パーで勝ったときは、「パ・イ・ナ・ッ・プ・ル」のモーラ数である6歩進むことができます。また、チョキで勝ったときは「チ・ヨ・コ・レ・ー・ト」と拗音の「ョ」を一音と捉え6歩進むことがあります。そのような場合、モーラの観点からは1歩ズルをしているということになります。

音節という概念がありますが、日本語でわざわざこのモーラという概念を導入する意味は、日本語においてモーラが中間的単位として機能しているとみられることにあります。例えば、「カメラ」、「カード」、「カンコク」（韓国）のアクセントを比べてみましょう（−で高いところを示しています）。いづれも「カ」だけが高く実現します。ここから、日本語の場合、音節である「カー」や「カン」が1つの単位として機能しているのではなく、モーラの単位である「カ」が1つの単位として機能していることが見てとれます。

### 10. プロソディ（prosody）

　私たちが何かことばを発する時、そこにはどのような情報があるのでしょうか。例えば「さかなたべたい」と「たかなたべたい」では食べたいものが異なります。また「あさごはんをたべた」では、「朝にごはん」を食べたのか、「朝ごはん」を食べたのかで曖昧ですが、このような意味の違いも話し手が用いる音声の違いによって区別して表すことができます。異なる情報を音声を利用して伝える際には、「あ」と「い」のような音質の違いの他に、高さ、大きさ、長さの違いを利用します。このような意味の違いをもたらす音声的な特徴が、音声を介してさまざまな異なる情報を伝えるということを可能にしているのです。

　少し具体的に、「さかな」と「たかな」の違いから見ていきましょう。これらの音の違いは何でしょうか。まだ音声学を学習していない方は「さ」と「た」の違いだと思われるかもしれません。しかし、観察するのは、あくまでも音声であり、仮名文字ではありませんので、さらに細かく見ていく必要があります。「さ」はさらに [s] という音と [a] という音に分解され、同様に「た」は [t] という音と [ a ] という音に分解されます。[s] や [t] や [ a ] はこれ以上小さく分解することはできそうにありません。このような音を単音（あるいは分節音）と呼びます。日本語を母語とする話者は仮名文字があるために、通常このような単音レベルまで音声を分解しません。ところが「さかな [sakana]」と「たかな [takana]」はまさにこの単音である [s] と [t] の違いによって区別されているので、音声の違いについて考える際には、単音の音質の違いに注目することが必要になってきます。

　次に「あさごはんをたべた」について見ていくと、連続する単音は [asagohanwotabeta] となり、これだけでは音声的な違いはないことになります。しかし、実際の発話では「あさ」の後に少し間を空けて「あさ、ごはんをたべた」と発話すれば、「朝、ご飯をたべた」となり、「朝ごはんを食べた」と区別することができますし、間を空けなくても、声の高さで意味を区別することができます（図 11-6、図 11-7、231 頁）。また「あさごはんたべた」の「た」を高く発音すると疑問をあらわす発話になりますし、「た」を低く強く発音すると、意外な驚きをあらわす発話として理解されます。このような「発話した際に出現する単音以外の音声的特徴」のことをプロソディ（韻律）と呼びます。

　以上のように、どのような意味の違いがどのような音声の違いで区別されているかを観察する際には、1 つずつの音である単音のレベルの特徴と単音の連続で形成される際に現れる音の特徴であるプロソディのレベルの特徴をみる必要があります。プロソディの音声的な特徴には、主に以下のものが挙げられます（表 11-1、231 頁）。

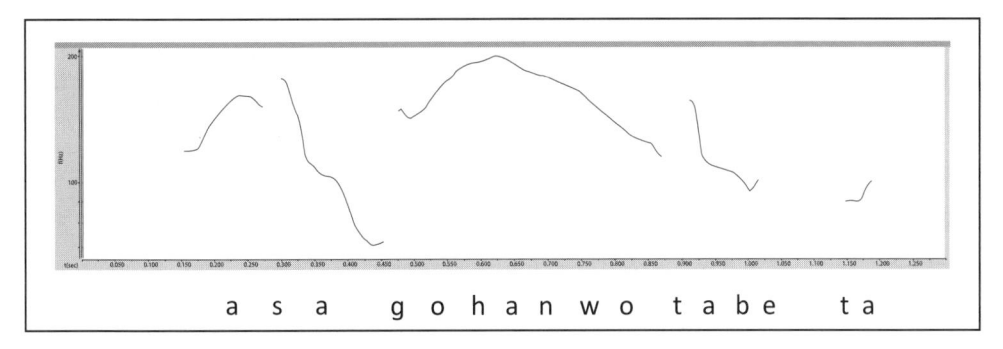

第 11 章　コミュニケーション、言語に関すること

図 11-6　「朝、ごはんを食べた」の音声の高さの変化

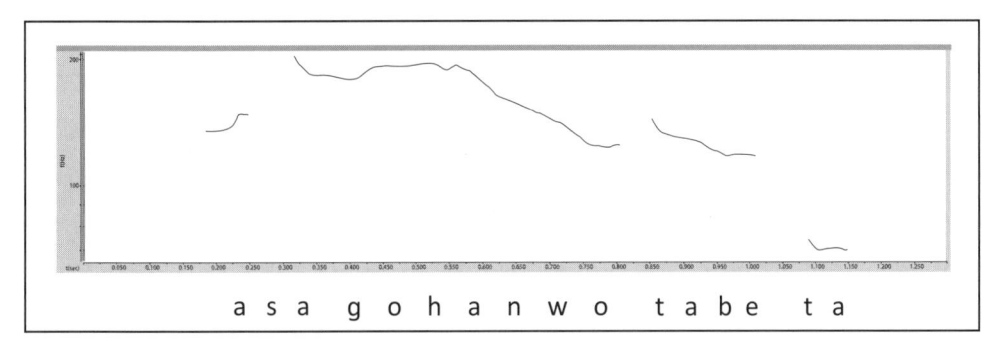

図 11-7　「朝ごはんを 食べた」の音声の高さの変化

表11-1　プロソディの音声的な特徴

| リズム | 何らかの音声的特徴の繰り返し |
|---|---|
| アクセント | 語レベルにおける音の高さ強さなどの違い |
| イントネーション | 文レベルにおける音の高さ強さなどの違い |
| プロミネンス | 強調・際立ち |
| ポーズ | 時間的空白 |
| テンポ | 発話の速さ |

## 11. アクセント（accent）

日本語のアクセントは「個々の語について社会的習慣として恣意的に決まっている相対的な高さの配置」ということができます。まず、アクセントが担（にな）っているのは、「語」であり「音」ではありません。例えば標準語の「雨（あめ）」と「飴（あめ）」を比較してみるとき、前者は「高低」後者は「低高」と発音されます。ここで、音が高いか低いかというときに、絶対的な音の高さが決まっているわけではありません。これは基本的な声の高さは男女間でも異なっているでしょうし、個人差もあるため、「〜ヘルツ以上の音を高い音とする」などと定めるのは不可能です。この音の高さの違いは、あくまでも「あ」と「め」の音の間に存在する相対的な音の高さの違いなのです。つまり、1

つの音の特徴だけを観察してもアクセントは観察することはできず、一つ一つ分節された音の単位同士を比較してはじめて観察できるものです。このようなことからアクセントは分節された音に跨る（越える）音の特徴ということができます。これを「超文節的特徴（プロソディ）」と呼ぶこともあります。このような音の高さの違いは言語社会において恣意的に決まっています。つまり、特にそうでなければならない必然的な理由は存在せず、その言語社会の成員の間でたまたまそのように決められているということです。「雨（あめ）」はなぜ高低アクセントで発音されるのかと問われても、そこに明確な理由は存在しません。ただ、たまたまそのようになっているだけなのです。仮に日本語話者の総意で、「雨（あめ）」低高で発音し、「飴（あめ）」を高低で発音するように合意できれば、別にそれでも構わないということです。

　次になぜ日本語にアクセントが存在しているのかについて考えてみましょう。まず、アクセントには語の意味を区別する働きがあります。「雨（あめ）」、「飴（あめ）」のようにかな文字表記の上では同じですが、アクセントの違いによって語の意味を区別しています。このようなアクセントの働きを弁別的機能と呼びます。アクセントのもう1つの重要な働きは、語の切れ目を示すということです。このことを説明するために、標準日本語のアクセント規則について確認しておきましょう。

　標準日本語のアクセント規則においては、大きく以下の2つの規則があります。

①第1拍目が低なら2拍目は高、第1拍目が高なら2拍目は低となります。
②一度下がった音が、ひとつの単語内で再び上がることはありません。

　例えば、「なんかいほうそう」という音連続は、アクセントの違いによって2つの意味になります。それぞれのアクセントを表11-2、表11-3（233頁）に示します。

　表11-2では、標準日本語のアクセント規則①②に沿っていますので、一語であると見なすことができます。表11-3ではアクセント規則②に違反しますので、この音連続を1語であるとみなすことはできず、2語以上からなる音連続と判断できます。語の切れ目を考えるときに、アクセント①に照らし合わせて音の変化があるところが語の頭と考えることができ、この場合「い」と「ほ」の間で音の高さの変化があるため、Cが語の頭であると見抜くことができるのです。

　このようにアクセントの位置によって、語の切れ目を理解することができます。アクセントのこのような働きを統語的機能と呼びます。このアクセントの統語的機能が特に重要な意味を持つのは、幼児の言語獲得においてでしょう。幼児がある言語を獲得する際には、まず、周囲で話される発話を手掛かりに、その言語にどのような単語があり、その単語にはどのような意味が付与されているのかを学んでいくのです。しかしそのことは想像以上に困難なことです。私たちが見

表 11-2 「南海放送」のアクセント

| な | ん | か | い | ほ | う | そ | う |
|---|---|---|---|---|---|---|---|
| 低 | 高 | 高 | 高 | 高 | 低 | 低 | 低 |

表 11-3 「何か違法そう」のアクセント

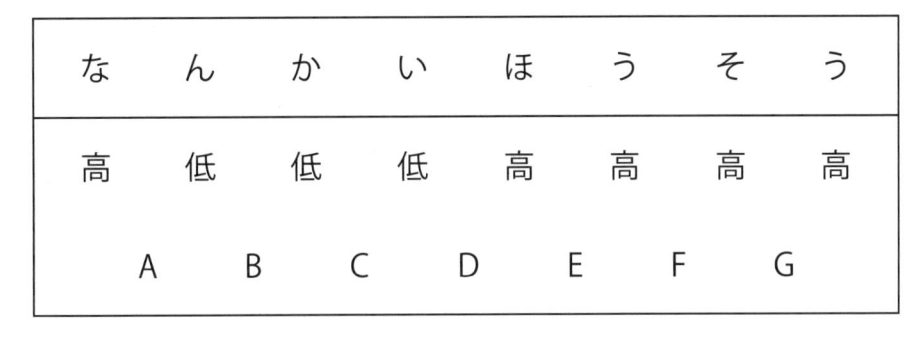

| な | ん | か | い | ほ | う | そ | う |
|---|---|---|---|---|---|---|---|
| 高 | 低 | 低 | 低 | 高 | 高 | 高 | 高 |
| A | B | C | D | E | F | G |  |

　知らぬ言語を聞いたとき、その音は単なる"ことばらしき音連続"にしか聞こえません。もしその音連続の中にいくつの語があり、どこが語の切れ目であるかを発見しなければならないとすれば、それは非常に困難なことです。幼児は、かなり早い段階でさまざまな手がかりを使って連続音声から単語を切り出すようになり、その後切り出した単語の意味を学習できるようになりますが、この単語を切り出す際に、アクセントを手掛かりの1つにしていると考えられます。

### 12. イントネーション (intonation)

　一般的に「大阪弁と標準語はイントネーションが違う」のようにいう場合、よく話を聞くと、「箸（はし）」と「橋（はし）」の高低が大阪方言と標準語では逆であるということを指摘したような、実際はアクセントのことを指している場合が多いようです。日本語の場合、アクセントとイントネーションは、両方とも音の高低の違いによって意味の違いを生み出す現象ととらえることができるために混同されているということなのでしょうが、アクセントが「個々の語について社会的習慣として恣意的に決まっている相対的な高さの配置」であるのに対して、イントネーションは、語に付随するアクセントとは異なり、「文や節など、語や句よりも大きな、発音上のまとまりについて、その発話の上であきらかにするために与えられる高さや強さの変化」であるとされます。例えば、「愛してる（↗）」のように上昇調子で発音すると質問の意味になりますが、「愛してる（↘）」のように下降調子でいうと断定の意味になります。このようにイントネーションは文の

意味を決定する音の高低のことなのです。また、イントネーションを文末の現象に限るのは適当ではないようです。いわゆる「節」の区切りにあらわれるものもあれば、一時期若者の間でよく使われた半疑問というべき、そう表現してよいかを聞くような、ことばの切れ目をしゃくり上げる文中での昇り調子（「私↗昨日↗カラオケで↗･･･）なども、イントネーションといってよいでしょう。

**13. 高次脳機能（higher brain function）とその障害**

　高次脳機能（higher brain function）という用語は、欧米では認知機能（cognitive function）や神経心理学的機能（neuropsychological function）ということばで表されます。知覚、記憶、学習、思考、判断などの認知過程、行為、感情（情動）を含めた精神（心理）機能の総称であり、高度な知的活動はもとより、人が他者と共存しながら社会を形成して生きていく上で、また個人の幸福を追求して生きていく上で欠かせない能力です。脳血管障害、頭部外傷、脳炎などにより大脳に器質的病変が生じ、その脳損傷部位に対応して上記の機能に生じた障害の総称が高次脳機能障害です。具体的には、失語症、記憶障害、注意障害、半側空間無視、失認、失行、遂行機能障害、社会的行動障害などがあります。

　日本では、高次脳機能障害は、上述の科学的学術用語と行政用語との２つの意味があり、理解に混乱をきたすことが少なくありません[12]。行政用語としての高次脳機能障害とは、平成13年（2001年）度に開始された高次脳機能障害支援モデル事業において脳損傷者のデータ分析を基に定められたものです。脳損傷後の後遺症として、記憶障害、注意障害、遂行機能障害、社会的行動障害などにより、日常生活や社会生活への適応が困難である一群が存在し、診断、リハビリテーション、生活支援等の手法が確立していないことが明らかとなりました。支援対策を推進するために、行政的に、この一群が示す認知障害を「高次脳機能障害」、この障害を有する者を「高次脳機能障害者」と呼ぶことが制定され、精神障害者保健福祉手帳の対象となりました[13]。なお、失語症はもとより身体障害者手帳の対象であったため、精神障害者保健福祉手帳の対象からは除外されています。

　高次脳機能障害は、障害の存在が一見してわからないことが多く、リハビリテーションや社会復帰に向けた家族や周囲の理解・協力を得るのに苦慮します。また、本人に障害の自覚がない場合は事態がより複雑になります。一方で、障害の自覚がある場合は、不安、うつ、無気力などの心理的問題を派生することも多くあります。

　医療技術の進歩により救命や延命が進み、また平均余命が長くなったことは、障害を抱えて長期間人生を歩む人が増えたことを意味します。高次脳機能障害を専門職が適正に評価し、本人・家族・周囲の人を支えていくことは極めて重要です。

## 14. 失行（apraxia）

人の行動は、反射あるいは無意識的・自動的なものと、意識して行うものに大別できます。

脳に損傷を受けると、それまで当たり前のようにできていた習熟的な行動・行為が障害されることがあります。たとえば「さようならと手を振る」「歯ブラシで歯を磨く」「金槌で釘を打つ」などの動作が、それをやろうという意思があるにもかかわらず、うまくできなくなります。あるいは意思とは異なる動作、例えば「さようなら」が「おいでおいで」になる、「歯ブラシで髪をとかそうとする」になってしまうなどです。これらの障害を運動麻痺、失調、理解障害、意欲低下などで説明できない場合に失行と呼びます。

失行の分類には、古典的分類と誤反応による分類があります（図11-8）。古典的分類では、その動作が、①「さようなら」などの象徴的行為か、②「歯ブラシ」を使った身振りか、③「歯ブラシ」を実際に使うのか、④「金槌と釘」など複数物品を使うのかによって、観念運動失行と観念失行に大別されます。誤反応による分類では、誤り方が、①時間的・空間的であるか、②概念的であるかに着目します。例えば、歯ブラシを使う場面における時間的・空間的誤りとは、歯ブラシを口の近くに持ってはいくけれど、動きが大きすぎたり位置がずれていたりする場合です。一方、概念的誤りとは、歯ブラシで髪をとかそうとする場合であり、歯ブラシに関する概念自体が障害されているとみなします[14]。

これらの他に、歩行失行や閉眼失行など学習された習熟動作とは言い難いもの、口腔顔面失行や嚥下失行など四肢以外に生じるもの、構成失行や着衣失行など視空間性障害などに関連したものも失行と称されています。

失行の一般的特徴として、①学習された全ての動作が障害されることはない、②同じ動作でもできる時とできない時がある、③口頭命令よりも模倣ができる、④物品を使う模倣よりも実際の使用ができる、⑤検査場面よりも日常生活場面の方ができる、があげられます[15]。

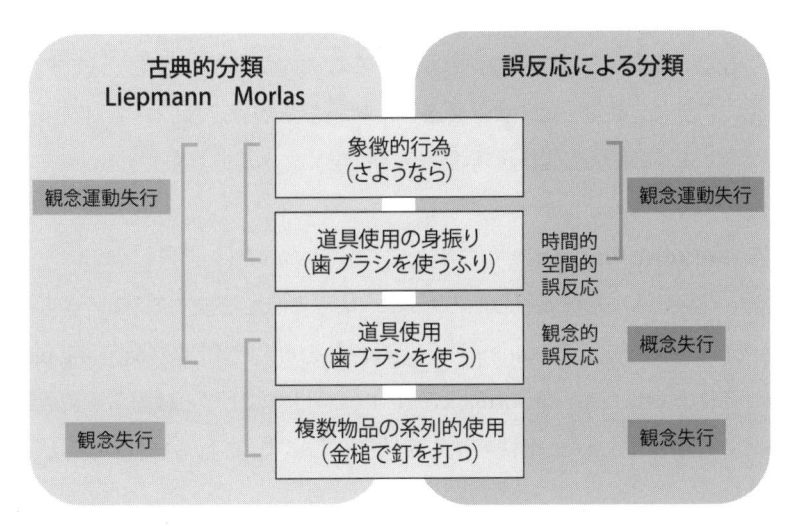

図11-8 失行の分類

### 15. 失認（agnosia）

　私たちが何らかの対象を認知する場合、まず、視覚、聴覚などの感覚機能が働き、そこで受け取った情報を脳内の所定の部位で分析し、その対象の形状や性質、意味を理解するに至ります。ところが、感覚機能は正常に働いているにもかかわらず、対象を認識できないことを失認といいます。つまり、視覚は正常で見えているのに何であるかわからない、あるいは、聴力は正常で聞こえているのに音の意味がわからない、といった現象です。前者は視覚失認、後者は聴覚失認と呼ばれます。失認は脳の病巣に対応して、特定の感覚を通した認知のみが障害されるため、他の感覚を通した認知は正常です。例えば、視覚失認の場合は、「はさみ」を見せられても呼称や用途説明ができませんが、「はさみとは何ですか？」と聴覚的に問われたり、「はさみ」を触らせたりすると、正答できます。

　視覚による認知の過程は、統覚と連合に大きく分かれます。統覚とは、視覚刺激の各要素をまとめ、全体の形態として把握することです。連合とは、この形態を意味と結びつけることです[16]。例えば、「はさみ」を例にとると、直線、曲線、円、直線と円の連結具合、奥行きなどの個々の要素をまとめて全体の形態として統覚され、その形態と、脳の意味野に蓄積されている「はさみ」に関する知識とが連合されて、認知に至ります。前者が障害されれば統覚型視覚失認、後者が障害されれば連合型視覚失認です。視覚失認を生じる病巣は大脳の視覚連合野（BA18, 19）です。ここに至るには、側頭葉を通る経路（腹側路）と頭頂葉を通る経路（背側路）の２つの経路があります。腹側路では対象の形や色を認識し、背側路では対象の空間位置や動きが認識され、どちらが損傷されているかで失認の現れ方が異なります[17]。また、病巣によって、同時失認、相貌失認、視覚失語といった失認症状も現れます。

　聴覚失認は、脳の両側聴覚皮質や聴放線の損傷によって生じます。救急車のサイレンの音や、鈴の音色が何を意味するのかわからないのが環境音失認（狭義の聴覚失認）、言語音の意味がわからないのが純粋語聾、環境音と言語音の両方がわからないのが広義の聴覚失認です。

　失認には、上記の他に、触覚失認（触覚を通した刺激を認知できない）、身体失認（自分の身体部位を認知できない）、病態失認（自分の病態を意識できない）があります。

### 16. 遂行機能（executive function）

　遂行機能とは、日常生活における何らかの問題に対し、それを解決するため、自ら目標を設定し（goal formulation）、計画を立て（planning）、実際の行動を効果的に行い（carrying out activities）、目的を成し遂げる能力（effective performance）です[18]。目標は１つとは限らず複数の目標あるいは副目標のあることが多く、また、解決方法も複数存在します。これらを、並立的かつ系統的にコ

第11章　コミュニケーション、言語に関すること

ントロールして目標を達成することになります。従って、遂行機能は他の要素的高次脳機能と相互に関連してはいますが、これらから独立した上位の機能単位として位置づけられます[19]。

遂行機能の局在は大脳の前頭前野です。前頭前野は、背外側部（BA8、9、46野）と、眼窩部（BA10、11、12野）、腹内側部（BA11野）に分けられ、遂行機能の中心的役割を担っているのは、背外側部です。

遂行機能の障害は、検査室での通常の神経心理学的検査では気づかれないことが多く、また、病院や施設などの刺激が統制された受動的な環境では問題とならずに見過ごされがちです。しかし、退院後、家庭・学校・職場といった雑多な刺激に同時進行で対応しなければならない生活が始まると、深刻な問題が浮上します。例えば、料理を手際よく作れなくなる、複数の科目の勉強を計画的にできなくなる、事務仕事と電話対応を並行できなくなる、などです。

遂行機能障害に関する質問票（Dysexecutive Questionnaire;DEX）は、行動、認知、情動の3因子計20項目から構成された自記式のチェックリストです。日常生活における遂行機能障害を検出するのに有益です。遂行機能障害に対する支援は、このような質問紙による評価と問診で日常生活での困りごとを丁寧に評価したうえで、それらをひとつずつ軽減・解消していく作業です。DEXの質問項目にあるように、物事への固執傾向、無気力、感情処理の低下など情動面の問題を伴っていることから、それらへの対応も欠かせません。支援は長期にわたることが多いです。

### 17. 脳損傷性の情動の障害

脳損傷後に起こる情動の障害を大別すると、うつ、アパシー、情動の認知、情動の病的表現、攻撃性の5つがあげられます。

脳損傷後に生じるうつは、PSD（post stroke depression）と呼ばれます。発症率は10〜50％と報告によって大きく開きがあり、一定の見解を得ていません。病巣は左半球や前頭葉の関与が強いという報告もあれば左右差なしという報告もあり、結論に至っていません[20]。また、病巣以外の要因として麻痺などの身体機能、退院後の生活形態や家族の協力・理解の程度など因子との関連が検討されていますが、これも一定の見解は得られていません。

アパシーとは、「やる気が出ない」「何事にも興味が持てない」など動機（motivation）が低下した状態をさします。病巣については前頭葉の関与が指摘されており、前頭葉の部位によって、①眼窩部：情動の障害に起因する、②背外側部：遂行機能障害に起因する、③腹内側部や前部帯状回：自動的行動の低下に起因する、の3タイプに分かれるという報告があります[21]。

情動の認知については、右半球損傷例で、声の抑揚による感情の認知が低下する、4コマまんがに対する反応が極めてよく笑うか、まったく笑わないかの2極化する傾向が指摘されています。原因として、右半球が担っている言語の情動面を制御する機能の低下（aprosodia）が考えられてい

ます[20]。

　情動の病的表現は、病的泣き笑いや感情失禁といった過剰に情動が表出された状態と、体験と情動が乖離した病的な情動表現の2つがあります。いずれも病巣は確定されていませんが、辺縁系回路の関与が指摘されています[22]。

　攻撃性とは、「何らかの標的に対して、何らかの形式で、明確かつ観察可能な形で、危害を加える行為」であり、敵対的（hostile）なものと道具的（instrumental）なものに分けられます。前者は、衝動的で思慮を欠き、無計画で、怒りによって引き起こされ、標的に危害を加えたいという明確な動機を持って、反応的に攻撃を加えます。一方、後者は、標的を傷付ける以外に何らかの目的があり、攻撃することはその目標を手に入れるための手段に過ぎず、反応的というより、計画的です。攻撃性と最も関連が深いとされるのは前頭葉、特に、眼窩面や腹内側部とされています[21]。

### 文献

1) ランダムハウス英和大辞典（小学館 編）．小学館，東京，521，1990
2) やまだようこ：第1章 身のことばとしての指さし．コミュニケーションという謎（秦野悦子，やまだようこ 編）．ミネルヴァ書房，京都，3，1998
3) ディアドリ ウィルソン，ティム ウォートン（井門亮，岡田聡宏，松崎由貴ら 訳）：第1章 3. 動物のコミュニケーションと人間のコミュニケーション．最新語用論入門12章（今井邦彦 編）．大修館書店，東京，7-21，2009
4) 前川喜久雄，北川智利：音声はパラ言語情報をいかに伝えるか．認知科学，9（1），46-66，2002
5) 澤田治美：第3章 推意．入門語用論研究―理論と応用―（小泉 保 編）．研究社，東京，35-62，2001
6) 内海 彰：言外の意味のコミュニケーション：語用論概説．人工知能学会論文誌，18（3a），1-8，2003
7) 高橋 亘：象徴的記号による言語形成．関西福祉科学大学紀要，16，1-16，2012
8) J ピアジェ（中垣 啓 訳）：ピアジェに学ぶ認知発達科学．北大路書房，京都，2007
9) American Speech-Language-Hearing Association Roles and responsibilities of speech-language pathologists with respect to augmentative and alternative communication : technical report. Available from www.asha.org/policy. downloaled in 2014
10) 本多留実，吉畑博代：拡大・代替コミュニケーションの適用，よくわかる失語症と高次脳機能障害（鹿島晴雄，種村 純 編）．永井書店，大阪，146-153，2003
11) 益子幸江：音声学．言語聴覚士テキスト第2版（廣瀬 肇 監修）．医歯薬出版，東京，191，

2012
12) 萩原万里子, 北村 伸：高次脳機能の障害とは. 老年精神医学雑誌, 19（8）：837-840, 2008.
13) 厚生労働省社会・援護局障害保健福祉部：高次脳機能障害者支援の手引き. 改訂第 2 版, 2-6, 2008
14) Rothi LJG, Heilman KM：Apraxia；The neuropsychology of action. Psychology Press, Hove, 1977
15) 石合純夫：失行, 行為, 行動の障害. 高次脳機能障害. 医歯薬出版, 東京, 51-80, 2003
16) 村松太郎：視覚認知の障害. よくわかる失語症セラピーと認知リハビリテーション（鹿島晴雄, 大東祥孝, 種村 純 編）. 永井書店, 東京, 247-253, 2008
17) 永井佳代子：物体・画像・色彩の失認. よくわかる失語症と高次脳機能障害（鹿島晴雄, 種村純 編）. 永井書店, 東京, 363-378, 2004
18) Lezak MD：Executive functions and motor performance. In Neuropsychological Assessment, 3rd Ed, Oxford University Press, New York, 650-685, 1995
19) 三村 將：遂行機能. よくわかる失語症と高次脳機能障害（鹿島晴雄, 種村 純 編）. 永井書店, 東京, 387-395, 2004
20) 坂村 雄：感情・人格の障害. よくわかる失語症と高次脳機能障害（鹿島晴雄, 種村 純 編）. 永井書店, 東京, 428-435, 2004
21) 喜錦永充, 村井俊哉：攻撃性. よくわかる失語症セラピーと認知リハビリテーション（鹿島晴雄, 大東祥孝, 種村 純 編）. 永井書店, 東京, 544-547, 2008
22) 波多野和夫：辺縁系痴呆を呈した脳挫傷後遺症例. 精神科ケースライブラリー第 5 巻. 中山書店, 東京, 252-274, 1998

# 第12章

研究、学会に関すること

## 1. 研究活動 (research activities)

　研究 (research, study) ということの一般的な意味は、ある事について学問的に深く考え、調べ、真理を探究することをいいますが、言語聴覚士にとっての研究となると、少し意味合いが異なってくるように思います。当然ながら言語聴覚士というのは学者や研究者ではなく、いわゆる患者さんと直に向き合うのが仕事の臨床家ですから、その仕事の特徴を踏まえた研究活動を行うことが大切です。

　臨床家である言語聴覚士にとっての研究とは、単に学問的な真理を探究することではなく、研究成果を患者さんに還元するためのもの、つまり患者さんに直接的なメリットをもたらすためのものでなければなりません。

　また、たとえばある訓練法の有効性を検証するような場合でも、純粋に学問的な厳密さだけを追求してしまうと、臨床家としての倫理に反することが生じかねないので十分な注意が必要です。臨床家である言語聴覚士としては、ある患者さんにとってその時点で最適と考えられるサービスを提供することが専門職としての使命ですから、たとえば患者さんを訓練実施群と未実施群とに分けてデータを収集するなどということは決して考えられないことです。

　訓練を未実施のままというほど極端ではなくても、研究手続き上の都合で、その時点では最適とはいえない訓練を単に比較対照のために実施するようなことも、倫理に反するという点では同じ事といえるでしょう。

　では、臨床家には研究活動は不要なのでしょうか？　あるいは、倫理に反することが生じそうなので、むしろ行わない方がよいのでしょうか？

　答えは、当然否です。患者さんに成果を還元する、あるいはメリットをもたらすための研究活動は、臨床活動にとって必須です。あらゆる領域において根拠に基づく (evidence based) サービス提供が求められている現在、言語聴覚療法においても根拠の集積と共有が非常に重要な課題となっているのです。

　ただし、このことは、決してすべての臨床家が研究者としても活発に活動しなければならないという意味ではありません。個々の言語聴覚士が実際に研究のためのデータ収集を行うかどうかは別にして、まず、言語聴覚士各自が、集積されたデータや研究成果を解釈できる能力を身に付けておくことが重要と考えます。つまり、臨床家であっても、研究手続きに関する基本的な事柄は理解していて、自分にとって必要な学術雑誌 (35 頁) や専門書を見つけ出すことができて、そこに掲載された論文や記述の内容を理解できるということが大切です。

　次いで、臨床家が、自分の臨床活動自体を客観的に記述できる能力を身に付けておくということが大切だと考えます。つまり、日々の臨床活動をいわゆるルーチン・ワーク (決まり切った仕事) として済ませてしまうのではなく、常にその内容を見直してレベルアップへ結びつけるために、

まずは自分自身が実際に行っている臨床活動を記録し、その内容の適切さの検証を第三者に仰ぐのです。具体的には、学術講演会・研究発表会・勉強会などの場で症例発表などを行い、他者から質問や指摘を受け、あるいはアドバイスを受けるのです。

言語聴覚士が参加すべき各種の学会は、多くは年1回の学術講演会・学術集会を開催していますので、職場の先輩の指導を受けながら、また仲間と協力し合いながら、少なくとも年に1回はどこかの学会で発表を行うのが理想的といえます。ただし、言語聴覚士が働く環境は非常に多様なので、施設によっては指導的な立場の先輩がいないこともあり得ます。そうした場合には、ぜひ各地域のいわゆる県士会（都道府県言語聴覚士会）の活動に参加したり、養成課程の教員に連絡をとったりといった工夫を行って下さい。

**2．学会（academic society）学術講演会・学術集会（academic meeting, academic conference）**

学会とは、ある分野の学術研究の発展を目的とした組織・団体のことなので、基本的には研究者の集まりということになります。しかし、言語聴覚療法に関連する学会の多くは臨床家も正会員となることができますので、「1.」（243頁）のように、臨床家である言語聴覚士にとってもまずは研究ということを理解する能力が必要という観点から、関連する学会へ加入することは非常に有意義といえます。

一般に、学会という組織には、定款や会則と称されるルールがあって、会の存在目的や会員構成等さまざまなことについて定められています。学会の目的等があなたの考え方に合致し、あなたの臨床活動のレベルアップに必要あるいは有益と考えられる学会があれば、ぜひ入会して活動に参加しましょう。入会時には、正会員や学会役員の推薦が必要な場合もありますが、そうしたことについても職場の先輩や県士会、養成課程の教員などに相談すれば必ず適切なアドバイスが得られることでしょう。

言語聴覚士が加入すべき学会は非常に多くありますが、全国規模で安定した運営を行っている主な学会の例としては表12-1（245頁）に示すようなものがあります。もちろん、他にも紹介しきれない程多くの学会がありますので、あくまでも一例とお考え下さい。

これらの学会は、多くの場合、年4回程度の頻度で定期的に機関誌（学会誌）を発行し、学会関連情報や研究論文を掲載して会員への情報提供を行っています。そして、入会当初は学会誌から情報を得る一方かもしれませんが、なるべく早い時期に研究論文を投稿することをぜひ目標としていただきたいと思います。

第 12 章　研究、学会に関すること

表 12-1　言語聴覚療法に関連する主な学会

| 学　会 | 公式ウェブサイトの URL |
|---|---|
| 日本言語聴覚学会（日本言語聴覚士協会） | https://www.jaslht.or.jp/ |
| 日本 LD 学会 | http://www.jald.or.jp/ |
| 日本音声言語医学会 | http://www.jslp.org/ |
| 日本口蓋裂学会 | http://square.umin.ac.jp/JCLP/ |
| 日本高次脳機能障害学会 | http://www.higherbrain.gr.jp/ |
| 日本小児神経学会 | http://child-neuro-jp.org/ |
| 日本小児保健協会 | http:/plaza.umin.ac.jp/~jschild/ |
| 日本神経心理学会 | http://www.neuropsychology.gr.jp/ |
| 日本摂食嚥下リハビリテーション学会 | http://www.jsdr.or.jp/ |
| 日本聴覚医学会 | http://audiology-japan.jp/audi/ |
| 日本認知症学会 | http://dementia.umin.jp/ |
| 日本リハビリテーション医学会 | http://www.jarm.or.jp/ |

### 3．予稿集・抄録集（proceeding）

　予稿集あるいは抄録集とは、学会の学術講演会・学術集会で発表される予定の演題について、発表者自身が発表内容の要点を述べた文書（予稿・抄録）を 1 冊にまとめたものをいいます。そうした抄録集は、学術講演会・学術集会の開催前に参加者に届くように、あるいはインターネット上で閲覧可能なように作成されます。

　したがって、参加者は予め発表内容の概要を把握できたり、学術講演会・学術集会当日に発表者に質問や確認したいことを準備できたりするので、抄録集は非常に重要な資料といえます。

　ところが、実際には、抄録に書かれている内容と学会当日の発表内容とが大幅に異なる場合もあります。このような事態が生じるのは、大規模な学会の場合は、抄録原稿の提出締め切りが学会開催日の数か月前になることが原因の 1 つと考えられます。つまり、発表の準備が整っていない時点で抄録原稿を提出するので、その後の数か月間に発表内容の検討を繰り返す中で、考察の内容や方向性が変わることになってしまうのです。

　このような原因で生じることなので、多少のことはやむを得ないのですが、やはり何のための抄録集かということを考えて、きちんとした抄録原稿を提出するようにしなければなりません。

　また、抄録が発表と異なるものにならないようにしようとするあまり、抄録には「詳細は発表の中で示す」としか書いていない場合もあります。こうなると、抄録集の意味はまったくなくなってしまいますので、あなたが発表者となる場合には抄録集本来の目的を考えてきちんとした原稿を提出するようにしましょう。

　243 頁で述べたように、臨床家である言語聴覚士にとっても研究や学会活動は重要な意味を持っています。そして、優れた研究者や臨床家から様々なことを学ぶ上で、抄録集は重要な情報

源の1つと位置づけることができます。

　ただし、抄録に書かれていることは、学術雑誌に掲載される論文のように査読（42頁）を経たものではなく、書式に適合している限りは発表者が提出した原稿がそのまま掲載されたものだということを意識しなければなりません。中には、内容的に間違っていたり、不適切だったりするものも混入する場合があり得ますので、学術論文以上に読む側の選別能力が重要といえます。

　また、学会発表を行った上でその内容を論文としてまとめるというのが一般的な流れなので、抄録には今まさに研究中のホットな内容が記されていることになるのですが、あくまでも研究の途中経過にあるものという認識をしなければなりません。したがって、自分のレポートや論文の中に、科学的根拠として抄録を引用することは基本的には許されません。

### 4．プレゼンテーション（presentation）

　プレゼンテーションとは、広い領域において用いられる用語であり、他者に対する提示あるいは発表のことを意味します。たとえば、ビジネスにおいて、自社製品の特徴や長所などを理解してもらい、さらには購入してもらえるように、様々な工夫の下に顧客に説明することも、また、社内の会議で自分の企画や提案を採用してもらえるように発表することもプレゼンテーションです。あるいは、言語聴覚士が、学会発表で行う口頭発表やポスター発表などもプレゼンテーションです。

　言語聴覚士の業務に関連することでは、たとえば症例検討会・ケースカンファレンスにおいて、対象児・者の状態等について出席者に適確に説明することや、勉強会や研究会で共に学ぶための内容（たとえば、ある本や論文の内容紹介）を発表することもプレゼンテーションです。

　つまり、プレゼンテーションは、学会発表のように言語聴覚士としてよりレベルアップを目指す時にだけ必要になるものではなく、通常の業務を行うためにも絶対に欠かせないものなのです。それどころか、通常の業務の中でのプレゼンテーションは、同職種の言語聴覚士だけを相手にしたものではなく、チームアプローチを行うすべての職種が対象となることから、高度な内容を専門外の人にも理解してもらえるように説明しなければならず、非常にレベルの高いプレゼンテーションが求められることになります。さらに、日々の臨床活動においても、対象児・者やその家族の方々などに対して、常に何かを説明したりアドバイスしたりしているのですから、これもかなりレベルの高いプレゼンテーションを行っているという見方ができます。

　したがって、臨床活動や種々の業務においても、自主的な勉強や研究においても、常に他者へのプレゼンテーションということを意識しながら、その技術を高め続けることが重要ではないでしょうか。学会発表だけがプレゼンテーションではなく、むしろ普段の活動の中でよりハイレベルで重要なプレゼンテーションを行っているということを忘れないでいて下さい。

第 12 章　研究、学会に関すること

　プレゼンテーションの最重要部分は口頭発表であり、それを補助するのがいわゆるプレゼンテーション・ソフトウェアを用いて提示される画像や音響です。ところが、ソフトウェアが高機能化して様々な提示が可能になったために、ともすると、パフォーマンス自体は派手だけれど肝心の口頭発表の内容は貧弱、というプレゼンテーションになりかねないので注意が必要です。

　そこで、まず口頭発表だけで十分に理解してもらえる状態を出発点とし、プレゼンテーション・ソフトウェアの適切な活用によって、さらによく理解してもらえるようなプレゼンテーションに仕上げる、という考え方をとるべきです。つまり、プレゼンテーション・ソフトウェアに依存し過ぎてはいけないということです。

　口頭発表時には、ただ原稿を読み上げるのではなく、気持ちとしては聴衆に語りかけるつもりで行い、要所では画像や音響を併用しながらプレゼンテーションを行うようにします。その際、経験的な話速度の目安としては、発表原稿に当てはめて考えた場合、1 分間あたり漢字仮名交じり文で 300 〜 350 文字程度を話すのが適切です。たとえば、10 分間の発表のために準備した要旨が 400 字詰め原稿用紙で 10 枚分あったとしたら、完全に制限時間オーバーになってしまうということであり、7.5 〜 8.8 枚程度が適切な原稿枚数の目安となります。

　1 回のプレゼンテーションに許された時間は、その目的により様々です。学会発表での口頭発表は、数分間から 10 分間以内ということが多く、勉強会や研究会ではもちろんその発表内容によりますが、30 分から 1 時間程度ということが多く、一方、ケースカンファレンスなどでは、数十秒から長くても 1 分間程度ということが珍しくありません。

　このように、同じプレゼンテーションといっても、ごく短時間しか許されていない場合と、ある程度長い時間が与えられている場合があるのですが、プレゼンテーションとして踏まえるべきポイントはほぼ共通といえます。様々な場合について詳細に説明することもできないので、ここでは 10 分間程度が与えられている学会での口頭発表を例として説明することにします。

　研究発表や症例報告のプレゼンテーションは、学術論文（45 頁）の構成に倣って、①序、②方法、③結果、④考察といった構成にするのが良いでしょう（図 12-1、248 頁）。また、最後に数項目の簡潔な⑤まとめを述べるようにして下さい。

　また、比較的短時間のプレゼンテーションの場合には、最初に⓪結論（全体についてのごく簡単なまとめ）を述べてから始めるのが良いと思います。つまり、発表の最初と最後の 2 回、結論を繰り返して述べることになります。聴衆は、最初に結論を聴くことによってこれから聴く話の概要、つまり全体像をイメージすることができるので、以後の話が理解し易くなります。そして、最後にもう一度概要を聴くことで、自分が理解した内容を確認することができるのです。

　プレゼンテーションの時間によって制約されるものとしては、発表要旨の文字数以外に、プレゼンテーション・ソフトウェアのパネル枚数があります。これは、発表要旨の文字数ほどには強

く発表時間の制約を受けるわけではありませんが、ある程度の目安としては、パネル1枚あたりの提示時間を30秒間程度から1分間程度と考えるのが妥当といえます。したがって、たとえば10分間の発表時間であれば、10枚から20枚程度のパネルを準備しておくことが目安となるでしょう。

　ただし、基本的には口頭発表だけでプレゼンテーションを行い、途中、ただ1枚だけ不可欠のグラフを示したパネルを提示するといったやり方もあるので、上記のことはあくまでも目安として考えて下さい。

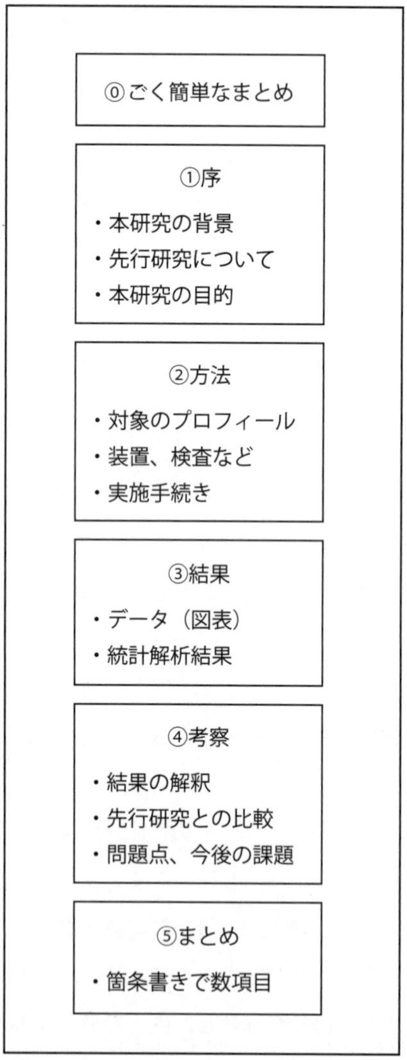

```
┌─────────────────────┐
│   ⓪ごく簡単なまとめ      │
└─────────────────────┘
┌─────────────────────┐
│      ①序              │
│ ・本研究の背景          │
│ ・先行研究について       │
│ ・本研究の目的          │
└─────────────────────┘
┌─────────────────────┐
│      ②方法            │
│ ・対象のプロフィール     │
│ ・装置、検査など        │
│ ・実施手続き           │
└─────────────────────┘
┌─────────────────────┐
│      ③結果            │
│ ・データ（図表）        │
│ ・統計解析結果         │
└─────────────────────┘
┌─────────────────────┐
│      ④考察            │
│ ・結果の解釈           │
│ ・先行研究との比較      │
│ ・問題点、今後の課題     │
└─────────────────────┘
┌─────────────────────┐
│      ⑤まとめ          │
│ ・箇条書きで数項目       │
└─────────────────────┘
```

図12-1　短時間のプレゼンテーションの構成例
（学会での研究発表・症例報告などの場合）

# 第13章

人体の構造・機能・病態に関する
基礎医学

### 1. 解剖学（anatomy）

　解剖学は、生物の体の構造やメカニズムを研究する学問であり、基礎医学[注1]の1つです。言語聴覚士は、主に保健・医療・福祉・教育分野で活動する専門職ですが、中でも医療分野を本拠とする関係上、医学の重要な基礎となっている解剖学は言語聴覚士にとっても重要です。

　解剖学の研究範囲は非常に広範囲にわたりますが、言語聴覚士にとって重要となるのは、人体解剖学（human anatomy）のうち系統解剖学（systematic anatomy）および局所解剖学（topographic anatomy）です。

　系統解剖学とは、人体を構成する器官系（organ system; 運動器系（locomotor system）、循環器系（circulatory system, cardiovascular system;CVS）、呼吸器系（respiratory system）、消化器系（alimentary system, digestive system）、泌尿器系（urinary system）、生殖器系（reproductive system, genital system）、内分泌系（endocrine system）、免疫系（immune system）、神経系（nervous system）、感覚器系（sensory system, sense organ system）ごとにその構造を分析し、記述する学問のことをいいます（表 13-1）。

　人体を構成する最小単位は細胞（cell）であり、細胞が多数組み合わさって組織（tissue, 基本組織：上皮組織、筋組織、神経組織、血液・骨・軟骨を含む結合組織）を構成し、組織が器官（organ, 心臓、肺など）を構成し、器官が器官系（心血管系・呼吸器系など）を構成しています。

表 13-1　器官系

| 器官系 | 下位系統・器官 |
| --- | --- |
| 運動器系（locomotor system） | 骨格系、筋系 |
| 循環器系（circulatory syatem, cardiovascular system ; CVS） | 心血管系、リンパ系 |
| 呼吸器系（respiratory system） | 鼻腔・副鼻腔、咽頭、喉頭、気管・気管支、肺 |
| 消化器系（alimentary system, digestive system） | 口腔、咽頭・食道、胃、小腸、大腸、肝臓・胆嚢、膵臓 |
| 泌尿器系（urinary system） | 腎臓、尿管、膀胱、尿道 |
| 生殖器系（reproductive system, genital system） | 男性生殖器、女性生殖器 |
| 内分泌系（endocrine system） | 視床下部・下垂体、松果体、甲状腺、上皮小体（副甲状腺） |
| 免疫系（immune system） | 免疫細胞（白血球：リンパ球・顆粒球（好中球・好酸球・好塩基球）・単球、マクロファージ）、リンパ節、胸腺、脾臓、血液（血漿、赤血球・血小板） |
| 神経系（nervous system） | 中枢神経系（脳、脊髄）、末梢神経系（脳神経、脊髄神経） |
| 感覚器系（sensory system, sense organ system） | 視覚、聴覚、嗅覚、味覚、皮膚感覚（触覚・圧覚、温覚、冷覚、痛覚）、運動感覚・自己受容感覚、平衡感覚、内臓感覚 |

一方、局所解剖学とは、人体を構成する胸部、腹部、骨盤と会陰部、背部、上肢、下肢、頸部、頭部などの部位（局所）ごとに、その局所にある各種の器官系の構造や位置関係などを分析し、記述する学問のことをいいます。

　言語聴覚士あるいはそれを目指す者として解剖学を学ぶ上で、最初に習得すべき解剖学用語としては、体位・肢位（position）や面（plane）などを示す用語が挙げられます。

　図13-1に示す姿勢のことを解剖学的肢位・解剖学的体位（anatomical position）といいます。直立し、手掌および足先を前に向けています。

　また、吻側－尾側（rostral-caudal）、腹側－背側（ventral-dorsal）のように、方向を表す用語がありますが、直立位の人間においては、吻側（rostral）と頭蓋（cranial）、後方・後側（posterior）と背側（dorsal）、前方（anterior）と腹側（ventral）という用語の間に互換性があります（図13-2、253頁）。

　図13-3（253頁）には、解剖学で用いられる3つの基準平面（planes of reference）を示します。身体を左右に分ける縦断面（longitudinal section）である矢状面（sagittal plane; 矢状面のうち正中面を含むものを正中矢状面（medial sagittal plane）という。これは、体をちょうど左右半分ずつに分ける）、矢状面と直交し（直角をなすように交わる）、前額と平行な縦断面である前頭面・冠状面（coronal plane, frontal plane）、身体を上下に分ける横断面（transverse plane）である水平面（horizontal plane）、の3つです。

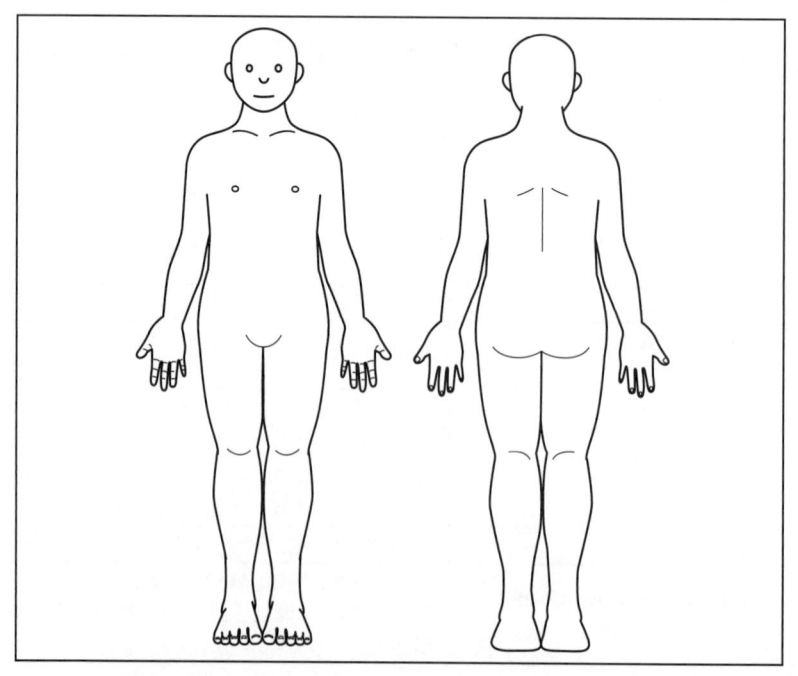

図13-1　解剖学的肢位

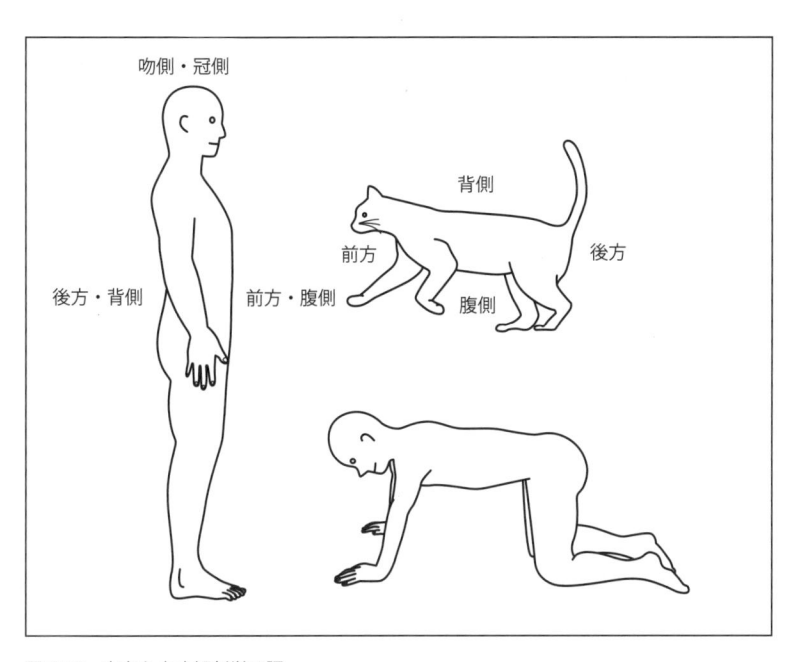

第13章 人体の構造・機能・病態に関する基礎医学

図 13-2 方向を表す解剖学用語

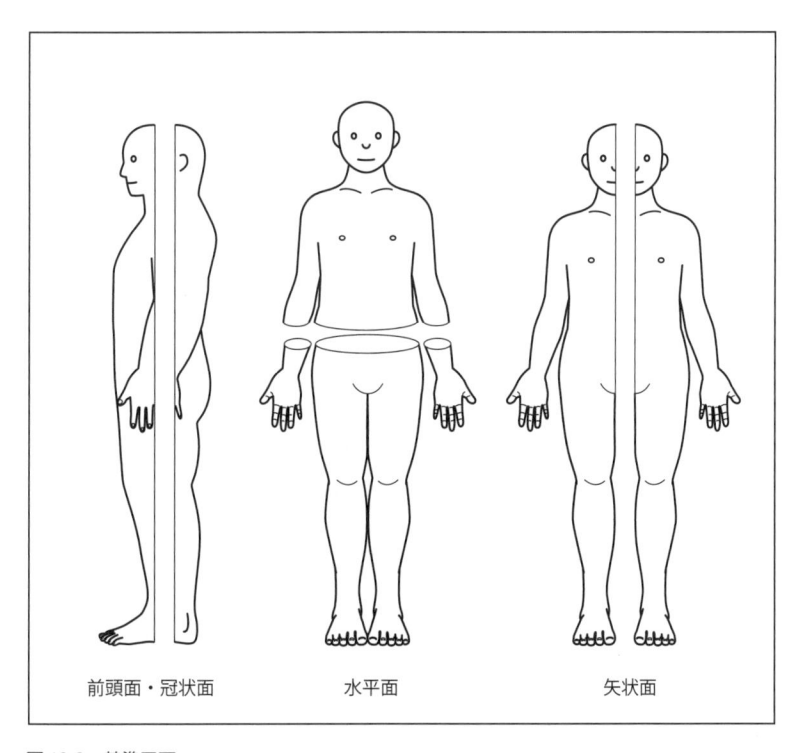

図 13-3 基準平面

なお、矢状面という名称は、頭蓋骨の前後方向に見られる矢状縫合(sagittal suture)に、冠状面(前頭面)の名称は、頭蓋骨の左右方向に見られる冠状縫合(coronal suture)に由来するものです。
　図13-4に、解剖学的肢位、平面、各種の方向を表す用語を示します。
　表13-2[1)2)](255頁)には、解剖学的な位置・方向・面などに関する基本的な解剖学用語について示します。
　言語聴覚士が対象とするコミュニケーション障害および摂食・嚥下障害には医学的な原因が存在するので、言語聴覚士が評価や訓練などの臨床活動を行う際にも、対象部位の構造・機能そして病態(病的状態)についての知識が不可欠となりますが、人体の構造に関する知識は、主に局所解剖学および系統解剖学から得られることになります。
　その際、人体全身についての詳細な解剖学的知識を身に付けることは、理想ではあるけれど実際には困難なことが多いので、言語聴覚士(を目指すもの)として、少なくとも以下については確実な知識を身に付けるようにして下さい。つまり、中枢神経系(central nervous system；CNS)、発声発語系(voice production and utterance system)および摂食嚥下系(ingesting/swalloing system)、聴覚系(auditory system)の大きく3種類に区分した系統についてです。
　図13-5(255頁)に示すように、中枢神経系は、末梢神経系(peripheral nervous system；PNS)とともに神経系(nervous system)を構成し、脳(brain)と脊髄(spinal cord)からなります。

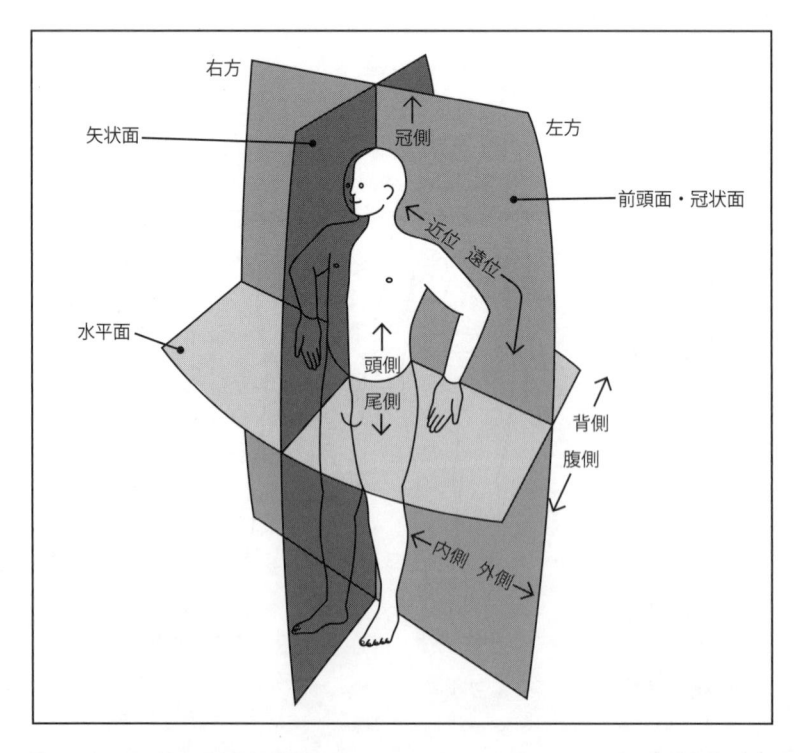

図13-4　平面、方向を表す解剖学用語

第 13 章 人体の構造・機能・病態に関する基礎医学

表 13-2 位置・方向・面に関する解剖学用語 [1] [2]

| 用 語 | 概 要 |
|---|---|
| 腹側（ventral） | 腹と背中を対比させたときに腹に近い方，人体では前方 [1] |
| 背側（dorsal） | 腹と背中を対比させたときに背中に近い方，人体では後方 [1] |
| 前方（anterior） | 前の，前方の，腹側の [2] |
| 後方（posterior） | 人体解剖学では身体の背部表面，背側に近い方 [2] |
| 表在（superficial） | 表在の，浅在の |
| 深在（deep） | 深在の |
| 上方（superior） | 上方の，頭側の [2] |
| 下方（inferior） | 下方の，足底に近い [2] |
| 頭側（cranial） | 頭側の，上方の [2] |
| 尾側（caudal） | 尾の，（caudalis） [2] |
| 外方（external） | 外の，外方の，中心から離れた [2] |
| 内方（internal） | 内の，内方の，表面より離れた [2] |
| 内側（medial） | 内側の，正中矢状面寄りの [2] |
| 外側（lateral） | 外側の，側方の，正中矢状面から離れた [2] |
| 近位（proximal） | 近位の，幹に近い方の [1] |
| 遠位（distal） | 遠位の，末端に近い方の [1] |
| 中心（central） | 中心の |
| 末梢（peripheral） | 末梢側の |

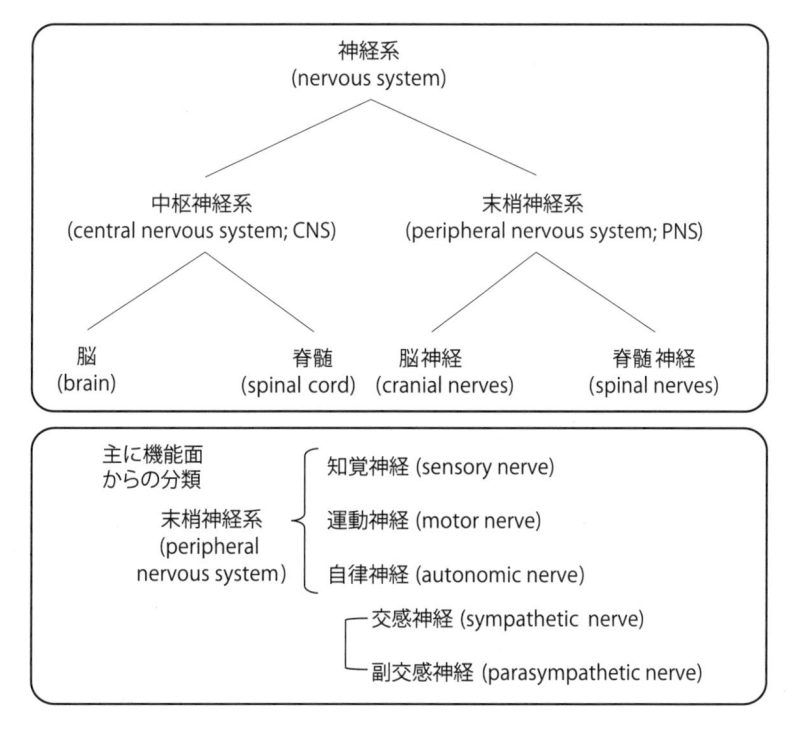

図 13-5 神経系の概要

また、末梢神経系は、構造面から見ると脳神経（cranial nerves）と脊髄神経（spinal nerves）からなりますが、その機能面からは知覚神経（sensory nerve）、運動神経（motor nerve）、自律神経（autonomic nerve）に分類されます（さらに、自律神経は、交感神経[注2]（sympathetic nerve）と副交感神経[注3]（parasympathetic nerve）とに分類されます）。

　神経系についての詳細は、第14章（259頁）をご参照下さい。

　発声発語系は、主に呼吸器系（respiratory system）からなります。また、その一部が摂食嚥下系（ingesting/swallowing system）と重なります。

　発声発語系および摂食嚥下系についての詳細は、第16章（295頁）をご参照ください。

　聴覚系は、構造面から見ると聴覚器（auditory organ）・聴覚伝導路/聴覚上行路（auditory pathway）・聴覚中枢（auditory center）からなり、その機能面からは伝音系（sound conduction system）と感音系（sound perception system, sensorineural hearing system）からなります。

　聴覚系についての詳細は、第15章（277頁）をご参照下さい。

注1）解剖学・生理学・生化学・病理学・薬理学・微生物学・免疫学・法医学・衛生学・公衆衛生学など。
注2）身体的に活発に活動しなければならない状況やストレスがかかった場合に、関係する臓器や筋の血管を収縮させ、心拍数・血圧を上昇させるように、副交感神経とは拮抗的に（互いに打ち消し合うように）作用する神経。
注3）身体活動を抑制、鎮静させるよう、交感神経とは拮抗的に作用する神経。

## 2. 生理学（physiology）、病理学（pathology）

　生理学は、生物の細胞・組織・器官などの機能を研究する学問であり、解剖学と同じく基礎医学の1つです。言語聴覚士にとっても重要であることは、解剖学の場合と同様です。特に、言語聴覚士の主要な臨床活動のうち、評価（131頁）については、正常な人体の構造・機能を基準として行わなければなりませんが、人体の構造に関わる専門知識は解剖学から、人体の機能に関わる専門知識は生理学から得ることになるからです。このことは、評価だけでなく訓練についての専門知識にも同様に当てはまります。

　生理学の研究範囲も非常に広く、すべてについて詳細な知識を身に付けることは実際には困難なことが多いのですが、言語聴覚士にとって必要不可欠という観点からは、中枢神経系、発声発語系および摂食嚥下系、聴覚系の機能に対応した基礎的な生理学的知識は身に付けなければなりません。

　たとえば、活動電位（action potential）、シナプス伝達（synaptic transmission）、筋の収縮・弛緩（muscular contraction / muscular relaxation）、呼吸（respiration）、摂食・嚥下（eating and swallowing）、諸肺容量（capacities of lung）、呼吸曲線（spirogram）、蝸牛基底膜（basilar membrane of the cochlea）の進行波運動（traveling wave movement）、その他数多くの項目です。

　病理学とは、疾病の原因を明らかにし、病変の成立過程や生じた変化、障害について研究する学問であり、やはり解剖学・生理学と同じく基礎医学の1つです。言語聴覚士にとって重要であることも、解剖学・生理学の場合と同様です。

表 13-3　病　因（外因と内因）[3]

| 外　因 (external cause) ||
|---|---|
| ①生物学的因子<br>（biological factor） | いわゆる感染症を生じさせる細菌（bacterium）、ウイルス（virus）、リケッチア（rickettsia）、寄生虫（parasite）など |
| ②物理的因子<br>（physical factor） | 放射線（radiation）、熱（heat）、圧力（pressure）など |
| ③化学的因子<br>（chemical factor） | 種々の毒物（poison, toxicant）、アレルギー原因物質（allergic substance）など |
| ④栄養学的因子<br>（nutritional factor） | 正の外因（アルコールの過剰摂取、過食（hyperphagia）など）<br>負の外因（ビタミン欠乏症（hypovitaminosis, avitaminosis）など） |
| ⑤社会的因子<br>（social factor） | 種々のストレス（stress）、運動不足（lack of exercise）など |
| 内　因 (internal cause) ||
| 各種の代謝異常（metabolic disorder）、遺伝子異常（genetic abnormality）、年齢（age）、性別（sex）、免疫異常（immunologic abnormality）など ||

出典 笹野公伸：病理学とは何か, シンプル病理学（笹野公伸, 岡田保典, 安井 弥 編）, 改訂第7版, P.3-4, 2015, 南江堂　より許諾を得て抜粋改変し転載.

病理学の重要な研究目的として、病因（etiology, cause of disease; 疾患の原因やなりたち）を明らかにするということがあげられますが、病因は大きく外因（external cause）と内因（internal cause）とに分類されます（表13-3[3]）。

さらに、外因は、①生物学的因子（biological factor）、②物理的因子（physical factor）、③化学的因子（chemical factor）、④栄養学的因子（nutritional factor; 正の外因、負の外因）、⑤社会的因子（social factor）に分類されます[3]。

また、内因には、各種の代謝異常（metabolic disorder）、遺伝子異常（genetic abnormality）、年齢（age）、性別（sex）、免疫異常（immunologic abnormality）などが挙げられます[3]。

病理学の研究範囲も解剖学・生理学同様に非常に広く、すべてについて詳細な知識を身に付けることは実際には困難ですが、言語聴覚士にとって必要不可欠という観点からは、中枢神経系、発声発語系および摂食嚥下系、聴覚系に直接関わることや、上記の病因に関することに加えて、たとえば、創傷治癒（wound healing）、循環障害（circulatory disturbance）、呼吸障害（respiratory disturbance）、炎症（inflammation）、感染症（infectious disease）、腫瘍（tumor）、神経筋疾患（neuromuscular disease）、老化（aging）、その他数多くの項目に関する基礎的な病理学的知識が重要です。

以上のように、解剖学・生理学・病理学といった基礎医学から、言語聴覚士にとって必要な人体の構造・機能・病態に関する専門的知識を得ることになります。

文献

1) 医学大辞典第2版（伊藤正男, 井村裕夫, 高久史麿 総編集）. 医学書院, 東京, 2009
2) DVD-ROM ステッドマン EX. メジカルビュー社, 東京, 2012
3) シンプル病理学改訂第6版（笹野公伸, 岡田保典, 安井 弥 編）. 南江堂, 東京, 2010

# 第14章

神経に関すること

## 第 14 章　神経に関すること

### 1. ニューロン（neuron）

　人体は様々な細胞から成り立っており、そのうち神経系の細胞をニューロンとよびます。部位によりニューロンの大きさや形に違いがあるものの、典型的なニューロンは、神経細胞体と樹状突起と軸索で構成されています。神経細胞体は核を持ち、その他の臓器に存在する細胞と同じような働きをします。神経細胞体は無数の突起を持っていて、それを樹状突起と呼び、さらにそのうちの1つは長く伸びて、他の神経細胞まで到達します。その長い突起が軸索です（軸索は神経線維ともよばれます）。樹状突起は隣接する神経細胞体に、軸索は末端を介して次の神経細胞体に情報を伝達する役割を担っています。

　軸索は、次のニューロンあるいは目的の器官（効果器）に情報を伝達しますが、直接結合はせず、特殊な連絡空間を作り、伝達物質を通して連絡します。この結合の方法をシナプスと言います。ニューロンの情報伝達は電気エネルギーの変化が信号となって電気的に行われますが、シナプスでは伝達物質による情報伝達が化学的に行われていることになります（図14-1）。

シナプス同士のつながり

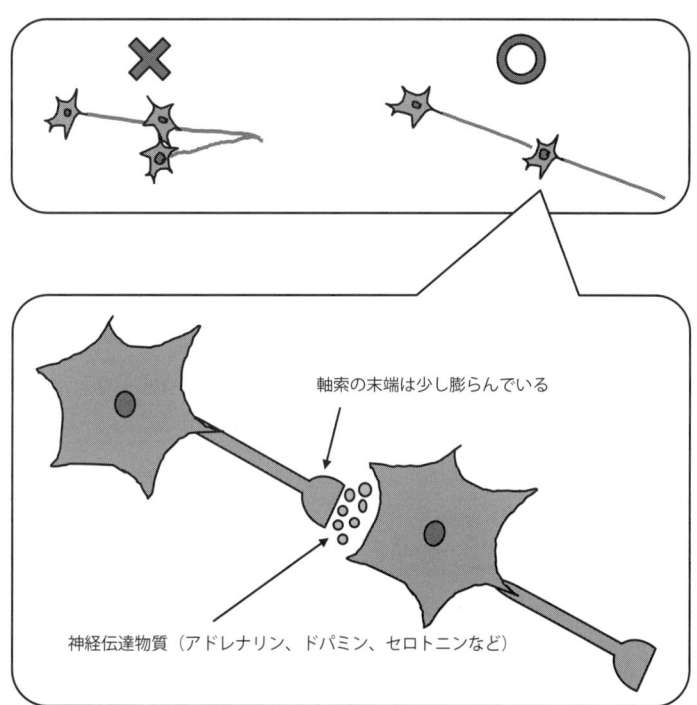

軸索の末端は少し膨らんでいる

神経伝達物質（アドレナリン、ドパミン、セロトニンなど）

［シナプス］
実際にはニューロンがたくさん集まって情報伝達を行います。ニューロン同士は直接結合することはなく、少しの間隙があり、そこに伝達神経物質を分泌することで情報伝達をしています。

図14-1　シナプス

用語について確認すると、ニューロンは神経細胞（神経元ともいう）といいます。ニューロンを構成するものに神経細胞体というものがありますが、神経細胞と神経細胞体は別のものを指していますので、注意が必要です。また、軸索は神経線維ともよばれますが、先にも述べたように樹状突起と軸索は神経突起としてまとめて指すこともあるので、神経線維と神経突起が同じ意味として使われることもあるため、混乱しがちかもしれません。

　ニューロンをもう少し詳しく見てみると、軸索にその特徴があります。軸索の周囲は、髄鞘で包まれており、髄鞘の正体は、中枢神経では希突起膠病細胞が、末梢神経ではシュワン細胞が薄く伸びてできて巻きついたものです。脂質を主成分とするミエリンから成りたっているため、ミエリン鞘ともいい、節目（ランビエ絞輪）を形成して、情報伝達に重要な役割を果たしています。ニューロンには、髄鞘が有るものと無いものがあり、髄鞘のあるものを有髄線維、ないものを無髄線維といって区別しています（図14-2）。

　とても簡単に言うとすると、ニューロンは、情報の処理や伝達（やり取り）を行う神経系の細胞の単位であり、神経細胞体・神経突起（樹状突起と軸索）からなり、軸索をとりまく髄鞘のあるものとないものがある、とまとめることができます（図14-3、263頁）。

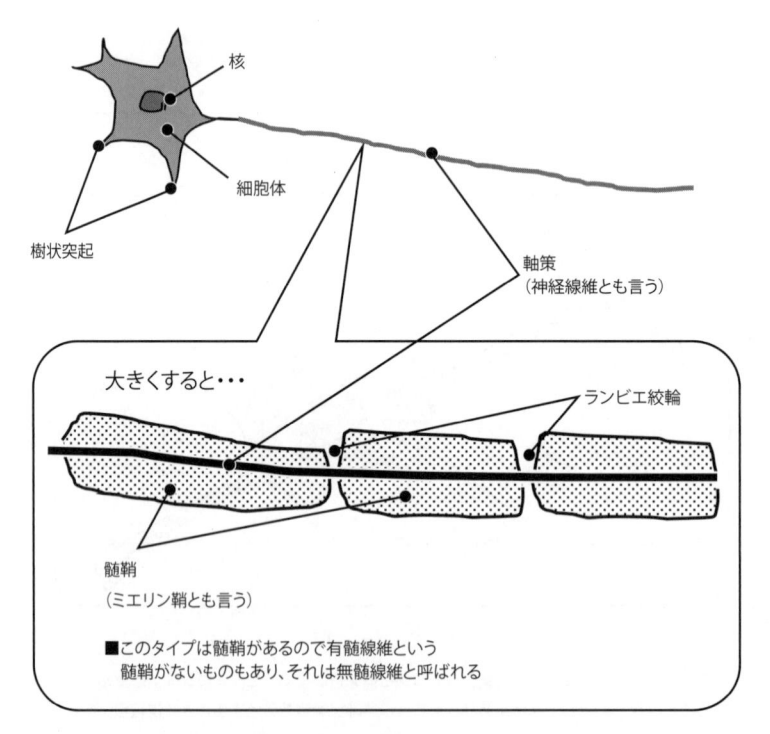

図14-2　ニューロン（神経細胞）の基本構造

図 14-3　白質と灰白質

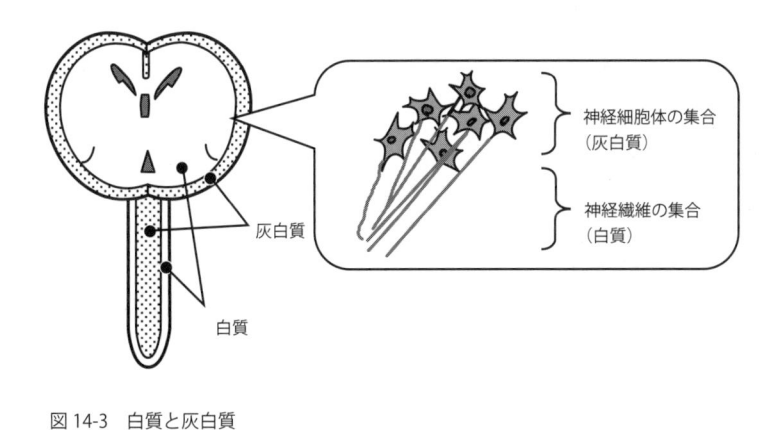

## 2. 神経系 (nervous system)

　ニューロンを介在した人体におけるまとまりを神経系といいます。神経系は、中枢神経系と末梢神経系に大きく分けることができます。中枢神経系は、よくコンピュータの指令室に例えられ、まさに情報の処理と伝達（やり取り）のための中心となる場所で、脳と脊髄のことを指します。それに対し、脳と脊髄から指令を受けて実際に活動する神経を末梢神経系といいます。この末梢神経系をよく見ると、中枢神経系から受けた情報を効果器に伝える通路とその逆の通路、効果器からの情報を中枢神経系に伝える通路が分かれています。つまり、情報のやり取りにおいて、「やり」の通路と「取り」の通路が一方通行になっているのです。一般的に「やり」の通路を遠心性ニューロン（中枢から離れて遠ざかる）、「取り」の通路を求心性ニューロン（中枢を求めて戻っていく）とよびます。さらに大きく捉えると、「やり」である遠心性ニューロンは、中枢から末梢に情報を伝える、つまり、運動の指令をするので運動ニューロン、「取り」である求心性ニューロンは効果器で受けた情報（感覚）を中枢に伝えるので感覚ニューロンと同じような意味でも用いられています（図 14-4、264 頁）。

　また、神経系の細胞にはニューロン以上に多く存在している細胞があります。グリア（神経膠細胞）と呼ばれる細胞で、ニューロンとニューロンの間を取り巻いていて、情報伝達には直接関与しないものの、ニューロンを保護したり正常に働かせたりするために存在しているものです。

　ニューロンとグリアを比べると、圧倒的にグリアの方が占める容積が多く、神経系の主要な構成細胞であり支持細胞と言えます（図 14-5、264 頁）。

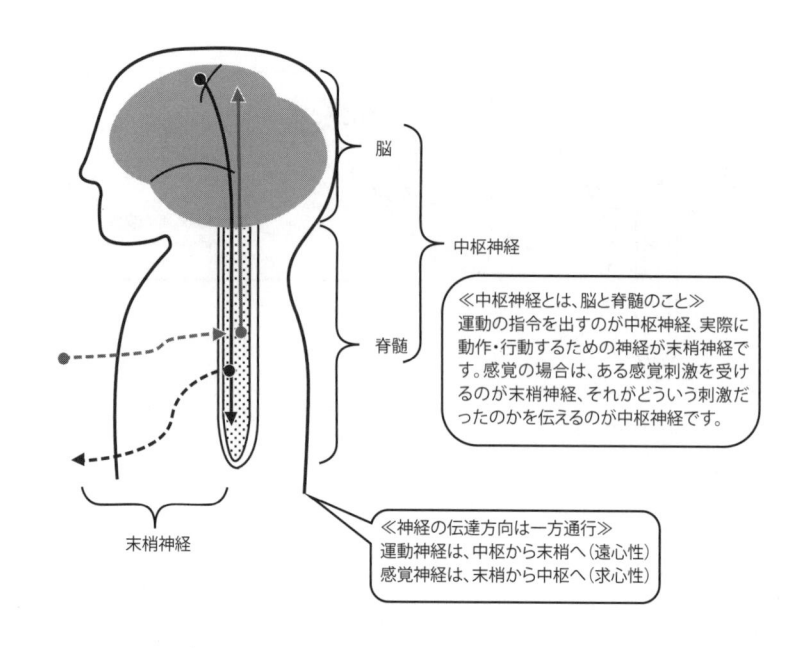

図14-4 中枢神経と末梢神経

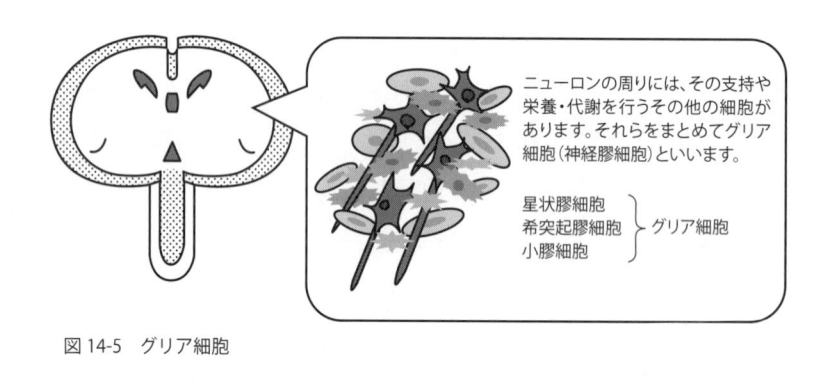

図14-5 グリア細胞

### 3. 活動電位 (action potential)

　ニューロンは、どのように情報のやり取りをしているのでしょうか。軸索における情報伝達は電気エネルギーの変化によることは先にも触れましたが、その電気的な活動は、体液に含まれる様々なイオンの移動によって引き起こされます。人体のすべての細胞において、通常、細胞膜内が負の、細胞膜外が正の状態で電気的なバランスを保っています。これを静止膜電位といい、おおよそ細胞外に対して細胞内がマイナス60mV～マイナス90mVになっています。膜電位は、様々な条件や刺激によって変化しますが、その時にこの負の値と正の値が変化することで電流が発生します。これを活動電位といい、これが連鎖して軸索内を伝播し電気的興奮が軸索の末端ま

で伝えられます。この興奮の伝導が軸索の情報伝達ということになります。ニューロンでは細胞内がカリウムイオン、細胞外はナトリウムイオンが優勢に存在していて、負と正の電位を保っています。刺激が生じることで細胞膜内が正の値に変化し、それに対応するために細胞膜外のナトリウムイオンが流れ込んできます。細胞膜にはイオンの通り道があり、その通り道はイオン毎に専用となっています。それを選別する扉をチャンネルといい、つまりナトリウムイオンだけを通すナトリウムチャンネル、カリウムイオンだけを通すカリウムチャンネルという扉がそれぞれ存在し、ナトリウムイオンが細胞内に流れ込んでくるためにはナトリウムチャンネルが開くということになります。そうすると、今度は細胞内が正の値になったため、正常に戻そうとカリウムイオンチャンネルが開き細胞外へカリウムイオンを流出させ、膜電位は通常のバランスに戻り静止膜電位に回復します。一度活動電位が発生すると、その活動中に再び電位が発生することはないため（絶対不能期といいます）、活動電位は逆行することなく軸索の末端まで伝えられ、活動電位はシナプスへと伝達されます（図14-6）。

　神経線維には有髄と無髄とがある話は先に触れましたが、その2つは活動電位の伝わり方が違っています。有髄線維を組織しているミエリンは電気を通しずらい構造となっており、その

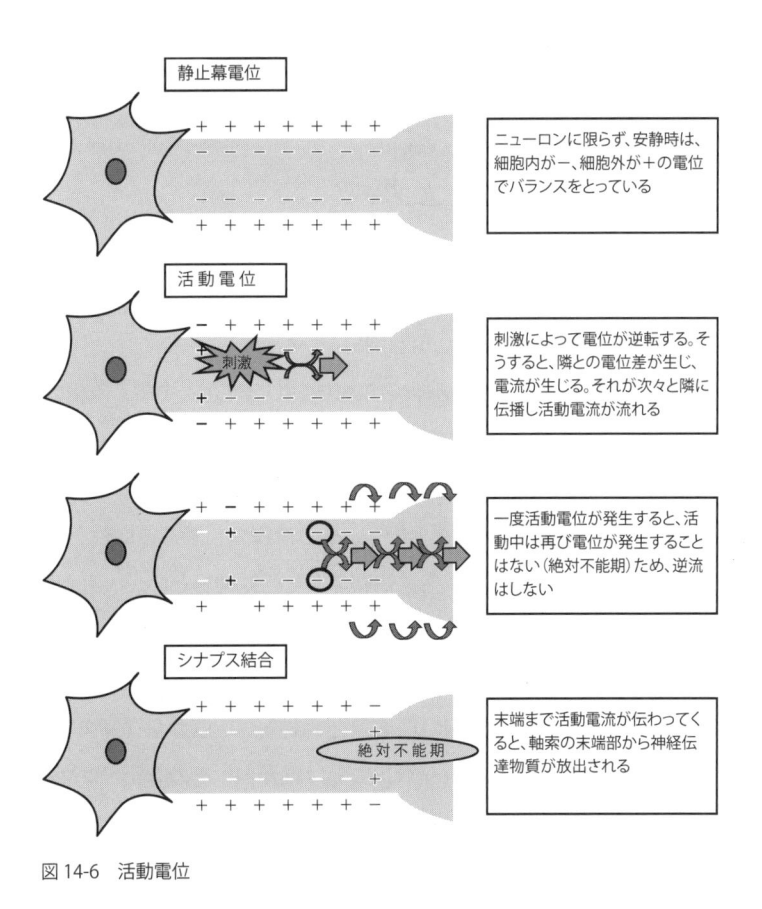

図14-6　活動電位

ためすぐ隣の部位には電位は発生しません。しかし、髄鞘と髄鞘の間には、軸索が露出している節目の部分であるランビエ絞輪があり、活動電位はそこまで一気に伝えられます。とぶように伝わっていくので跳躍伝導といい、有髄線維はこの跳躍伝導が生じるために、無髄線維に比べおよそ100倍も早く伝達される仕組みになっています。ちなみにヒトでは、運動や感覚といった情報は早く伝達する必要があるので有髄神経、自律神経など速度に関係しない神経は無髄神経です（図14-7）。

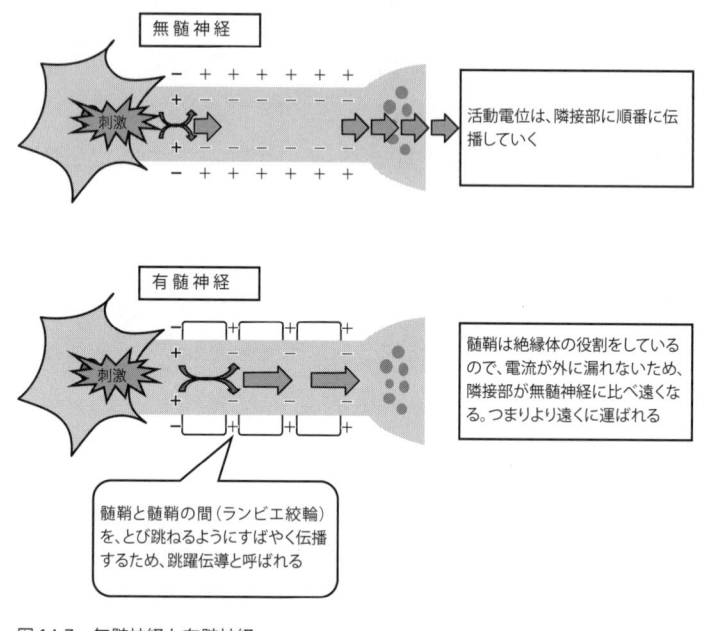

図14-7　無髄神経と有髄神経

### 4. 末梢神経系（peripheral nervous system ; PNS）

　末梢神経系とは、脳や脊髄から出た神経線維の集まり（束）であり、中枢と末梢の効果器を結ぶ役割をしています。脳に出入りする脳神経12対と脊髄に出入りする脊髄神経31対、内臓に分布し無意識的に体温や消化、呼吸などの調整を行う自律神経のことです。とくに、中枢から末梢の効果器に伝える情報は運動の指令であるため運動神経といい、その情報の伝わる方向性を遠心性といいます。逆に、末梢の効果器が中枢に伝える情報は感覚情報であり感覚神経といい、遠心性に対し求心性といいます。中枢から延びた神経線維は、次のニューロンの神経細胞とシナプス結合しますが、その結合の後の神経線維が末梢神経です。つまり、中枢から末梢までのニューロンは2個だけであり、シナプスは一か所だけという事です。例えば、腕の筋肉の運動神経は、脳から脊髄まで1個のニューロンが伸び、脊髄でシナプスを形成し、次のニューロンに受け継がれ、そのニューロンが腕まで伸びて腕を動かしています。シナプス形成後の受け継がれたニューロンが末梢神経と呼ばれているのです。

### 5. 中枢神経系 (central nervous system ; CNS)

　中枢神経系は脳と脊髄からなり、概観としては大脳（新皮質・旧皮質・間脳）と脳幹（中脳・橋・延髄）と脊髄であり、その基本的な構造はヒト以外の脊椎動物とほぼ同じです。しかしヒトの場合は、進化の過程上、大脳が非常に発達し巨大化したために多くのしわを持つ構造になったと言われ、とくに大脳新皮質とよばれる部分がその大半を占めています。中枢神経と聞くと、大脳ばかりを思い浮かべる方も多いと思いますが、脊髄も含めて中枢神経系であり、マッチ棒とか綿棒のようなものを想像して、先端についているのが脳、棒の部分が脊髄、そしてそれ全体が中枢神経であることを再度認識しましょう。

　中枢神経を構成しているのがニューロンですが、とくにニューロンの神経細胞体が多く集まったところを灰白質（灰色にみえる）といい、神経線維が多く集まったところを白質といいます。神経線維の周りの髄鞘が白くみえるためです。灰白質は、大脳では外側に位置しており、大脳皮質そのものです。大脳皮質は6層の構造を持つことが分かっており、部位によって厚さや密度が異なっています。いわゆるブロードマンの皮質領野は、この構造の違いにより52の領域に分け、またその領域は機能の違いを反映しているとも考えられています。灰白質は、脊髄では内側（髄質）に位置します。また、中枢神経は骨（脳は頭蓋骨、脊髄は脊椎）で覆われるだけでなく、髄膜によっても守られています。この膜は、外側から硬膜・クモ膜・軟膜で構成されています（図14-8）。

　クモ膜と軟膜の間は脳脊髄液で満たされており、中枢神経はまるで真綿で包まれたように大事に保護されていることがわかります。

　さて、私達言語聴覚士にとっては、この中枢神経系の理解が非常に大事なポイントとなります。言うまでもなく、「言語や思考」といった知的活動は大脳新皮質で行われているからです。大脳新皮質の表面は大きく前頭葉・側頭葉・頭頂葉・後頭葉の4つにわけることができ、それらの脳の表面にある大きな溝で区別します。特に、言語に関係するのは前頭葉と側頭葉で、それぞれ運動

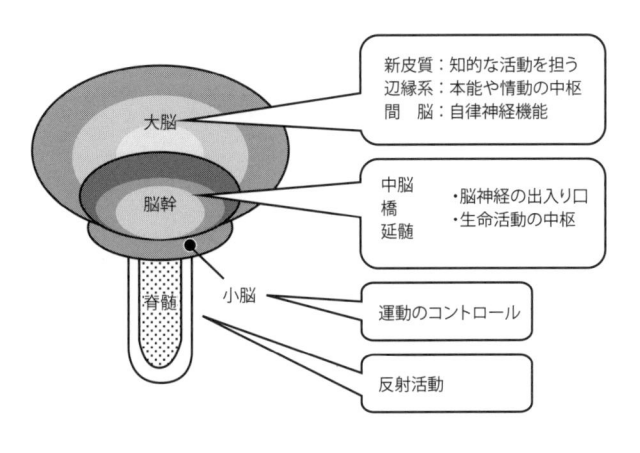

図14-8　中枢神経の概観

性言語中枢であるブローカ野と感覚性言語中枢であるウェルニッケ野があります（図14-9）。

この言語中枢がある側は優位半球と言われ、ほとんどの人が左半球が該当します。また言語中枢以外には計算や論理的思考を行うとされています。その反対側は劣位半球といい、音楽や芸術的感性、直観といった能力を司っていて、左右の半球の働きには差があることがわかっています（図14-10）。

では、白質の部分はどんな役割を担っているのでしょうか。大脳において白質は内側に位置し、さらに同じ機能を持つ神経線維が集まっています。それは神経の道（神経路）であり、情報を末梢神経に送る、あるいは末梢の情報を脳に伝えるという役割を果たします。これらの神経路におい

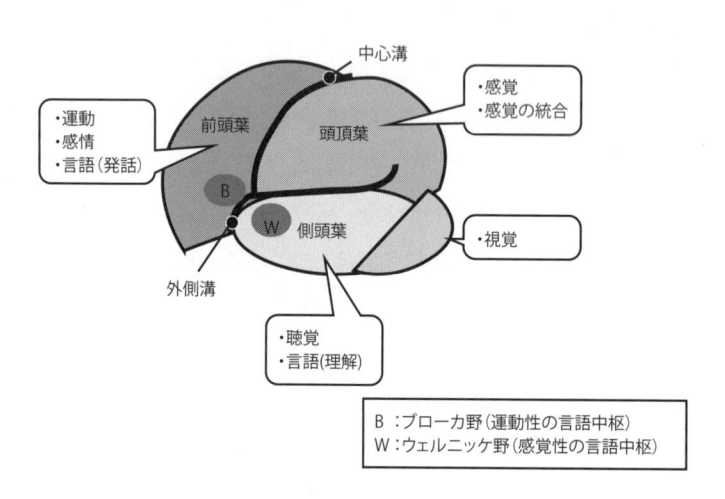

図14-9　大脳の4つの区分と主な役割

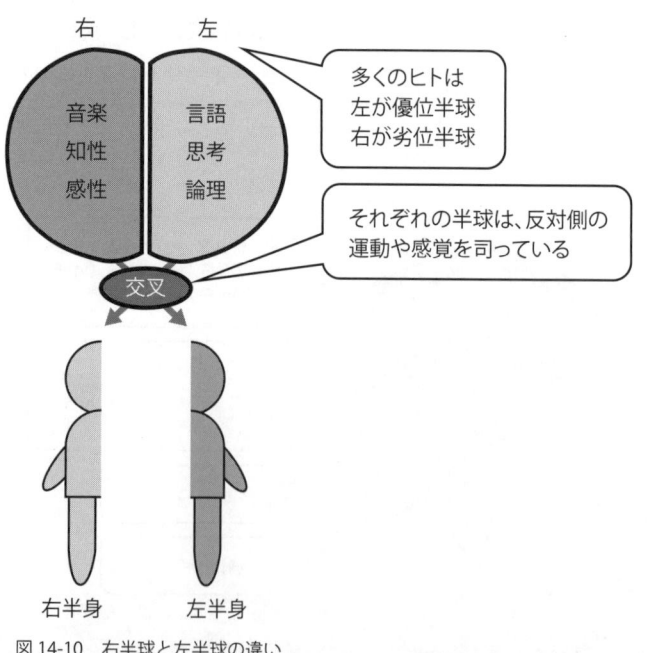

図14-10　右半球と左半球の違い

て、情報が伝わる方向は一方通行で、1つのニューロンが両方向に情報を流すことはなく、まるで高速道路の往路と復路のようなイメージです。脳から下に向かう方向を下行性伝導路、脳に向かう神経路を上行性伝導路と呼び、分けて考えます。この神経路は、情報を伝える目的地が遠いが近いかによって、長さが変わってきます。脳から近い場所にある顔などは直接情報を伝達し、それより先（首や腕、足など）は、脊髄を経由して末梢神経にバトンタッチして、末梢の効果器にたどり着きます。バトンタッチするのは、どの神経も一回だけなので、腰椎まで伸びるニューロンは一本の長いニューロンという事になりますし、直接情報の伝達を行うニューロンは脳神経といって、バトンタッチなしの直接脳から出ている神経のことを指します。

### 6. 脳神経 (cranial nerve)

末梢神経の中でも、頭や顔は、脳のすぐ近くにあるため、伝達距離も短く直接神経細胞が集合体をなして大脳と連結しています。その集合体を脳神経核といい、そこから出る神経（左右にあるため12対24本となります）を脳神経といいます。12対の脳神経は、神経が出る高さの順にIからXIIまで番号がついていて、それぞれ特徴的な機能をもち、また運動だけを司るもの、感覚だけを司るもの、あるいはその両方を担っていたり、副交感神経の機能をもつものもあります。言語障害に特に関わりの深い、舌や顔面の運動や感覚の神経は12脳神経の中に含まれています。

運動障害性構音障害や嚥下障害を理解する上では、これらの12脳神経の位置関係と働きを知ることが非常に重要です（表14-1）。

表14-1　12脳神経の位置関係と働き

| 番号 | 神経の名称 | およその場所 | 主な働き | | |
|---|---|---|---|---|---|
| | | | 運動機能 | 感覚機能 | 副交感神経 |
| I | 嗅神経 | 脳幹より上 | | 嗅覚 | |
| II | 視神経 | | | 視覚 | |
| III | 動眼神経 | 中脳 | 眼球運動 | | 瞳孔括約筋 |
| IV | 滑車神経 | | 眼球運動 | | |
| V | 三叉神経 | 橋 | 咀嚼筋運動 | 顔面感覚 | |
| VI | 外転神経 | | 眼球運動 | | |
| VII | 顔面神経 | | 顔面筋運動 | 味覚（舌の前2/3） | 唾液腺・鼻腺・涙腺 |
| VIII | 聴神経 | | | 聴覚・平衡覚 | |
| IX | 舌咽神経 | 延髄 | 軟口蓋運動 | 味覚（舌の後1/3） | 唾液腺 |
| X | 迷走神経 | | 咽・喉頭部運動 | | 胸腹部臓器 |
| XI | 副神経 | | 胸鎖乳突筋・僧帽筋運動 | | |
| XII | 舌下神経 | | 舌運動 | | |

## 7. 自律神経系（autonomic nervous system ; ANS）

### 7．1．自律神経系とは

　末梢神経系は、体の知覚・運動を制御する体性神経系（運動神経と感覚神経）と、内臓・血管などを制御する自律神経系に大別されます。

　自律神経系は、生きる上で最も基本となる自律機能を調節する働きを行っている神経系です。自律機能には、循環（血液やリンパ液などの循環）、呼吸、消化、代謝（生体内で様々な栄養素を合成・分解する働き）、分泌（唾液、胃液、汗などの分泌）、体温維持、排泄、生殖などの機能が含まれます。自律神経系は、平滑筋（消化管、血管壁、内臓の筋肉など）、心筋（心臓壁の筋肉）、腺（甲状腺、汗腺、皮脂腺など）の働きを支配し、これらを調節することによって、ホメオスタシスの維持に貢献しています。ホメオスタシスは、生体恒常性とも呼ばれ、生体が内部環境を一定範囲内に調整し、安定を保持しようとする働きのことです。

　我々は、体性神経系の支配を受ける骨格筋（手足の筋肉など）を随意的に（自分の意志で）動かすことができますが、自律神経系の支配をうける血管壁や心臓壁の筋肉を随意的に動かすことはできません。体性神経系が随意神経系と呼ばれるのに対し、自律神経系は不随意神経系と呼ばれます。

### 7．2．交感神経系（sympathetic nervous system）と副交感神経系（parasympathetic nervous system）

　自律神経系は、交感神経系（sympathetic nervous system）と副交感神経系（parasympathetic nervous system）に大きく分けることができます。交感神経系は、闘争か逃走か（fight or flight）の神経系と呼ばれ、代謝を活性化させる働きをします。交感神経系の活動は、心拍数の増加、血圧の上昇、瞳孔散大などをもたらします。これに対して、副交感神経系は、休息と消化（rest and digest）の神経系と呼ばれ、エネルギーを蓄える働きをします。副交感神経系の活動は、心拍数の減少、血圧の低下、瞳孔の収縮などをもたらします。

　自律神経系の経路は図14-11（271頁）の通りです[6][7]。交感神経系は、脊髄の胸腰髄（第1胸髄～第3腰髄）から始まります。脊髄から出たニューロンは、交感神経節で次のニューロンとシナプス連絡をします。神経節とは、シナプスの中継を行う部位のことです。そして、交感神経節を出たニューロンは支配する器官に達します。副交感神経系は、脳幹（中脳・橋・延髄）の脳神経核および脊髄の仙髄（第2～第4仙髄）から始まり、副交感神経節を経て、支配する器官に至ります。自律神経系の特徴は、脊髄あるいは脳幹からのニューロンが直接器官に達するわけではなく、神経節を経ることです。脊髄あるいは脳幹から神経節までのニューロンを節前ニューロン、神経節から器官までのニューロンを節後ニューロンと言います。

図 14-11　自律神経系の経路[7]

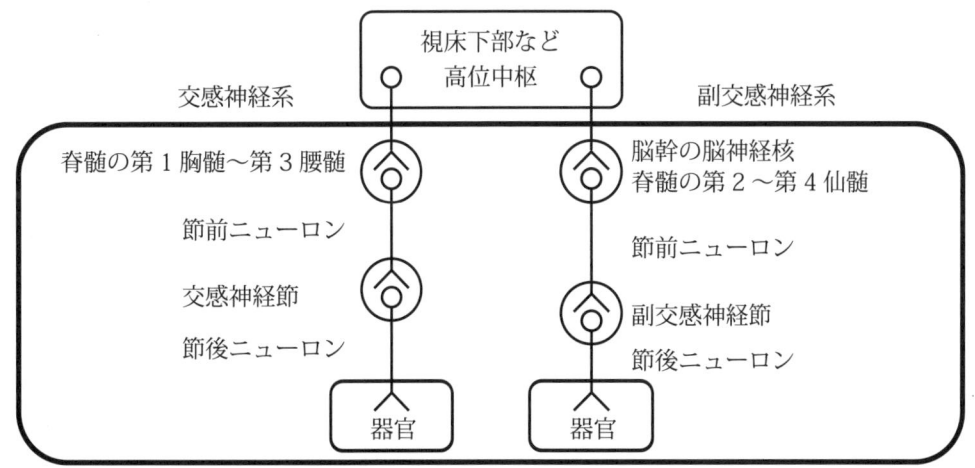

出典　新藤和雄ら　監修『自律神経系.病気がみえる.Vol.7.脳・神経』メディックメディア　2011 年 を元に作成

### 7.3. 自律神経系の働き

　交感神経系、副交感神経系は全身に分布して、様々な器官を二重に支配しています。両方の系の支配を受けることを二重支配と言います。二重支配を受ける器官は、心臓、気管支・肺、胃腸、肝臓、膵臓、膀胱、涙腺、唾液腺（顎下線・舌下線）です。一方で、二重支配を受けない器官もあります。交感神経系が単独で支配する器官は、瞳孔散大筋（散瞳筋）、副腎髄質（副腎の内側部）、腎臓、脾臓、汗腺、立毛筋、血管です。副交感神経系が単独で支配する器官は、瞳孔括約筋（縮瞳筋）です。

　交感神経系と副交感神経系は、二重支配する器官に対して反対の働きをします。これを拮抗支配と言います。各器官に対する交感神経系と副交感神経系の働きの違いを表 14-2（272 頁）にまとめました[8]。すなわち、交感神経系の活動が亢進すると副交感神経系の活動は抑制されます。逆に、副交感神経系の活動が亢進すると交感神経系の活動は抑制されます。

表 14-2　交感神経系と副交感神経系の働きの違い

| | 交感神経系 | 副交感神経系 |
|---|---|---|
| 瞳孔散大筋 | 散瞳 | — |
| 瞳孔括約筋 | — | 縮瞳 |
| 毛様体筋 | 弛緩→遠くに焦点があう | 収縮→近くに焦点があう |
| 涙腺 | 血管収縮 | 分泌増加 |
| 唾液腺（顎下線・舌下線） | 分泌抑制 | 分泌増加 |
| 心臓 | 心拍数増加 | 心拍数減少 |
| 気管・気管支・肺 | 弛緩（開大） | 収縮（狭窄） |
| 肝臓 | グリコーゲン分解 | グリコーゲン合成 |
| 消化管（胃・腸） | 弛緩→運動低下、胃液・消化液分泌促進 | 収縮→運動促進、胃液・消化液分泌促進 |
| 脾臓 | 血管収縮 | — |
| 膵臓 | 消化酵素とインシュリンの分泌抑制 | 消化酵素とインシュリンの分泌促進 |
| 副腎髄質 | カコテールアミン分泌 | — |
| 直腸 | 平滑筋弛緩、括約筋収縮 | 平滑筋収縮、括約筋弛緩 |
| 腎臓 | レニン分泌 | — |
| 膀胱 | 排尿筋弛緩、内尿道括約筋収縮→蓄尿 | 排尿筋収縮、内尿道括約筋弛緩→排尿 |
| 生殖器 | 男性性器射精 | 男性性器勃起 |
| 汗腺 | 発汗増加 | — |
| 立毛筋 | 収縮 | — |
| 血管 | 血圧上昇 | — |

## 8．神経生理学的検査（neurophysiological examination）、神経画像検査（neuroimaging test）

### 8．1．脳波

　脳波とは、脳神経細胞の電気活動を頭皮上の電極から記録したものです。脳波を記録したものを脳電図（EEG: electroencephalogram）と言います。

　脳波は周波数によって4つのパターンに分類されます[9]。周波数とは1秒あたりの波の数です。1つ目は、α波と呼ばれ、周波数が8〜13Hzの波です。α波は、健常成人が覚醒し、眼を閉じて安静にし、何も考えないようにしている状態（閉眼安静時）において出現する最も基本的な脳波です。2つ目は、β波と呼ばれ、14〜30Hzの周波数をもつ速い波です。β波は、健常成人が覚醒し、開眼し活動を行っている状態において出現する脳波です。周波数が高いβ波のことを速波と言います。3つ目は、θ波と呼ばれ、4〜7Hzの周波数をもつ波です。4つ目は、δ波と呼ばれ、0.5〜3Hzの周波数をもつ波です。δ波は、健常成人では深い睡眠時に出現します。周波数が低いθ波、δ波のことを徐波と言います。

　睡眠は脳波によって特徴づけられます[10]。第1段階は入眠期で、覚醒時に見られるα波が減少して断続的になり、θ波が混入します。第2段階は軽睡眠期で、θ波と紡錘波が見られます。紡錘波とは、12〜14Hzの波が反復する紡錘形（真ん中が太く両端が細い形）の波です。第3、

4段階は、深睡眠期です。第3段階では、δ波が20〜50%を占めます。第4段階は最も深い眠りの段階で、δ波の占める割合がさらに多くなり、50%以上を占めます。第4段階の後に、REM睡眠と呼ばれる時期があります。この時期は、第1段階に似た脳波が観察され、急速な眼球運動（rapid eye movement ; REM）がみられます。

脳波の異常は、覚醒時における周波数の遅い徐波の出現と、突発波の出現に大きく分けることができます[10]。突発波は、棘波、鋭波、棘徐波結合など、安静覚醒時とは明らかに異なる鋭い波で、てんかんの診断に用いられます。

### 8.2.CT（computed tomography）

CTとは、コンピュータ断層撮影のことです。頭部CTでは、頭部の周囲にX線を照射します。X線は、頭部の組織を通過するときに部分的に吸収されますが、組織によってその吸収率が異なります。CTの断層画像は、X線の吸収値をコンピュータ処理して、白黒の濃淡に置き換えたものです。X線吸収値のことをCT値と言います。CT値は、水を0、骨を+1000、空気を-1000としています。主な組織のCT値[11]を、表14-3に示しました。脳組織のCT値は、灰白質が+36〜+46、白質が+22〜+32です。CT値が正常な脳組織とほぼ等しい場合を等吸収、高い場合を高吸収、低い場合を低吸収と言います。画像上、高吸収の組織は白っぽく、低吸収の組織は黒っぽく描出されます。即ち、灰白質・白質は灰色、頭蓋骨は白、脳室は黒くなります（図14-12）。CTは、急性期の脳出血の検出に優れています。CT上、脳出血は、発症直後は血腫が白っぽい高吸収域（high density area ; HDA）として抽出されます。発症から1〜2日経過すると、血腫の周りに低吸収域（low density area ; LDA）が出現します。発症から1週間が経過すると、徐々に高吸収域は縮小し、1〜2か月以上経過すると低吸収域となります。

表14-3 主な組織のCT値[11]

| 正常組織 | CT値 |
| --- | --- |
| 骨 | +1000 |
| 灰白質 | +36〜+46 |
| 白質 | +22〜+32 |
| 血液 | +12 |
| 水、脳脊髄液 | 0 |
| 空気 | -1000 |

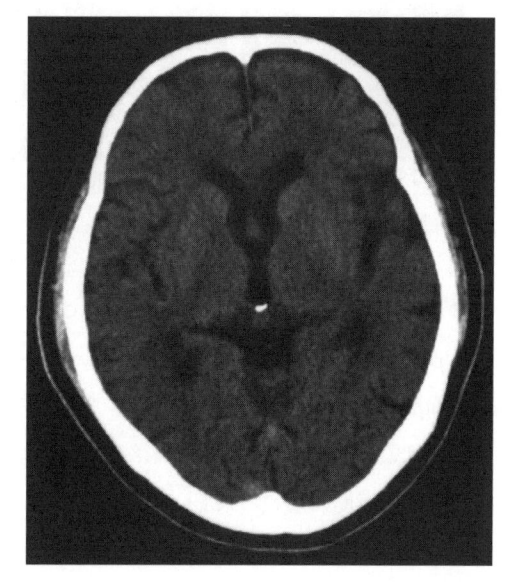

図14-12 CT像

## 8．3．MRI（magnetic resonance imaging）

MRIは、磁気共鳴画像とも呼ばれます。人体を磁場の中においてラジオ波を照射し、人体の水分中に含まれている水素原子核（プロトン）を対象に得られた核磁気共鳴信号をコンピュータ処理して、断層画像を描いたものです。MRIでは、核磁気共鳴信号の強度が黒白の濃淡で表されます。高信号は白く、低信号は黒く描出されます。

MRIには、いくつかの撮像法があります。一般的に用いられているのは、T1強調画像、T2強調画像、FLAIR画像、拡散強調画像です（図14-13）。同じ脳の組織や病変が、撮像法によって異なるコントラストで描出されます。T1強調画像は、水が黒く描出されることが特徴です。脳室が黒い像になります。組織の解剖学的な形状を見るのに向いています。T2強調画像は、水が白く描出されることが特徴です。脳室が白い像になります。また、T2強調画像は、ほとんどの病変が高信号になります。このため、病巣を検出するのに適している撮像法です。FLAIR画像は、水の信号を低信号にしたT2強調画像のことです。脳室が黒い像になります。脳室や脳溝周辺の病変を見るのに適した撮像法です。拡散強調画像は水分子の拡散を強調した画像です。この撮像法は、急性期の脳梗塞の発見に特に有用とされています。

MRA（MR angiography）は、MRIを用いて血管像を描出する方法です。磁気共鳴血管画像とも呼ばれます。脳動脈瘤、脳動脈奇形などの発見に有用です。

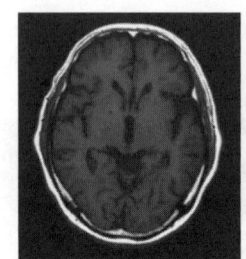

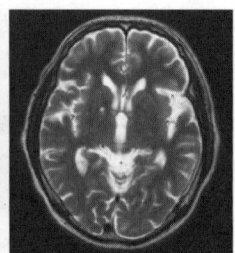

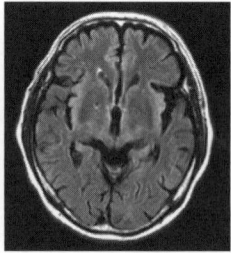

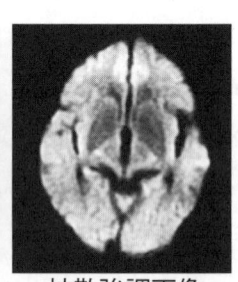

| T1強調画像 | T2強調画像 | FLAIR画像 | 拡散強調画像 |

図14-13　MRIの撮像法による違い

## 8．4．SPECT（single photon emission computed tomography）

SPECTは、放射性同位元素（アイソトープ）を用いて行う核医学検査のひとつです。SPECTは、脳の血流量の評価に有用な方法です。脳の機能の低下は、形態に異常が現れる以前に生じていることがほとんどです。脳機能の異常は、脳血流量に反映されます。このため、アルツハイマー病など認知症の診断に用いられています。

## 文献

1) 松村讓兒：イラスト解剖学第5版．中外医学社，東京，422-439，2007
2) 河田光博，稲瀬雅彦：カラー図解人体の正常構造と機能Ⅷ神経系（1）改訂第2版．日本医事新報社，東京，2-25，34-43，2012
3) AR クロスマン，D ニアリー（野村 嶬，水野 昇 訳）：神経解剖カラーテキスト．医学書院，東京，1-23，33-36，2002
4) 馬場元毅：絵でみる脳と神経 第3版―しくみと障害のメカニズム．医学書院，東京，20-37，2009
5) 尾上尚志，松村讓兒ら：病気がみえる〈vol.7〉脳・神経（医療情報科学研究所 編）．メディックメディア，東京，2-19，2011
6) FH マティーニ，MP マッキンリー，MJ ティモンズ（井上貴央 訳）：カラー人体解剖学―構造と機能：ミクロからマクロまで．西村書店，東京，347-359，2003
7) 新藤和雄：自律神経系．病気がみえる〈vol.7〉脳・神経（医療情報科学研究所 編）．メディックメディア，東京，202-211，2011
8) ジェラルド J トートラ，ブライアン デリクソン（桑木共之，黒澤美恵子，高橋研一ら 訳）：トートラ人体の構造と機能．第4版，丸善出版，東京，602-603，2012
9) 飛松省三：脳波を楽しく読むためのミニガイド（1）．臨床脳波，46（10）；665-673，2004
10) 飛松省三：成人における脳波検査．医学検査，55（1）；13-25，2006
11) 森惟明，鶴見隆正：PT・OTのための脳画像のみかたと神経所見．医学書院，東京，15-16，2004
12) 森惟明：PT・OT・STのための神経学レクチャーノート．医学書院，東京，4-24，2006

# 第15章

聴覚に関すること

### 1. 感覚（sensation）・知覚（perception）・認知（cognition）

感覚・知覚・認知とは、感覚刺激の受容から認知に至る一連の過程においてなされる人間情報処理（human information processing; HIP）のことをいい、この順序でよりレベルの高い情報処理がなされると仮定されます。

まず、感覚というのは、感覚刺激（sensory stimulus；感覚を生じさせる物理的あるいは化学的刺激）が眼や耳といった感覚器官（sense organ）に到達して、感覚細胞（sensory cell）が活動（発火）すると、その神経学的活動が感覚伝導路（sensory pathway）というルートを経て感覚中枢（sensory center）へ伝えられ、そこで感覚イメージが生成される（感覚を生じさせる）過程のことをいいます（図 15-1）。また、そうした経験のことを感覚経験といいます。

たとえば、聴覚（hearing, audition）であれば、音波（sound wave）という聴覚刺激が聴覚器官に到達し、聴覚細胞（有毛細胞）が発火してそれが聴覚伝導路を経て聴覚中枢へと伝えられ、そこで聴覚イメージが生成される（聴感覚を生じさせる）ことになります。

ただし、聴覚が生じるといっても、単に何か音を感じるだけのレベルであれば、周囲の環境に関して有益な情報が得られることにはなりません。そこで、最終的には聴覚中枢だけでなく言語中枢なども関与する、より深い情報処理がなされることになります。

図 15-2（280頁）の①に示すように、まず、聴覚における感覚過程とは、「何か音が聴こえた」という感覚経験（聴覚経験）を人間にもたらす情報処理過程のことをいいます。

次いで、図 15-2（280頁）の②に示すように、知覚過程というのは、対象をよりまとまりのあるものとして全体的に把握することをいいます。単に「何か音が聴こえた」というだけでなく、「『リンゴ』という音が聴こえた」という段階です。

最終段階の認知過程とは、図 15-2（280頁）の③に示すように、感覚過程・知覚過程と進んだ情報処理をもとに、最終的に何かを理解する過程のことです。単に「何か音が聴こえた」とか「『リンゴ』という音が聴こえた（聴覚イメージが生成された）」というだけでなく、聴き取った音から

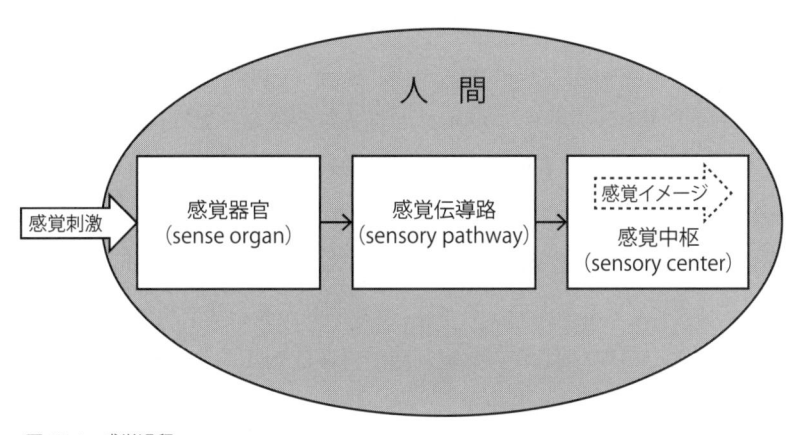

図 15-1 感覚過程

```
         ┌─────────────────────────────────────┐
         │     ③    認知過程                    │
         │         (「『リンゴ』という果物のことだ」) │
         │               ↑                      │
         │     ②    知覚過程                    │
         │         (「『リンゴ』という音が聴こえた」)│
         │               ↑                      │
         │     ①    感覚過程                    │
         │         (「何か聴こえた」)            │
         └─────────────────────────────────────┘
                         ⇧ 聴覚刺激
```

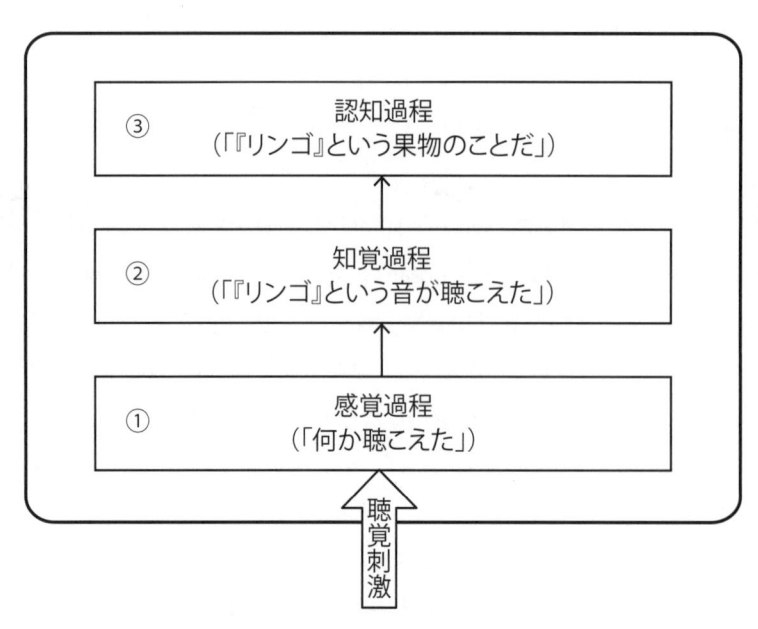

図 15-2　聴覚における感覚・知覚・認知過程

「『リンゴ』という果物のことだ」と理解する段階が認知過程といえます。

なお、認知ということの一般的な意味は「知る」ということであり、専門用語としての認知の同義語として「認識」があります。

以上のように、最終的に認知に至るまでに感覚・知覚・認知という3段階が一応は区別されていますが、感覚過程と知覚過程、および知覚過程と認知過程との間は厳密に区別できるものではなく、連続的に移行するものと考えられます。

上記では、聴覚を例として外界からの刺激（音）を認知するプロセスを解説しましたが、人間が外界からの刺激あるいは自分自身の状態を知るための情報を取り込む感覚の種類には、いわゆる五感（視覚 (vision)、聴覚 (hearing)、嗅覚 (olfaction)、味覚 (gustation)、皮膚感覚 (cutaneous sensation; 触覚 (tactile (tactual) sensation)、圧覚 (sense of pressure)、温覚 (warm sensation)、冷覚 (cold sensation)、痛覚 (pain sensation)) と称される感覚の他に、運動感覚 (kinesthesis)・自己受容感覚 (proprioception)、平衡感覚 (equilibrium sense)、内臓感覚 (visceral sensation) があります（表 15-1、281 頁）。

こうした感覚の種類のことを感覚様相あるいは感覚モダリティ（sense modality）といいます。つまり、感覚モダリティが異なるということは、感覚刺激あるいはそれを受容する感覚器官の種類が異なるということであり、何らかの感覚刺激が到来した際には、それと同じモダリティに特化した感覚器官が活動することになります。

モダリティが異なる感覚器官というのは、もちろんその構造も各々が大きく異なるのですが、図 15-1（279 頁）に示したように、その感覚系における感覚器官・感覚伝導路・感覚中枢という仕組みの枠組自体は、モダリティの違いにかかわらず共通です。つまり、どのモダリティの感覚系であっても、その感覚系が受け持つ感覚刺激（適刺激[注1]）に対応した感覚細胞が感覚器官に存在し、適刺激が到来して感覚器官の感覚細胞が発火すると、その神経学的活動が感覚伝導路を通って感覚中枢に到達し、そこで感覚イメージが生成される（感覚を生じさせる）ことになるのです。

注1）適刺激（adequate stimulus）とは、たとえば聴覚における音波のように、感覚受容器を最も効率的に機能させる刺激のこと。反対に、たとえば眼球を圧迫しても光を感じることになるが、この場合の圧刺激（圧力）のことを視覚における不適刺激（inadequate stimulus）という。

表 15-1　各種の感覚の概要

| 感覚モダリティ | | 適刺激 | 受容器 | 感覚イメージ |
|---|---|---|---|---|
| 視覚（vision） | | 電磁波（波長約 380mm（青）〜約 780mm（赤）） | 視細胞（桿体細胞、錐体細胞） | 明るさ、色彩、形態、奥行き、対象の運動など |
| 聴覚（hearing） | | 可聴音（約 20Hz 〜 2kHz の音波） | 内有毛細胞 | 音の高さ、大きさ、音色など |
| 嗅覚（olfaction） | | 揮発性物質 | 鼻腔内嗅上皮の嗅細胞 | 匂い |
| 味覚（gustation） | | 水溶性物質 | 味蕾の味細胞 | 甘味、酸味、苦味、塩辛さなど |
| 皮膚感覚（cutaneous sensation） | 触覚（tactual sensation）・圧覚（sense of pressure） | 機械的な力 | 受容体（メルケル触覚盤、ルフィニ終末、マイスナー小体、パチニ小体） | 触感、圧感 |
| | 温覚（warm sensation） | 温度刺激 | ルフィニ小体 | 温かさ、熱さ |
| | 冷覚（cold sensation） | | クラウゼ小体 | 冷たさ |
| | 痛覚（pain sensation） | 強い機械的な力、電流、酸など | 自由神経終末 | 痛み |
| 運動感覚（kinesthesis）・自己受容感覚（proprioception） | | 筋緊張、腱・関節に加わる機械的な力 | 筋紡錘、腱紡錘 | |
| 平衡感覚（equilibrium sense） | | 重力、加速度 | 前庭、半規管の有毛細胞 | |
| 内臓感覚（visceral sensation） | | 生理的な変化 | | 空腹感、尿意など |

## 2. 聴覚系 (auditory system)

聴覚系とは、人間に8種類備わっている感覚（表15-1、281頁）のうち、聴覚を担当する器官系のことです。もちろん、人間にとって8種類すべてのモダリティ（279頁）の感覚が重要ですが、コミュニケーションとの関わりから考えると、音声言語的コミュニケーションとの関わりにおいては聴覚が、文字言語的コミュニケーションとの関わりにおいては視覚が、特に重要な感覚系といえます。

図15-3に、聴覚系の全体像を示します。また、図15-4（283頁）に、聴覚系のうち聴覚器官の概要を示します。

聴覚系という1つのシステムは、伝音系（sound conduction system）および感音系（sensorineural hearing system）という2つのサブシステムから構成されています。

伝音系というサブシステムの機能は、その名前のとおり到来した「音を伝える」ことですが、ただ単に伝えるだけではなく、増幅しながら（強めながら）感音系へと伝えるという点がポイントです。

伝音系は、外耳（external ear）および中耳（middle ear）という部位から構成されますが、さらに外耳は耳介（auricle, pinna）および外耳道（external auditory canal, external auditory meatus）

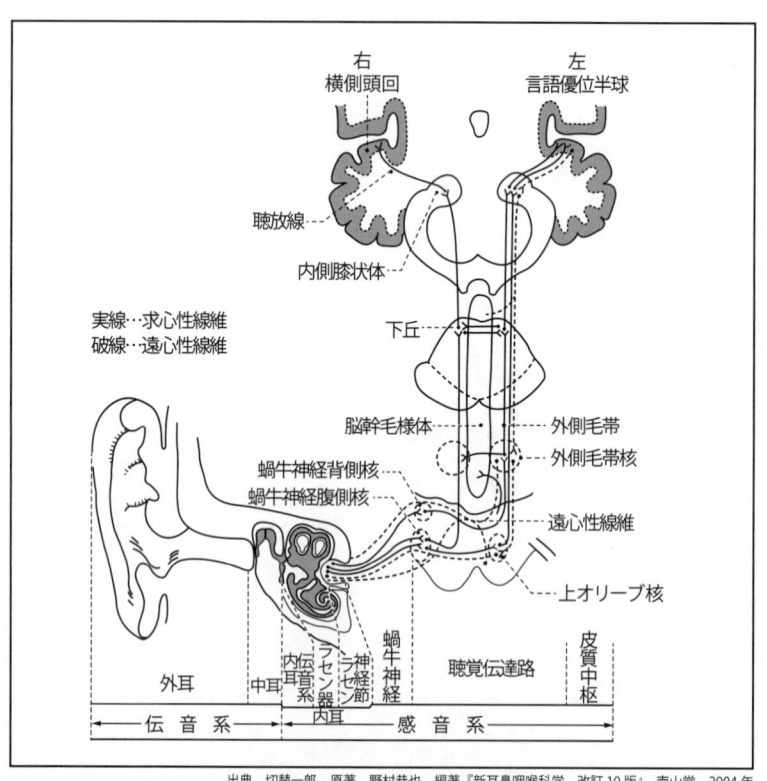

図15-3 聴覚系

出典 切替一郎 原著 野村恭也 編著『新耳鼻咽喉科学 改訂10版』南山堂 2004年

からなり、中耳は鼓膜（tympanic membrane, eardrum）、鼓室（tympanic cavity）・中耳腔（middle ear cavity）、ツチ骨（malleus）・キヌタ骨（incus）・アブミ骨（stapes）という3つの耳小骨（auditory ossicles）から構成されます（3つの耳小骨が関節によって連結された状態を耳小骨連鎖（ossicular chain）という）。なお、鼓膜は外耳と中耳を区分しています（図15-4）。

外耳は、聴覚器官において最も外界寄りの位置にあり、聴覚器官と外界との接点になっています。耳介は集音（collecting sonic reflection）[注1]作用によって、僅かながらも音波を強めながら外耳道へ送り込み、外耳道は共鳴（resonance）[注2]作用によって、さらに共鳴周波数（4kHz付近）の音波を強めながら鼓膜へと伝えます。

中耳のうち直接的に聴覚に関わる部位を中耳伝音系（middle ear sound conductive system）といい、鼓膜と耳小骨が該当します。中耳伝音系の構造は、中耳腔という空間に耳小骨が収まっていて、耳小骨のうちツチ骨が付着している鼓膜によって、中耳腔の外界側が塞がれた状態になっています（図15-4）。

したがって、外界から外耳道を介して伝わってきた音波が鼓膜を振動させると、鼓膜に付着しているツチ骨も振動し、さらに関節で繋がっているキヌタ骨・アブミ骨も振動して、内耳の蝸牛へと音波の力を伝えることになります。

その際、鼓膜の有効面積（音波を受け止めて、実際に振動可能な部分の面積）は約55mm$^2$（鼓膜は楕円形に近いが、仮に円形として考えると、その半径は約4mmとなる）[1]であるのに対し、

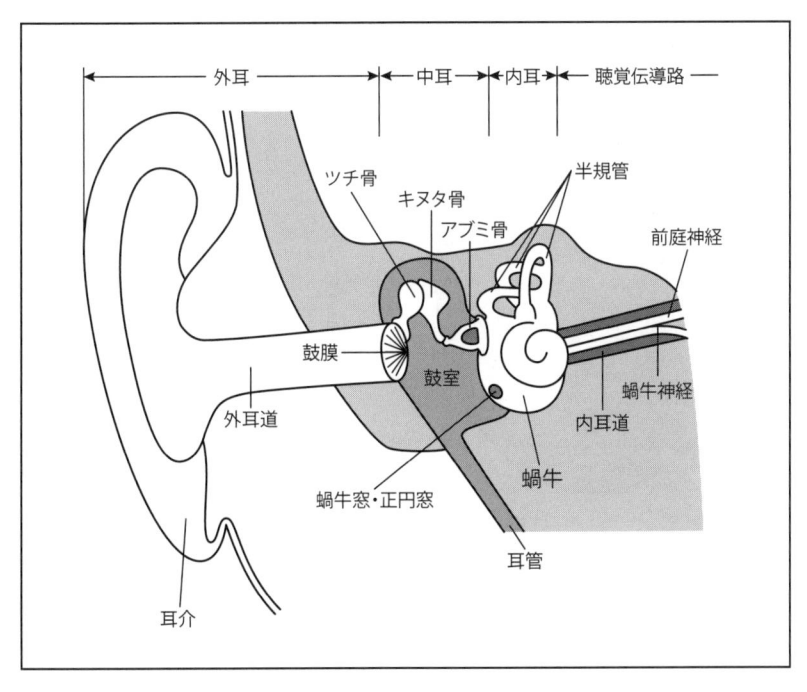

図15-4　聴覚器官の概要

アブミ骨底 (base of stapes, footplate；アブミ骨の平らな部分で、蝸牛の前庭窓に嵌まり込んでいる) の面積は約 3.2mm$^2$ と約 17：1 の比率[1]であるために、たとえば 1mm$^2$ という単位面積当たりで考えると、鼓膜が受け止めた音波による圧力 (音圧) は約 17 倍に増強されることになります (図 15-5)。つまり、約 55mm$^2$ というある程度広い面積の鼓膜が受け止めた音圧が、約 3.2mm$^2$ という狭い面積のアブミ骨底に集約されることによって、単位面積あたりでは約 17 倍に増強されるのです。

そして、アブミ骨がはまり込んでいる前庭窓 (vestibular window；卵円窓 (oval window)) の面積もアブミ骨底の面積とほぼ等しいと考えられるので、結局、鼓膜が受け止めた音波は、単位面積当たり 17 倍増強されて蝸牛内の外リンパに伝わることになります。

なお、鼓膜とアブミ骨底との面積比による音圧の増強については、鼓膜に加わった力がそのままの強度でアブミ骨に伝わるものとして説明しましたが、これとは別に、耳小骨連鎖自体にも増強作用があります。それは、耳小骨の関節が、うまく梃子 (レバー；lever) の作用が働くように形成されていることにより、ツチ骨からキヌタ骨へ、キヌタ骨からアブミ骨へと音波により生じた振動が伝わる間に増強されるのです。梃子の作用の仕方やその増強率については様々な報告がなされていますが、一般には約 1.3 倍の梃子比 (レバー比；leverage) とされています。

感音系という聴覚系のサブシステムの機能は、伝音系から伝えられた音の力を神経学的活動へと変換し、音として感じることです。

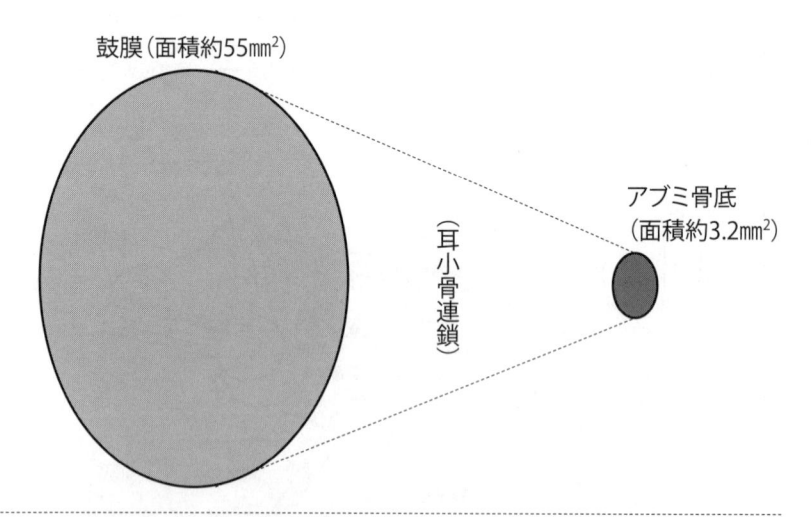

鼓膜 (面積約55mm$^2$)

(耳小骨連鎖)

アブミ骨底 (面積約3.2mm$^2$)

鼓膜とアブミ骨底の面積比 (55：3.2) は約17：1なので、鼓膜に作用した音圧が耳小骨連鎖を経てアブミ骨底へ伝わると、単位面積 (1mm$^2$) あたりの力は、アブミ骨底においては鼓膜の約17倍となる。

図 15-5　鼓膜とアブミ骨底の面積比

感音系の主な構成要素は、聴覚器官の一部である内耳の蝸牛、聴覚伝導路、聴覚中枢です（図15-3、282頁）。

図15-6（286頁）に示すように、蝸牛管（cochlear duct）は、半規管（semicircular duct）、卵形嚢（utricle）、球形嚢（saccule）とともに膜迷路（membranous labyrinth）の一部であり、頭蓋骨（cranial bones）の側頭骨岩様部（petrous portion of the temporal bone）にある骨迷路（bony labyrinth）という窪みにはまり込んでいます[注3]。膜迷路が収まる骨迷路内は外リンパ（perilymph）で満たされているので、膜迷路は外リンパに囲まれていることになり、一方、膜迷路内は内リンパ（endolymph）で満たされています。

蝸牛の前庭窓（vestibular window）・卵円窓（oval window）にはアブミ骨がはまり込んでいて、鼓膜が受け止めた音波の力を蝸牛内の外リンパへと伝えます。外リンパに伝わった力は、膜迷路の蝸牛管の基底膜・基底板（basal lamina of cochlear duct, basilar membrane of cochlear duct）に進行波（traveling wave）という波動（fluctuation, undulation, wave motion）を生じさせます。

図15-7（286頁）に示すように、基底膜に生じる進行波のピークは、到来した音波の周波数によって場所が異なってきます。本図は、本来は渦巻き状である蝸牛を真っ直ぐに引き延ばして描いてあるので、図の左方が蝸牛底（base of cochlea；基底回転）側、右方が蝸牛頂（cupula of cochlea；頂回転）側となり、60Hzという低音が到来した場合は蝸牛頂寄りに進行波のピークが生じ、300Hzさらに2kHzとより高音になるにつれて蝸牛底寄りに進行波のピークがシフトすることがわかります。

図15-8（287頁）に示すように、基底膜の上にはラセン器（spiral organ）・コルチ器（organ of Corti）が載っているので、基底膜に進行波が生じるとその上のラセン器も振動することになり、その結果、ラセン器の有毛細胞（hair cell）・聴覚細胞（acoustic cell）が活動電位（action potential）を生じ、蝸牛神経（cochlear nerve）を介して聴覚伝導路へ伝えることになります（有毛細胞の発火（firing）[注4]から、感音作用の始まりとなる）。

注1）パラボラアンテナ（お椀型のアンテナ）が、電波を一点に集中させることでそれを強めるように、反射させた音波を一点に集中させることで強める作用のこと。耳介に手掌をかざすと、より集音作用が強まる。
注2）外部から固有振動数・共鳴周波数（ある物の外部から振動を与えた時、その物が最もよく振動する周波数）あるいはそれに近い周波数の振動が与えられた時に、振動が強まる作用のこと。たとえば、アコースティックピアノやアコースティックギターにおいて、弦の振動によって発生した音波が、楽器の胴で共鳴を起こして豊かな音色となる。
注3）半規管（前半規管・外側半規官・後半規管の3つのループ型の管で、互いに直角をなす。重力、回転、加速度を検知し、平衡感覚に関する）；卵形嚢（垂直方向の動きを感知し、平衡感覚に関与する）；球形嚢（水平方向の動きを感知し、平衡感覚に関与する）；膜迷路（骨迷路内にあって、内部は内リンパで、周囲は外リンパで満たされている。主に蝸牛管、卵形嚢、球形嚢、三半規管からなる）；骨迷路（側頭骨岩様部にある複雑な構造の洞で、外リンパで満たされ、洞の中に膜迷路を収める）。
注4）感覚細胞や神経細胞が活動電位を生じること。

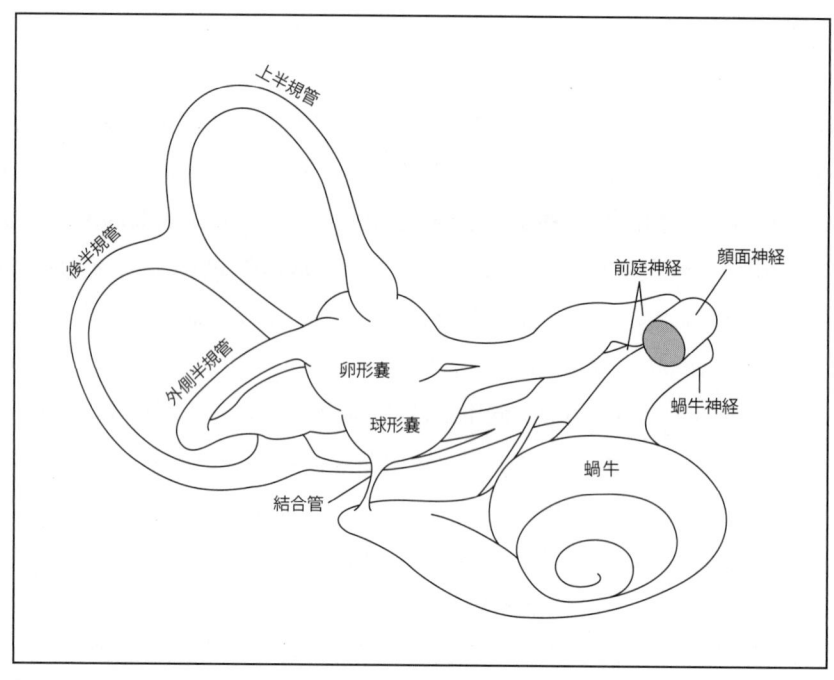

図15-6　膜迷路、骨迷路

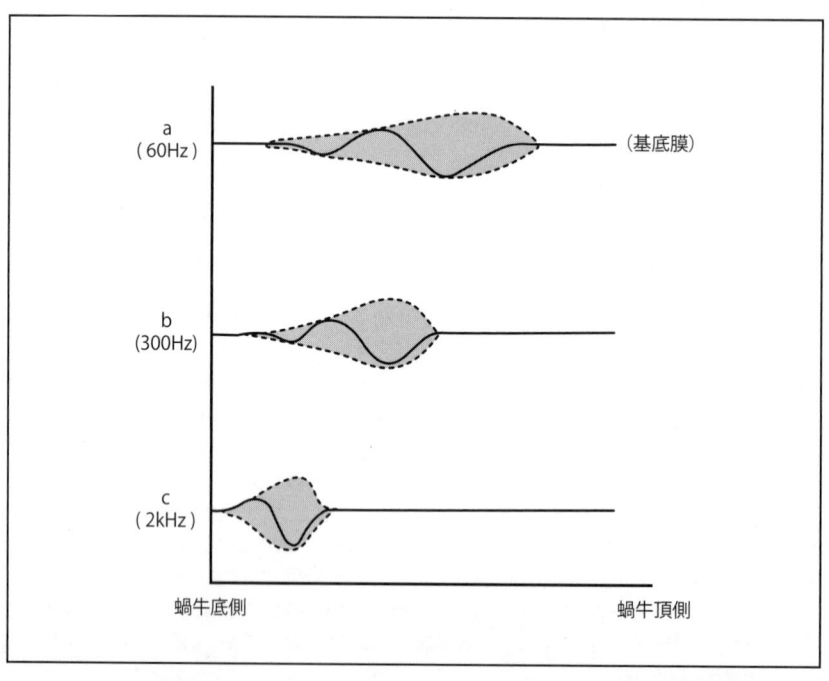

図15-7　低・中音域の純音入力に対して基底膜に生じる進行波の振幅パターン

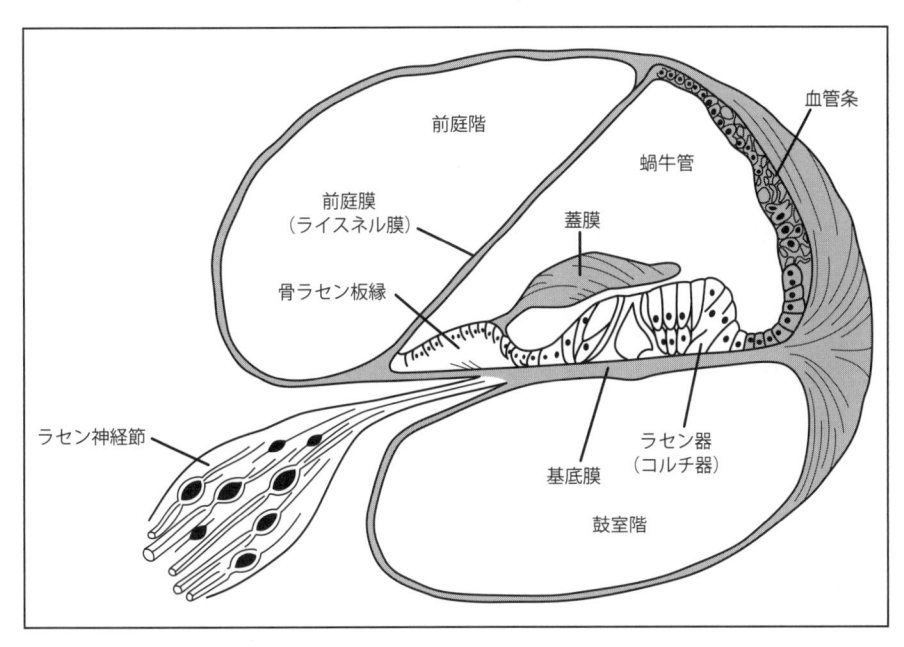

図15-8　蝸牛内の構造

### 3. 聴覚器（auditory organ）、聴覚伝導路・聴覚上行路・聴覚路（auditory pathway, acoustic pathway）、聴覚中枢（auditory center, acoustic center）

聴覚器あるいは聴器とは、聴覚系の一部をなすものであり、いわゆる耳のことをいいます。ただし、日常会話で耳という場合には、外耳の一部である耳介を指すことが多いのに対して、専門用語としては外耳・中耳・内耳の3つの部位をまとめたものを意味することに注意して下さい。つまり、聴覚器あるいは耳というのは、聴覚系のうち伝音系に属する外耳・中耳と、感音系に属する内耳から構成されているのです。

聴覚系を構成する要素を、主に機能（働き）から見て2つのサブシステム（下位の系統）に分けたのが伝音系および感音系（282頁）というものでしたが、それとは別に、主に聴覚系を構造面から見た区分が、聴覚器・聴覚伝導路・聴覚中枢というものです。

なお、聴覚系だけがこのような3区分で構成されているわけではなく、図15-1（279頁）に示すように、モダリティに関わらず感覚系は、感覚器官・感覚伝導路・感覚中枢という3区分から構成されていたことを思い出して下さい。

聴覚伝導路とは、聴覚器と聴覚中枢とを連絡する神経路のことです（図15-3、282頁）。

ラセン器の有毛細胞が活動電位を生じたところからが感音作用の始まりですが、そのインパルスは、ラセン神経節（cochlear ganglion）、蝸牛神経核（cochlear nucleus）、上オリーブ核（superior olivary nucleus）、外側毛帯（lateral lemniscus）、下丘（inferior colliculus）、内側膝状体（medial geniculate body)というように、順次より上位の神経節および神経核[注1)]を経て、聴覚中枢へ向けて送り込まれていきます（図15-3、282頁）。つまり、聴器と聴覚中枢とは、一本の経路で直結されているのではなく、複数の神経核で中継されながら結ばれているのです。

　また、聴覚器官は左右2つありますが、一方から出た聴覚伝導路は蝸牛神経核で分岐し、多くの神経線維が反対側の側頭葉（聴覚中枢）へと繋がり、一部が同側の側頭葉へと繋がっています。

　このように、有毛細胞が活動したり、その活動を聴覚伝導路が伝えたり、さらに聴覚中枢で情報処理を行ったりする際には、人体に非常に微弱な電気的変化が生じます（聴性誘発反応[注2)]）。反対に、もし、音波が到来しても有毛細胞が発火しなかったり、聴覚伝導路をうまく情報が伝わらなかったりしたならば、そうした微弱な電気的変化も生じないことになります。こうした現象を利用したのが、他覚的聴覚検査（objective hearing test, objective audiometry）[注3)]の中の聴性誘発反応聴覚検査であり、代表的なものは聴性脳幹反応（auditory brainstem response；ABR）検査です。

　誘発反応というのは非常に微弱なので、1回1回の反応を観測するだけでは、ノイズ（noise）と信号（signal；本当の反応）との区別がつきません。そこで、加算平均法（addition-averaging method）という工夫された方法で測定されます。ABRでは、500〜2,000回程度の刺激提示と反応測定を繰り返しながら得られた反応波形を加算すると、聴覚系が機能している場合には図15-9に示すような波形となります。

　加算平均法では、500〜2,000回分も加算することによって、不規則に生じるノイズは最終的には相殺されて、つまり互いに打ち消し合って限りなく0に近づきますが、本当に反応が生じている部分は明確に認識できる波形となって現れてくることになります。

　聴覚中枢（聴覚皮質（auditory cortex）・聴覚野（auditory area）[注4)]）は、大脳側頭葉の横側頭回（transverse temporal gyri；ヘッシュル回（Heschl gyri））にあって、聴覚器官から聴覚伝導路を経て

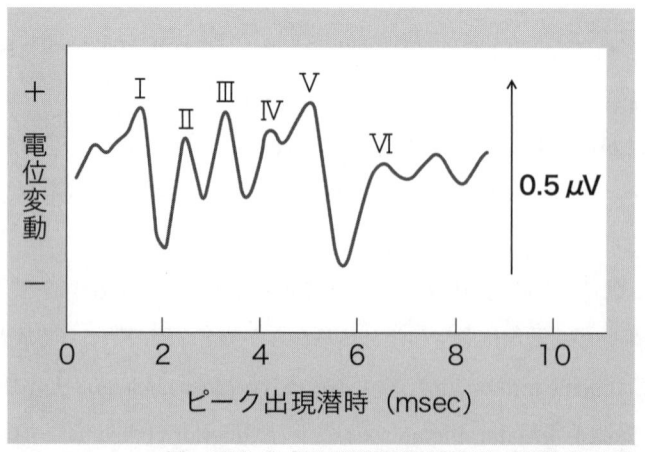

出典　山田弘幸　著　『演習で学ぶ言語聴覚療法評価入門』　医歯薬出版　2012年
図15-9　ABR波形

送り込まれてきた聴覚情報を分析して感音作用を行う、つまり聴覚イメージの生成を行っています。

聴覚伝導路を伝わってきた情報は、まず聴覚中枢の一次聴覚野 (primary auditory area) という領域に到達します。一次聴覚野では、到来した音波の周波数に応じて処理を担当する部位が異なり、低音を担当する部位から高音を担当する部位までが周波数順に配列されています。このことは、すでに蝸牛レベルにおいて、到来した音波の周波数に応じて基底板上のどの辺りにあるラセン器が処理を担当するかが決まっていて、その配列がそのまま一次聴覚野に反映されたものと考えられています。

このように、蝸牛内の基底膜のどの辺りにあるラセン器が活発に発火するかによって、音の高低感覚 (pitch of sound, sound pitch)・ピッチ (pitch) が生じるという考え方を、聴覚説 (theory of hearing)[注5]のうち場所説 (place theory of hearing) といいます。場所とは、基底膜上の場所つまり位置のことを意味しており、図15-7（286頁）に示すように、低音が到来した際は進行波の振幅が基底膜上の蝸牛頂付近で最も大きくなり、その付近のラセン器が最も活発に発火し、高音が到来した際は蝸牛底付近の振幅が最も大きくなり、その付近のラセン器が最も活発に発火することになります。

こうした現象について最初に実験を行い、報告したのはベケシー (Békésy, Georg von) であり、上記のような学説を進行波説 (traveling wave theory) といいます。

注1) 神経細胞 (nerve cell) あるいはニューロン (neuron) は、神経細胞体 (nerve cell body)、樹状突起 (dendrite)・軸索 (axon) などで構成されているが、末梢神経系における神経細胞体の集合を神経節 (ganglion) という。中枢神経系においては、神経細胞体の集合のことを灰白質 (gray matter) というが、そのうち、比較的小さな塊で周囲から明確に区別されるものを神経核 (nerve nucleus) という。

注2) 聴性誘発反応 (auditory evoked response;AER) とは、聴覚刺激が到来し、聴覚系における聴覚情報処理が行われることにともなって、人体に生じる微弱な電気的変化のこと。視覚系その他の感覚系においても同様の現象がみられ、視覚誘発反応 (visual evoked response;VER)、体性感覚誘発反応 (somatosensory evoked response;SER) という。

注3) 純音聴力検査や語音聴力検査のような自覚的聴覚検査（被検児・者のルールに従った意図的な反応を指標とする検査）とは異なり、聴性誘発反応や耳小骨筋反射など何らかの生理学的な反応を指標とする検査。ルールに従った意図的反応を行うことが困難な被検児・者の検査も可能となる。

注4) 聴覚野とは、聴覚中枢が局在（全体にではなく、ある限られた所だけに存在すること）する大脳皮質上の領域のこと。

注5) 聴覚説とは、広義には聴覚のメカニズムに関する理論のすべてを意味するが、狭義には音の高低感覚・ピッチの生じ方に関する理論のこと。

### 4. 聴覚障害 (hearing disorder, hearing impairment)

聴覚障害という用語の意味には、広義（広い意味）と狭義（狭い意味）の2つがあります。

広義の聴覚障害とは、聴覚に関わるすべての障害のことを意味するので、聴力障害（hearing impairment, hearing loss）あるいは難聴（hard of hearing, hypoacusis）、一過性閾値変化（上昇）（temporary threshold shift；TTS）[注1]、耳鳴（tinnitus）、補充現象（recruitment phenomenon）[注2]などがあります。

一方、これらのうち、最も主要な障害である聴力障害・難聴のことを狭義の聴覚障害といいます。「聴覚障害」という用語が、広義あるいは狭義どちらの意味で用いられているかは、もちろん文脈によって判断しなければなりませんが、言語聴覚療法の臨床現場では狭義で用いられることが多くあります。

聴覚障害の種類や原因について考える際には、聴覚系の構造や機能との関連から考えることが重要です。主に構造面から考える際は、障害部位によって聴覚障害（難聴）を分類することになるので、中耳性難聴(middle ear hearing impairment)、迷路性（内耳性）難聴(labyrinthine hearing impairment)、(蝸牛)神経性難聴(neural hearing impairment)、後迷路性難聴(retrocochlear hearing impairment)、脳幹性難聴(brainstem hearing impairment)、皮質性難聴(cortical hearing impairment)、中枢性難聴(central hearing impairment)、といった分類が該当します（図15-10）。

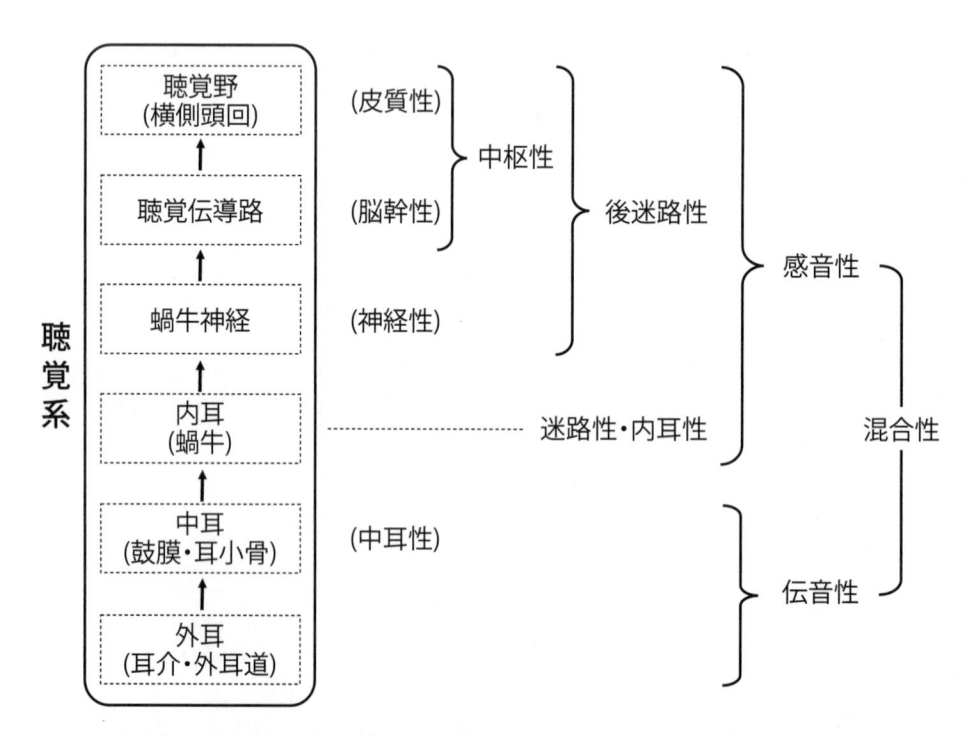

図15-10 構造面（障害部位）からみた聴覚障害の分類

中耳性難聴は鼓膜・耳小骨などの障害（鼓膜穿孔（perforation of ear drum）、耳小骨離断（ossicular chain disarticulation）、中耳炎（otitis media）など）によるもの、迷路性あるいは内耳性難聴は蝸牛の障害（非症候群性遺伝性難聴（non-syndromic hereditary hearing impairment）、先天性風疹症候群（congenital rubella syndrome; CRS）、騒音性難聴（noise-induced hearing impairment）など）によるもの、神経性難聴は蝸牛神経の障害（聴神経腫瘍（acoustic tumor）・前庭神経鞘腫（vestibular schwannoma）など）によるものを意味します。

また、後迷路性難聴は、神経性難聴も含めて聴覚伝導路・聴覚中枢に原因があるもの、脳幹性難聴は、後迷路性難聴のうち脳幹部に原因があるもの、皮質性難聴は、後迷路性難聴のうち聴覚皮質（聴覚中枢）に原因があるもの、そして中枢性難聴は、脳幹性難聴および皮質性難聴を包括したものを意味しています。

中枢性難聴のうち皮質性難聴は、聴覚失認（auditory agnosia）[注3]や語聾（word deafness）[注4]など、いわゆる高次脳機能障害（higher brain dysfunction; 234頁）に含まれる症状を呈します。

主に機能面から考える際は、伝音難聴（conductive hearing impairment）・感音難聴（sensorineural hearing impairment）・混合（性）難聴（mixed hearing impairment）という区分になります。

伝音難聴とは、聴覚系において伝音機能を担っている部分に原因があって、到来した音の力を強めながら伝える機能が障害されたために生じるものです。したがって、主として伝音系（外耳および中耳）の障害によって生じるのですが、感音系に属する部位の一部も伝音機能を有するので、そこが障害された場合には、感音系に原因がある伝音難聴が生じることになります。たとえば、蝸牛窓（cochlear window）・正円窓（round window）を塞ぐ正円窓膜（round window membrane）・第二鼓膜（secondary tympanic membrane）が破れて、外リンパ（perilymph）が漏出するような状態になってしまうと、基底膜の進行波がうまく生じなくなり、その結果、有毛細胞の発火もうまく生じなくなってしまいます。当然、難聴が生じますが、その原因は、音波の力がうまく伝わらなくなり、有毛細胞自体は正常でもうまく発火できなくなったことなので、生じた難聴の種類は伝音難聴です。

伝音難聴の特徴は、聴覚の感度（sensitivity）および弁別能（discrimination ability）という2つの側面のうち、感度が低下すること、つまり聴覚閾値（104頁）が上昇することです。伝音難聴は、音波の力を増幅しながら伝える機能が障害されたために生じるものであり、感音機能自体は正常に保たれているので、低下してしまった感度を上回る（聴覚閾値を超える）強さの音なら、歪みなく聴くことができるのです。

一方、感音難聴とは、聴覚系において感音機能を担っている部分（感音系）に原因があって、伝音系を介して正常に音の力が伝わってきたとしても、感音機能が障害されているために生じるも

のです。

　感音難聴の特徴は、聴覚の感度および弁別能の両方が低下することです。低下してしまった感度を上回る（聴覚閾値を超える）強さの音であれば、音を感じること自体は可能ですが、感度の低下のみの伝音難聴とは異なり、感知できた場合でも弁別能の低下のために歪んで聴こえるのです。

　また、内耳性（迷路性）難聴の場合は、補充現象[注2]といって、ラウドネス（loudness；音の大小感覚）の異常をともなうために、聴覚閾値に達しない音は聴こえないのに、閾値上（閾値を超える強さの音では、わずかな強さの変化が大幅なラウドネスの変化を引き起こしてしまいます。その結果、感度の低下のためにある程度の強さの音でなければ聴こえないのに、聴こえる範囲の音においては、わずかに強くなっただけで非常にやかましく感じてしまうことになります。このように、聴取可能な音の強度の範囲が狭いことを、「ダイナミックレンジ（dynamic range）が狭い」と表現します。

　混合（性）難聴とは、伝音難聴と感音難聴とが同時に発症している状態で、たとえば、老人性難聴の人が滲出性中耳炎（otitis media with effusion;OME）[注5]による伝音難聴を合併しているような場合です。

　混合（性）難聴では、伝音難聴と感音難聴の両方の特徴を示すことになります。また、一般に、伝音難聴は医学的治療が可能な場合が多いのに対して、感音難聴は突発性難聴（sudden sensorineural hearing impairment, sudden deafness）[注6]などの例外を除いて、基本的には医学的治療の適応がありません。したがって、混合（性）難聴の場合も、まず伝音難聴の治療を行う事になります。

　聴覚障害の分類に関しては、耳は左右一対あることから、片側性難聴・一側性難聴（unilateral hearing impairment）、両側難聴（bilateral hearing impairment）という区分もなされます。

　また、純音オージオグラム（pure tone auduogram；純音聴力図）のパターンの特徴から、様々な聴力型が区別されており、主なものとして水平型、高音漸傾型、高音急墜型、dip型[注7]、低音障害型、谷型、山型、その他の区分がなされます（図15-11、293頁）。

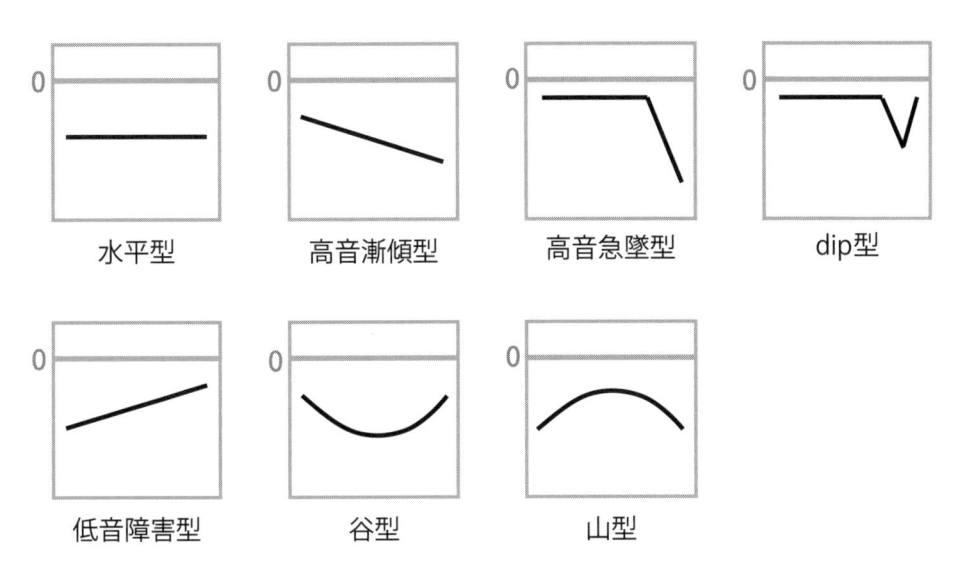

図15-11　純音オージオグラムにおける主な聴力型

注1) 一過性閾値変化（上昇）とは、聴覚閾値が時間経過とともに変化（上昇）するが、聴取を中断して休憩すると、再度以前の閾値レベルまで回復すること。
注2) 補充現象とは、音の大小感覚・ラウドネス（loudness）の異常のことで、音の強さのわずかな増大が大幅なラウドネスの増大をもたらす現象のこと。
注3) 聴覚失認とは、聴覚器官および聴覚伝導路は正常で音は聴こえるが、聴覚野の病変により、何の音であるかがわからない症状のこと。
注4) 語聾とは、言語音に限って聴覚失認が生じる症状のこと。環境音、音楽などの認知は可能。
注5) 中耳腔に滲出液（滲み出した体液）が溜まり、耳閉感、伝音難聴を主症状とする中耳炎。他の年齢層と比べて、幼小児および高齢者に多く見られる。
注6) 急激に発症する原因不明の高度感音難聴で、通常は一側性。可能性の高い原因として、ウイルス感染、内耳循環障害などが想定されている。発症後早期から治療を開始すると、治癒あるいは聴力改善が期待できる場合が多いが、放置した場合は上昇したまま聴覚閾値が固定してしまう。
注7) "dip"とは凹みのこと、つまりオージオグラム上のグラフの落ち込み（凹み）のことを意味する。慢性騒音性難聴における初期のオージオグラムでは、4,000Hzのみの落ち込み（聴覚閾値の上昇）が特徴とされているが、その落ち込みのことをドイツ式音名の「$C^5$」（約4,186Hz。国際式では「C8」となる）に因んで、「$C^5$dip」という。

文献

1) ウィラード R ゼムリン（浮田弘美, 山田弘幸 訳）：ゼムリン言語聴覚学の解剖生理（舘村卓 監訳）. 医歯薬出版, 東京, 449, 471. 2007

# 第16章

発声発語・摂食嚥下に関すること

FOUR

## 1. 発話動作

発話動作は、主に発声発語器官の3種類の運動から成り立っています。①声を出すために呼気流を送り出す呼吸器系の運動、②送り出された呼気流を用い声帯を振動させて音響エネルギーに変換し、喉頭原音を生成する喉頭の運動、③口腔、鼻腔、咽頭の形態を変化させて喉頭原音に共鳴特性を与えたり、下顎、顔面・口唇、舌、軟口蓋を動かし気流雑音を発生させて、音を表出する声道の調節運動の3種類です。

発声発語器官は、中咽頭を共通の経路とする消化器系や呼吸器系の一部であり、呼吸の流れと食物の流れをタイミングよく交叉させて、誤嚥しないように呼吸を行っています。そのため、発声発語器官の障害は発話障害のみならず摂食嚥下障害を伴うことが多くあります（図16-1）。

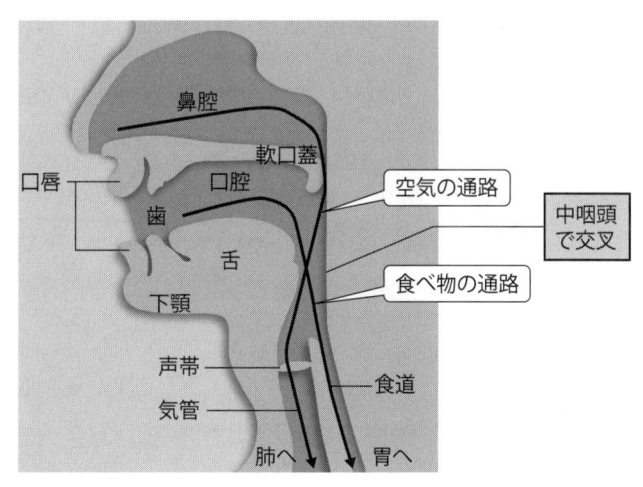

図16-1 発声発語器官

## 2. 発話障害（speech disorders）とその種類

発声発語器官に何らかの障害などがあると構音障害を中心とした以下の発話障害が生じます。

①発声発語器官の形態的異常や欠損、つまり舌がん等による舌切除や、口蓋裂による鼻咽腔閉鎖機能不全などによって正しい音が作れなくなる器質性構音障害、②発声発語器官の形態的異常や欠損はないものの、中枢から末梢にいたる神経系・筋系の損傷で発声発語器官の麻痺、失調等の運動障害が生じ、構音を含む発話の障害となる運動障害性構音障害（＝ディサースリア）、③発声発語器官の形態や機能に明らかな異常はないものの、原因が特定できない言語習得途上の誤った構音習慣の習得が原因とされる機能性構音障害があります。図16-2（298頁）に各発話障害と鑑別ポイントをフローチャートで示します。

ここでは発声発語に関する基礎知識を、成人分野の日常臨床で最も多く遭遇する運動障害性構音障害の評価の観点から解説します。

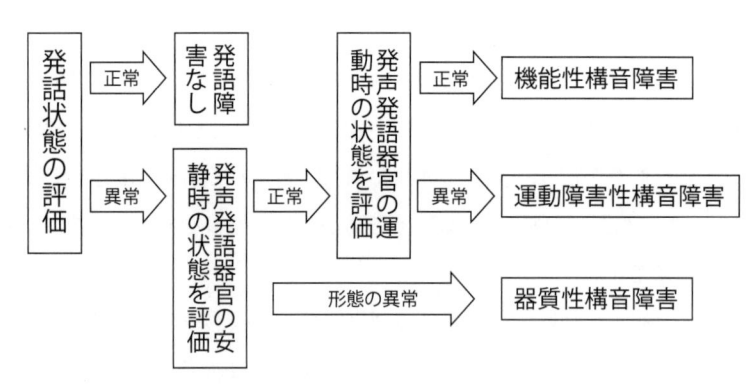

図16-2 各発話障害の鑑別フローチャート

## 3．呼吸器系（respiratory system）
### 3．1．呼吸器系の構造と機能

　呼吸器系は、鼻孔から鼻腔、上咽頭、中咽頭、喉頭、気管を経て肺に至る経路で、その構造は胸郭、肺、気管、気管支、呼吸筋から構成されています。

- 胸郭は、胸腔を囲み前方の胸骨と側面の12対の肋骨、後方の胸椎からなる骨性の枠組みです。肋骨は図16-3（299頁）に示すように前方で胸骨と軟骨を介し、後方で胸椎と関節で連結しています。このため、胸郭は可動性と弾性をもち、側方および前方への拡大・縮小運動が生じます。

- 肺は表面が胸膜で覆われ、右が上中下の3葉、左が上下の2葉からなる肺胞が集まって構成されたスポンジのような器官で、弾性による収縮と胸壁の拡大によって、バランスがとられています。空気の通り道である気道は肺胞から肺胞管、呼吸細気管支、細気管支、気管支、気管の順で構成されています。

- 呼吸筋は、胸郭容積を増やして肺に空気を入れる吸気筋と、反対に胸郭容積を縮ませて肺から空気を出す呼気筋があり、呼吸運動は横隔膜の上昇、下降および胸郭の拡大・縮小による胸腔内容積の変化によって行われています。主な吸気筋には横隔膜と外肋間筋があります。特に横隔膜は吸気時の重要な主動筋であり、横隔膜を下降させ、肋骨を上昇させることで胸腔内の容積が増え、横隔膜を上昇させ肋骨を下降させることで胸腔内の容積が減少します。つまり、吸気は、外肋間筋の働きで肋骨が挙上し、胸郭が拡大すると同時に横隔膜が下方に引き下げられ、肺容量が増えることで行われます。これに対して呼気筋には内肋間筋、腹筋群（腹直筋、外腹斜筋、内腹斜筋、腹横筋）があり、呼気は、弾性により静止状態の安静呼気位に復元しようとする受動的な力と、内肋間筋の働きで胸郭を縮小し、腹筋群により横隔膜が押し上げられる働きで行われます。呼吸筋の大部分は胸椎もしくは腰椎レベルから出ている脊髄神経の支配を受けています。

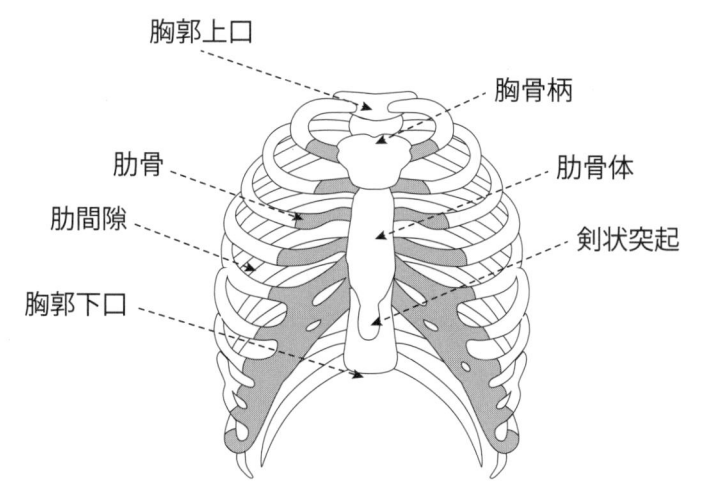

図16-3 胸郭の枠組み

### 3.2. 呼吸器系の生理

呼吸運動は延髄にある呼吸中枢によって調節されていますが、安静時呼吸と発話時呼吸では呼吸筋の働きが異なります。呼吸様式として、胸郭の運動による呼吸を胸式呼吸といい、横隔膜の運動による呼吸を腹式呼吸といいます。通常、自然な状態での呼吸は両者を併せた胸腹式呼吸です。

- 安静時呼吸の生理

 安静時呼吸は自律的で、リズムや1回ごとの換気量は個人内でほぼ一定です。成人の場合、1回換気量は肺活量の約10%程度の350～500mlで、1分間の呼吸数は毎分14～20回です。なお、安静時呼吸において、吸気は吸気筋が収縮することで行われますが、呼気は肺・胸郭の弾性で生じるため、呼気筋は収縮しません。安静呼気位を超えて呼気を呼出する段階で呼気筋が使用されます。図16-4（300頁）に示す肺気量分画（スパイログラム）のうち、安静吸気位から最大限に努力して吸い込むことのできる空気量を吸気予備量といい、その吸気レベルを最大吸気位といいます。安静呼気位から最大限に努力して吐き出すことのできる空気量を呼気予備量といい、そのレベルを最大呼気位といいます。最大吸気から最大呼気を行った時に呼出される空気量を肺活量といい、その量は成人男性で約3,500ml、成人女性で約2,500mlです。最大呼気を行った後に肺に残っている空気の量を残気量といい、およそ全肺容量の20～35%程度です。肺活量と残気量を加えたものを全肺気量（肺容量）といいます。肺・胸郭系の弾性による肺内圧は大気圧に比して最大吸気時には＋50cmH$_2$O、最大呼気時には－50cmH$_2$Oに近くなります[1]。

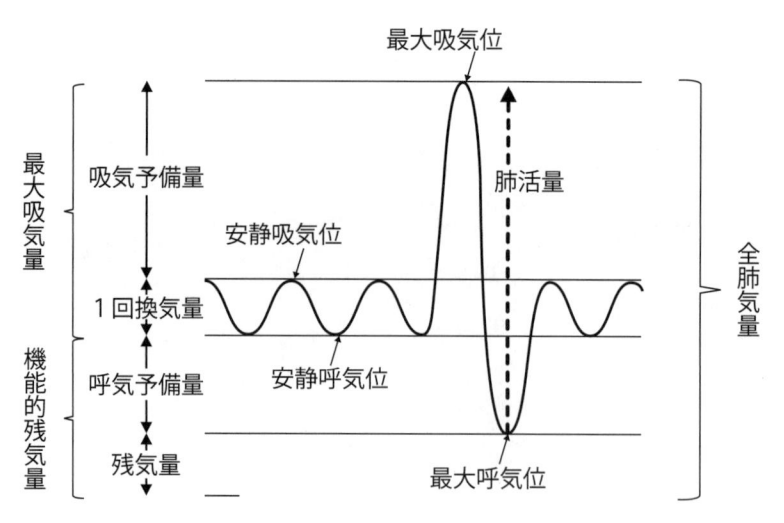

図 16-4　肺気量分画（スパイログラム）

- 発話時呼吸の生理

　発話時呼吸は話そうとする内容の呼気段落にあわせて素早く吸気を行い、1回の呼気で表出される音声信号の長さや大きさに対応し、随意に呼吸筋を用いて調節しています。つまり発話の持続時間や大きさに応じてリズムや一回換気量は変化します。発話時呼吸は安静時呼吸に比べ、吸気は短くなるのに比して、呼気は長くなり、その比率は、安静時呼吸の吸気1：呼気1.5に対し、発話時呼吸は吸気1～2：呼気8～9とされています[2]。

　発話時の呼気圧は弾性復元力のみならず、呼気筋である内肋間筋や腹筋群を用いて調整されています。発話時に必要とされる呼気圧は通常4～8cmH$_2$Oで[3]、普通の会話時の平均は6cmH$_2$O程度であり、大きな声での歌唱等では20～30cmH$_2$Oになるとされています[4]。また、最大呼気圧は加齢にともなって男女ともに低下し、その要因に骨格筋力の低下など加齢性変化の関与が指摘されています[5]。なお、持続発声時に1秒間で呼出される呼気量は発声時呼気流率といい、正常成人では100～200mlで、最大吸気後に持続可能な発声持続時間（MPT）の平均は、男性で約30秒、女性で約20秒です。

### 3.3. 呼吸機能の評価と解釈

　呼吸機能の代表的な行動学的評価として、「1分間の呼吸数」、「呼気持続時間」、「呼気圧持続時間」の測定があり、機器を用いた呼吸機能の評価として口腔内圧計（呼吸筋力計）、ピークフローメーター、スパイロメーター、エアロフォンでの測定があげられます。

- 「1分間の呼吸数」は、安静時における呼吸回数を測定するものです。安静時呼吸においては、吸気は吸気筋が収縮することで行われますが、呼気は肺・胸郭の弾性収縮力で生じることから、

この測定では主に横隔膜を中心とした吸気筋の働きをみることができます。通常、健常者では1分間の呼吸数は毎分14〜20回とされ、25回以上を頻呼吸、12回以下を徐呼吸といいます。呼吸数が増加する要因には吸気筋の機能障害があり、呼吸数を増加させることで一回換気量の低下を代償していると考えられます。なお、基準から逸脱した呼吸数の低下は、健常者でも肺の換気効率が良いスポーツ選手や楽器奏者などでみられる場合があり、測定値の解釈にあたっては注意が必要です。

- 「最長呼気持続時間」の測定は、肺からの持続的な呼気流出時間を計測しています。通常、健常者の平均は発声持続時間と同様に男性で30秒、女性で20秒と推定され、10秒以上が基準値とされています。最長呼気持続時間の低下は神経・筋疾患による呼吸筋の筋力低下や胸郭の関節可動域制限による肺容量の低下で高頻度に生じますが、他にも肺の硬化性病変、胸膜疾患、腹水などによる肺の物理的制限、小脳性疾患による吸気筋と呼気筋の協調障害、鼻咽腔閉鎖機能不全などの要因も考えられ、最長呼気持続時間の低下が必ずしも肺容量の低下だけではないことに留意する必要があります。

- 「呼気圧・持続時間」の測定ではノーズクリップを用い、外鼻孔を閉鎖した状態で口腔内圧と持続時間を測定します。つまり、声門下圧すなわち呼気圧を口腔内圧で近似的に測定しています。通常、日常会話時に必要とされる呼気圧・持続時間は最低限5cmH$_2$O程度を5秒間以上持続可能であればよいとされ[6]、10cmH$_2$Oの呼気圧で10秒間持続可能であれば、ほとんど問題は生じないとされています[7]。

- 機器を用いた評価として、口腔内圧計（呼吸筋力計）による測定では最大吸気努力と最大呼気努力を行わせた際の口腔内圧から吸気筋力と呼気筋力が推定できます。ピークフローメーター（図16-5）では、最大呼気努力を行わせることで、呼気筋力を推定することができます[8]。また、スパイロメーター（肺機能計 図16-6）は肺活量や％肺活量（年齢、性別、身長から算出された予測肺活量に対する実測肺活量の比率）、1秒率（肺活量のうち1秒間に出せる最大呼出量）など、前述したスパイログラム（肺気量分画）の諸指標についての測定が可能です。

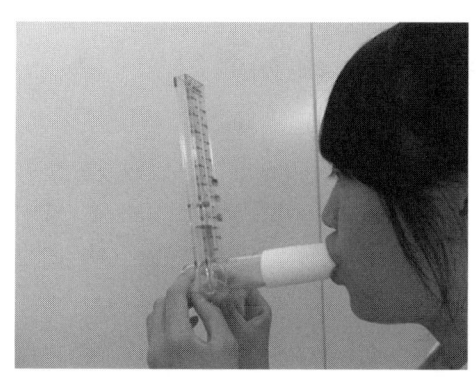

図16-5　ピークフローメーター

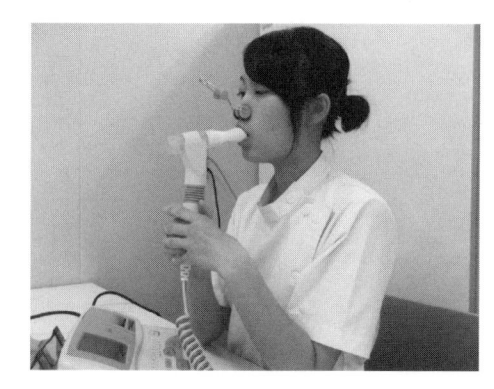

図16-6　スパイロメーター

## 4. 喉頭 (larynx)
### 4.1. 喉頭の構造と機能

喉頭は気管の入口（気道と食道の分岐部）にあり、その主な働きは発声機能ですが、元来は気道への食物の侵入を防御し、気道を確保するための役割を持ちます。喉頭を上方から観察すると前方に喉頭蓋谷と喉頭蓋があり、後方に主に披裂軟骨を覆う披裂部、梨状陥凹が見え、左右に上方から披裂喉頭蓋ひだ、室ひだとも呼ばれる仮声帯、声帯が観察できます（図16-7）。喉頭の枠組みは甲状軟骨、輪状軟骨、一対の披裂軟骨、喉頭蓋軟骨の4種類の軟骨から構成されており（図16-8）、甲状軟骨は前方に折り目のある左右2枚の板状の軟骨で前方に突出した部位が喉頭隆起（通称のど仏）と言われ、成人男性でより顕著です。気管上端部にある輪状軟骨は、甲状軟骨と輪状甲状関節で連結し、気管に連なっています。披裂軟骨は左右一対ある三角錐状の形の軟骨で輪状軟骨とは輪状披裂関節で連結し、内喉頭筋が付着し、喉頭蓋軟骨は靭帯で甲状軟骨や舌骨と結ばれています。

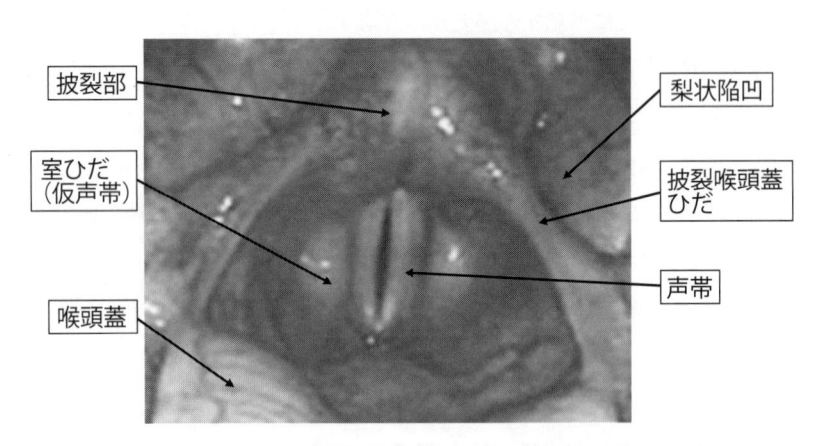

図16-7　上方から観察した喉頭（写真の症例は声帯の弓状弛緩が認められています）

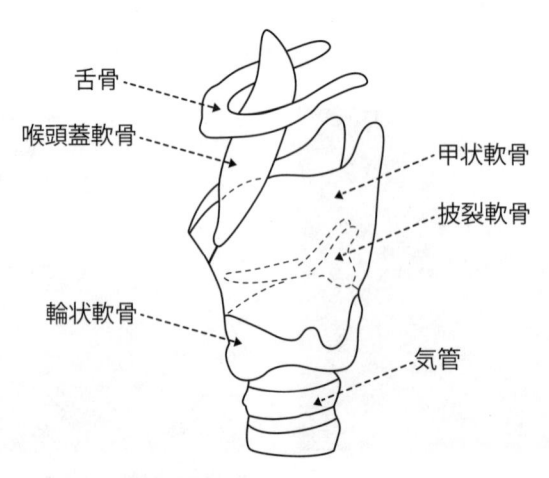

図16-8　喉頭の枠組み

- 喉頭筋は喉頭を外側から支持する外喉頭筋と、発声において重要な役割を果たす内喉頭筋に分けられます。外喉頭筋は舌骨を介して喉頭を引き上げる舌骨上筋群と喉頭を引き下げる舌骨下筋群、咽頭筋から成り立っており、主に嚥下運動に関与しています（図16-9）。内喉頭筋は、輪状甲状筋、後輪状披裂筋、甲状披裂筋、外側輪状披裂筋、披裂筋から成り立っており、輪状甲状筋（前筋）は、輪状軟骨と甲状軟骨に付着し、輪状甲状関節を動かして声帯を引き伸ばしたり、弛緩させたりします。この輪状甲状関節の運動は、ピッチ（声の高さ）の調節に関係しており、輪状甲状筋が収縮することで、声帯は引き伸ばされ、声帯振動が多くなるため声は高くなります。後輪状披裂筋（後筋）は、輪状軟骨と披裂軟骨に付着し、輪状披裂関節を動かす外転筋で声門を開く作用があります。これに対し、甲状披裂筋（内筋）、外側輪状披裂筋（側筋）、披裂筋（横筋）は、いずれも内転筋で声門を閉じる作用があります（図16-10、304頁）。披裂軟骨の声帯突起に付着した甲状披裂筋の内側の部分を声帯筋といい、声帯を短縮させて厚みを増したり、輪状甲状筋と拮抗して声帯の緊張を調節します。内喉頭筋の神経支配は、迷走神経から分岐した上・下喉頭神経のうち、輪状甲状筋のみが上喉頭神経外枝の支配で、後輪状披裂筋、甲状披裂筋、外側輪状披裂筋、披裂筋はすべて反回神経（下喉頭神経）によって支配されています。このうち反回神経は、右側が鎖骨下動脈を回って上行するのに対し、左側は大動脈弓を回って上行するため走行が長くなり、損傷するリスクも増えて麻痺が生じる確率は右側に比べ左側損傷のほうが高くなります。

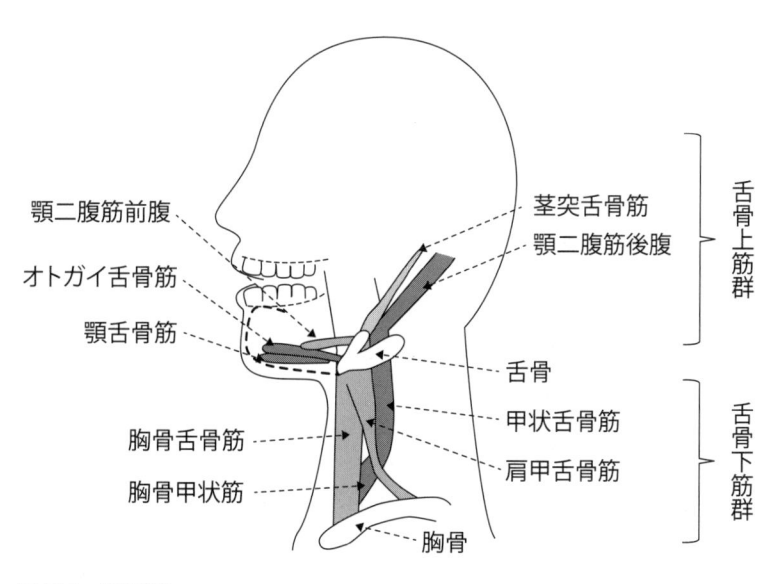

図16-9 外喉頭筋

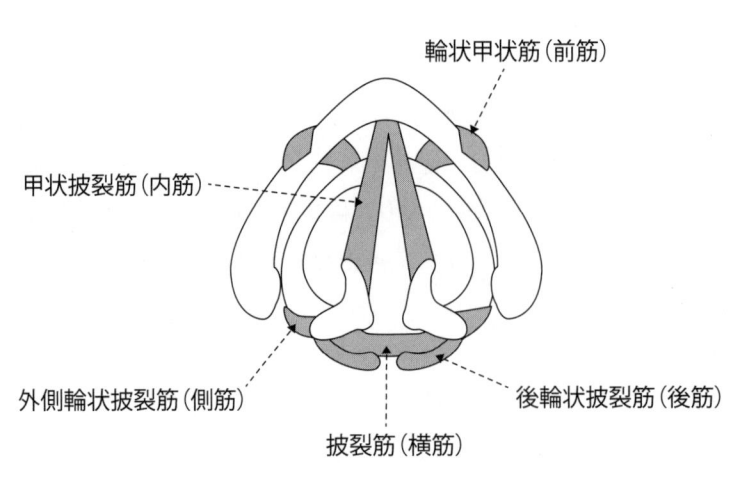

図16-10 内喉頭筋

- 声帯は多層構造で、一層の粘膜上皮と浅層・中間層・深層の3層からなる粘膜固有層、声帯筋から構成されています。このうちカバーと呼ばれる粘膜上皮と浅層は最も動きが大きく、比較的自由に形を変え、発声時に波状の粘膜運動（粘膜波動）を生じさせます。深部の声帯筋はボディと呼ばれ、声帯の緊張や基本周波数の調節に関係しています。声の音源(喉頭原音)は、肺から送りだされた呼気流が、声門の周期的な開閉運動によって断続流となったものから生じています。声の高さはこの断続流によって生じる声帯の振動数によって決まります。地声（表声）では声帯筋と輪状甲状筋がバランスよく働いて声帯の厚みは保たれ、倍音成分に富んでいます。これに対し、裏声では輪状甲状筋が収縮して声帯が伸展し、薄く緊張し、振動は辺縁のみとなり倍音成分は乏しくなります。声帯の位置は発声時に正中へ引き寄せられた状態を正中位、安静呼吸時を中間位、深呼吸時のさらに開大した状態を開大位といいます。
- 発声可能な声の高さの範囲を生理的音域と呼び、健常な成人男性では約60〜500Hz、成人女性で約120〜800Hzです。平均的な話し声の高さは話声位といい、それぞれ成人男性で約120Hz、成人女性で約240Hzとされています[1]。また一般に、声の高さは喉頭の老化に伴い、女性は閉経期以降、声域および話声位が低下して声が低くなり、男性は70歳代以降になると話声位が若干上昇し[9]、加齢によって男女の声の高さの差は減少する傾向にあります。

### 4.2.喉頭機能の評価と解釈

喉頭機能の代表的な行動学的評価として、最長発声持続時間（MPT）、/a/の交互反復回数の測定や声の聴覚心理的評価があります。機器を用いた評価として、空気力学的検査や声門図（グロトグラフ）、音響分析、喉頭鏡による喉頭の観察などがあります。

第16章　発声発語・摂食嚥下に関すること

- 「最長発声持続時間」の測定は、通常話をするときに用いる声の高さである話声位で、できるだけ長く母音の/a/を出し続けることを2～3回繰り返させ、最も長い時間を採用します。この最大発声持続時間の低下は、呼気持続時間の低下と同様に主に肺容量の低下や、呼気の持続的調節能力の低下を示していると考えられますが、反回神経麻痺や声帯溝症による声門閉鎖不全でも発声時に呼気流率が増大し、発声持続時間の低下がみられるため、声門閉鎖不全の所見である気息性嗄声の聴取と併せて評価を行う必要があります。
- 「/a/の交互反復」の測定は、/a/をできるだけ速く反復させることで、声帯の筋力、内転筋と外転筋の相反的な活動性、発声と呼気の協調運動能力などを評価していると考えられます[10]。測定にあたっては、反復回数のみならず、声帯の内転圧維持困難で生じる声質の変動や、呼気圧の維持困難や断続的呼気排出困難で生じる声の大きさの変動にも留意して評価する必要があります。
- 声の聴覚心理的評価では、日本音声言語医学会が推奨しているGRBAS尺度[11]を用い、母音を持続発声させて音声の総合的な異常度（G）、がらがら声である粗糙性（R）、息漏れのあるかすれた声の気息性（B）、弱々しい声の無力性（A）、喉をつめて力が入った感じの努力性（S）の各尺度に分けて、正常音声の0から最も異常度が強い3までの4段階で、声質の異常である嗄声の程度が評価できます。
- 機器を用いた評価には、空気力学的検査としてDCフローで表される平均呼気流率（発声中の単位時間当たりの呼気量で、呼気が途中で妨げられずまっすぐ流れる成分）やACフローであらわされる呼気流の交流成分（声帯振動により呼気が妨げられて生じる周期をもった成分）、喉頭効率（発声時に効率的に呼気を使用しているかを示す比率）、発声持続時間などが測定可能な『ホーネーションアナライザー（PA-1000、ミナト医科学）』（図16-11）があります。また、声門図の測定には、電気や光を利用して声門の開閉運動や声帯振動を間接的に観察する電気グロトグラフ（EGG）や光電グロトグラフ（ePGG、図16-12）がありますが、まだ研究段階です。

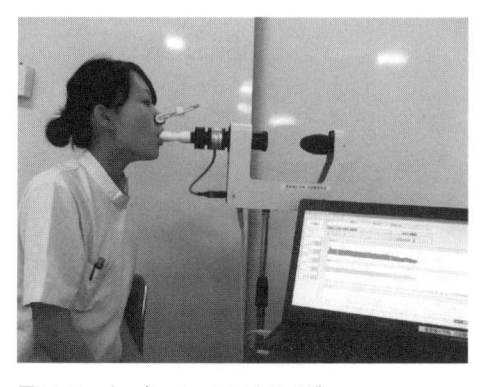

図16-11　ホーネーションアナライザー

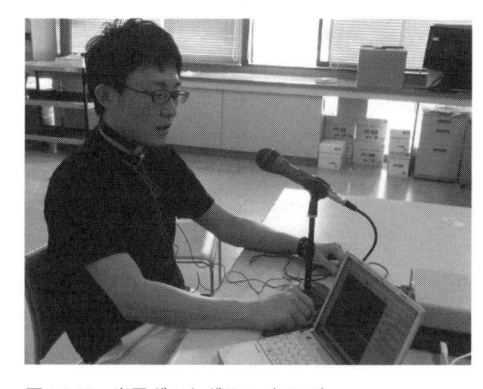

図16-12　光電グロトグラフ（ePGG）

音響分析として『MDVP;Multi-Dimensional Voice Program（KAYPENTAX社）』（図16-13）による声質の分析があります。MDVPでは母音を持続発声させた音声サンプルから、基本周波数や周期のゆらぎ、振幅の揺らぎなど33の指標について健常者の比較対照データを参照し、逸脱範囲が瞬時に判定可能です。また、直接的な喉頭の評価として直視下の軟性喉頭鏡や硬性喉頭鏡、喉頭ストロボスコピーなどがあり、声帯の病変や運動障害を観察することが可能です。

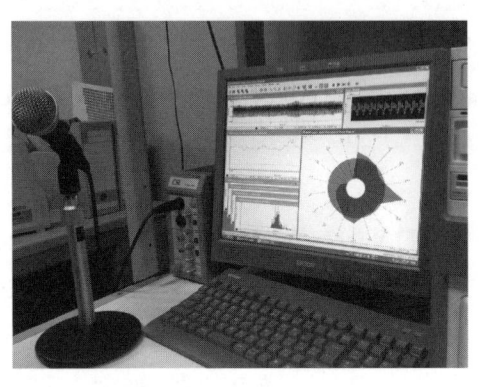

図16-13　音響分析用ソフトウェア　MDVP

### 5．声道（vocal tract）

声道とは、声門の上方に続く喉頭腔、咽頭腔、口腔、鼻腔を指します。このうち、言語音の生成時に可動する口腔構音器官として下顎、顔面・口唇、舌、軟口蓋（口蓋帆）があります。

#### 5．1．下顎の構造と機能

下顎骨は下顎関節で側頭骨と連結しており、その関節運動は舌骨筋と咀嚼筋による前後左右の滑り運動と開閉運動です。構音動作や咀嚼を中心とした摂食動作は、下顎の固定や運動に障害があると影響を受けます。下顎は運動、感覚ともに三叉神経支配です。

#### 5．2．下顎の評価と解釈

下顎の関節運動の代表的な行動学的評価として、下顎の下制と挙上の運動範囲ならびに交互反復運動の回数、筋力の測定があげられます。

- 「下顎の下制」では患者に最大限の開口を行わせ、その開口距離を計測します。通常、運動範囲は上下の切歯間の距離が3.5cm以上あれば保たれていると判定し、筋力は1kg〜2kgの抵抗を与えても3.5cm以上の開口が得られる場合、保たれていると判断できます。注意点として、顎関節症では顕著な構音障害を生じることはほとんど認めないものの、下制の運動範

囲は狭まる場合があるので注意が必要です。
- 「下顎の挙上」では舌圧子を上下の前歯間または臼歯間で保持できて運動範囲が保たれているとし、加えて1kg〜2kgの抵抗をかけて閉口できれば筋力も保たれていると判断します。咀嚼筋を支配する三叉神経運動枝は一側支配で、通常、上位運動ニューロンの一側損傷では、開口時に下顎が損傷側とは反対側の患側に偏位するものの、構音や開口・閉口に影響することはありません。しかし、両側の上位運動ニューロンが損傷を受けると、重篤な運動麻痺や構音障害、開口・閉口障害などが生じるため、鑑別のポイントになります。

### 5.3. 顔面・口唇の構造と機能

　口唇は口腔の端にあって外側に開き、外側の表面は皮膚で、内側は粘膜で覆われ、皮下には口唇の閉鎖、突出、丸めなどの働きを行う口輪筋や、口唇の開放、横引きなどの働きをする頬筋、下唇下制筋、口角下制筋などがあり、構音時はもとより、摂食時の食物の口腔内保持において重要な役割を果たします。口唇の神経支配は、運動が顔面神経支配で感覚は三叉神経支配となっています。

### 5.4. 顔面・口唇の評価と解釈

　顔面・口唇の代表的な行動学的評価として、口唇の引き・突出の運動範囲と筋力、口唇の閉鎖の運動範囲と筋力、交互反復運動の速度の測定や、末梢性顔面神経麻痺の評価法である柳原法、House-Brackmann法があり、顔面・口唇の運動障害の重症度や予後を推定するのに用いられています。機器を用いた評価として、研究段階ですが『口唇閉鎖筋力計（竹井機器）』による計測が挙げられます。
- 顔面・口唇の機能評価として、「口唇の引き」、「口唇の突出」の運動課題があります。これらは顔面下部の運動麻痺の有無と程度を判定する課題であり、一側性上位運動ニューロン損傷による中枢性顔面神経麻痺の場合、左右を見比べると麻痺側に明らかな引きや突出の低下といった非対称性を認めますが、顔面上部については明らかな障害がみられないことが多いといえます。加えて上記課題で運動障害が認められた場合、反射検査を行うと、錐体路の損傷である核上性障害では、病的反射である口輪筋反射や口とがらし反射が出現するため、中枢性麻痺の確証が得られます。これに対し、末梢性顔面神経麻痺の場合、顔面下部は安静時から顔面の非対称性が顕著で、「口唇の引き」、「口唇の突出」の課題を行わせても、損傷側と同側の麻痺側はほとんど運動不能な場合が多く、顔面上部も麻痺側で顕著な筋弛緩がみられます。また、「口唇の閉鎖」の課題では、運動範囲、筋力ともに下顎の代償を防ぐためのバイトブロックを適切に用いて課題を実施する必要があります。通常、一側性の中枢性顔面神経麻痺の場合、運動範囲、筋力ともに保たれ、両唇音の繰り返しである「/pa/の交互反復」

が良好に保持されていることも少なくありません。しかし、両側性顔面神経麻痺の場合は、顔面・口唇のいずれの運動課題においても低下が認められます。

・機器を用いた評価としては、口唇閉鎖筋力計（竹井機器、図16-14）による評価があり、これは口腔前庭にボタンを置いて口唇で閉鎖し、ボタンが口唇から離脱するまで一定の力で引っ張り口唇の閉鎖筋力を計測するものです。

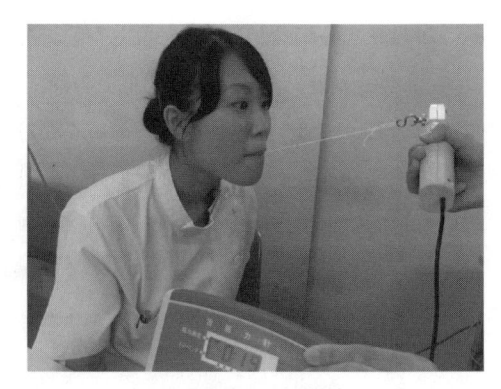

図16-14　口唇閉鎖筋力計（竹井機器）

### 5.5. 舌の構造と機能

舌の筋には外舌筋と内舌筋があります。外舌筋は舌と骨格など舌以外を結ぶオトガイ舌骨筋、舌骨舌筋、茎突舌筋からなり、舌の大きな運動や方向変換を行います。内舌筋は舌の内部に起始、停止をもつ筋で、上・下縦舌筋、横舌筋、垂直舌筋からなり、舌の形を変化させます。神経支配はいずれも運動は舌下神経支配ですが、感覚のうち舌表面の知覚は舌の前方2/3が舌神経支配、後方1/3が舌咽神経支配であるのに対し、味覚は舌の前方2/3が鼓索神経支配、後方1/3が舌咽神経支配となっています。舌運動は感覚のフィードバックを受けながら、舌の前後運動や舌先、舌背、奥舌の挙上、下降運動を通じて精緻な構音動作を行っています。

### 5.6. 舌の評価と解釈

舌の代表的な行動学的評価として、舌の安静時の視診、突出後退運動、左右運動、挙上運動時の運動範囲と筋力、交互反復運動の速度などの測定があります。機器を用いた評価として舌筋力計やエレクトロパラトグラフ（EPG）を用いた測定があげられます。

- 舌の安静時の視診では、下位運動ニューロン損傷で生じる末梢性舌下神経麻痺による舌の萎縮が観察可能で、筋萎縮性側索硬化症においては高頻度に観察されます。
- 舌の機能評価として、「舌の突出」、「舌の左右移動」、「前舌（舌面）の挙上」、「奥舌の挙上」の運動課題があります。「舌の突出」の運動範囲では、一側性の麻痺があると中枢性、末梢性のいずれに関わらず、正中から麻痺側への偏位が生じるため、麻痺の有無とその程度を検出することができます。また、一側性の麻痺では偏位が生じる以外には運動範囲や舌の筋力は比較的保たれている場合が多いのに比して、両側性麻痺では全ての課題で成績低下を認め、これら成績間の乖離から両者の鑑別が可能です。このほかに「舌の突出後退」、「/ta/の交互

反復」、「/ka/ の交互反復」などの交互反復運動課題では、麻痺だけでなく拮抗筋の収縮と弛緩といった共同運動障害でも低下するので注意が必要です。

- 機器を用いた評価として、主なものにアイオワ式口腔内圧測定装置（IOPI）や JMS 社製舌筋力計（図 16-15）、竹井機器製舌筋力計（図 16-16）を用いることで舌運動時の舌圧を測定することが可能です。また、エレクトロパラトグラフ（EPG）では、舌の硬口蓋への接触部位とタイミングが視覚的に表示され、舌の接触パターンを動的に分析することが可能です。

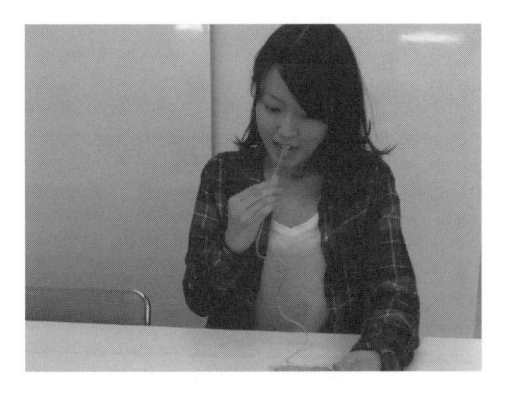

図 16-15　舌筋力計（JMS 社）　　　　図 16-16　舌筋力計（竹井機器）

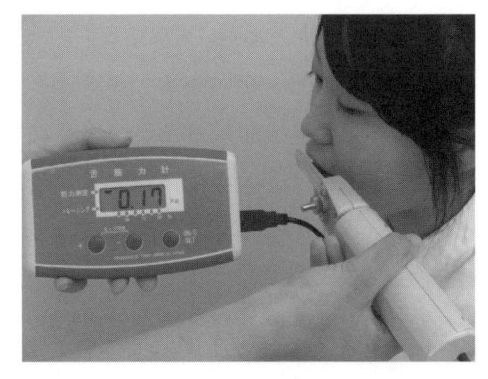

### 5.7. 軟口蓋の構造と機能

軟口蓋（口蓋帆）は、上咽頭と中咽頭を分ける可動性のある口蓋の後方 1/3 にある骨のない筋組織で、下端中央の垂れ下がった部分が口蓋垂です。口蓋の前方 2/3 にある骨部が硬口蓋であり、軟口蓋のような可動性はありません。

軟口蓋は主に迷走神経、舌咽神経によって支配され、口蓋帆挙筋による後上方運動と、咽頭側壁の内方運動の両方で、嚥下時、発声時、ブローイング時などに、中咽頭から鼻腔への通路を遮断して鼻咽腔閉鎖を行います。この鼻咽腔閉鎖機能には個人差があり、嚥下時に軟口蓋は最も高く挙上し[12]、次いでブローイング時、発声時の順になることが報告されています[13]。つまり発声時の鼻咽腔閉鎖強度は嚥下時やブローイング時に比して低く[14]、軟口蓋の挙上度は、母音発声時では /u/ が最も高く /i/ → /e/ → /o/ → /a/ の順で下がるとされています[15]。また鼻咽腔の完全閉鎖を必要とする嚥下時やブローイング時とは異なり、発声時には鼻咽腔の完全な閉鎖を必要としておらず、健常者では単母音の生成時に約 30% で鼻咽腔の開放を認め[16]、41.08% で /a/ 発声時に軽度の鼻漏出が出現するとされています[17]。つまり、発話検査時に鼻息鏡で軽微な鼻漏出が認められても、聴覚的に開鼻声として聴取されなければ言語治療の対象とはしません。

### 5.8. 軟口蓋の評価と解釈

軟口蓋の行動学的評価として、/a/ 発声時の軟口蓋の視診、ブローイング時や発声時の鼻漏出の測定があり、機器を用いた評価として『ナゾメーターⅡ（KAYPENTAX 社）』による発話時の鼻漏出の測定や X 線規格写真による軟口蓋の挙上度の測定があげられます。

- 「/a/ 発声時の視診」では、軟口蓋の左右対称な挙上運動とともに、両側の咽頭側壁が内方に向かう運動を視診にて確認します。弛緩性麻痺がある場合、安静時から左右差を認めますが、中枢性麻痺では運動時においてその障害が顕著に出現するため、安静時から発声時にかけての運動を観察する必要があります。また、軟口蓋の挙上運動を口唇側から視診する際に、口蓋垂が軟口蓋の一側性麻痺や口蓋垂麻痺などのために偏位する場合があり、口蓋垂の挙上運動に誤って注意が向けられがちですが、視診時のポイントは、口蓋の前方2/3にある硬口蓋の後端まで軟口蓋の前端が挙上しているか否かを確認することです（図16-17）。
- 「ブローイング時の鼻漏出」では、コップに入った水をストローでブローイングさせた際に鼻息鏡で検出される鼻漏出から鼻咽腔閉鎖機能を測定します。健常発話者でも鼻咽腔は完全閉鎖するとは限りませんが、鼻漏出が認められた場合は異常として判定します。
- 「/a/ 発声時の鼻漏出」では、「ブローイング時の鼻漏出」と同じく鼻息鏡を用い、発声時の鼻漏出の程度から鼻咽腔閉鎖機能を測定します。/a/ 発声時には健常発話者の41.08%で軽度の鼻漏出がみられることから[17]、発話時には鼻咽腔は聴覚的に開鼻声を認めない程度に閉鎖されれば良いことが知られています。よって通常3度以上の鼻漏出が認められる場合を異常として判定します。
- 機器を用いた評価として、ナゾメーターによる計測では鼻と口を隔壁によって隔て、鼻腔と口腔から放出された音の音圧比を分析することで、発話時の鼻漏出の程度を数値として測定することが可能です。

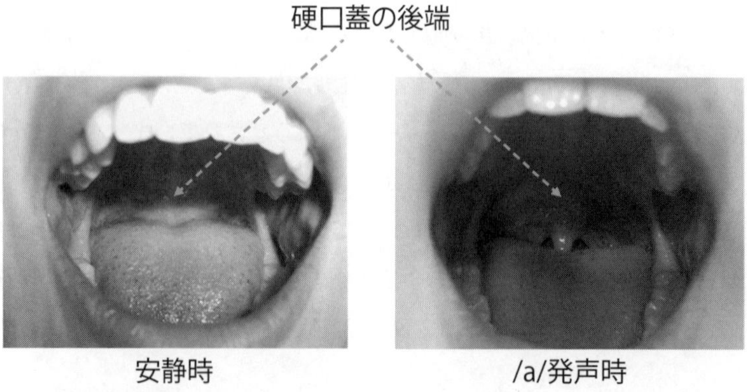

硬口蓋の後端

安静時　　　　　　　　　/a/発声時

図16-17　軟口蓋の視診

第 16 章　発声発語・摂食嚥下に関すること

### 6. 発話障害の適切な評価のために

ここでは発話障害の評価にあたり必要な発声発語器官の構造と機能についての基礎知識を述べてきました。発話障害の評価の前提として、評価対象となる発声発語器官の構造と機能を正しく理解し、測定にあたりそれぞれ健常者の平均値ならびに異常の目安となる基準値を事前に把握して、測定値を解釈することが重要です。また、患者のもつ障害には構造・機能の障害のみならず発話の実用性である活動制限や、社会への参加制約も存在するため、併せてこれらに対する評価を行うことも忘れてはなりません。各評価法の実施手順の詳細は、それぞれの評価マニュアルを参照して下さい。

### 7. 摂食嚥下器官の解剖

摂食嚥下障害の診断、治療においては、消化管のうち口腔から食道までの器官が非常に重要です。

口腔は、口唇、舌、頬、歯、口蓋、口腔粘膜、唾液腺で構成されています。咽頭は、軟口蓋、口峡、咽頭後壁、舌根部、喉頭蓋、喉頭蓋谷、梨状窩で構成され、上咽頭（咽頭鼻部）、中咽頭（咽頭口部）、下咽頭（咽頭喉頭部）の3つに分類されます[18]（図 16-18）。食道は、筋性の管状器官であり、3か所の生理的狭窄部位を持ち、それぞれ起始部、気管分岐部、横隔膜貫通部です。各部位の詳細な働きについては、解剖学の専門書を参照して下さい。

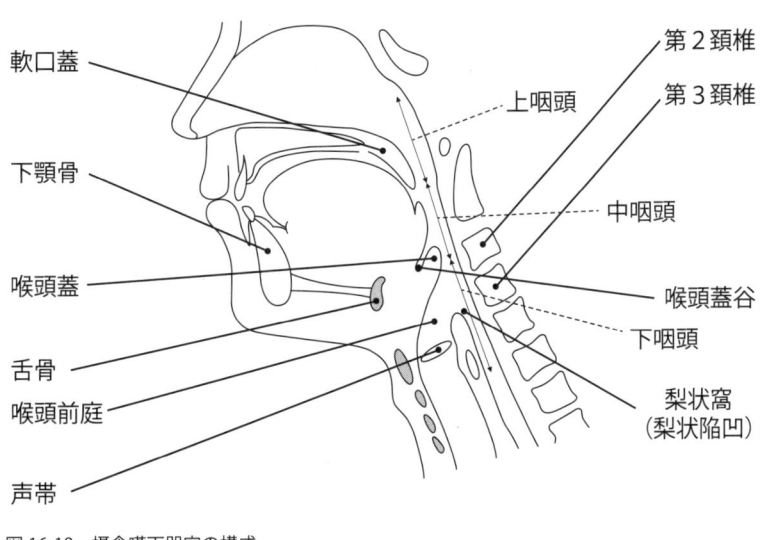

図 16-18　摂食嚥下器官の構成

### 8. 摂食嚥下に関係する筋と神経

　摂食嚥下過程の解釈は、2つに分けて考えることができます。1つ目は、食塊の位置を示す場合に「相」という用語を用い、口腔相、咽頭相、食道相という表現をします。2つ目は、神経機構から「期」という用語を用い、口腔期、咽頭期、食道期と表現します。これらは3期モデル（口腔期、咽頭期、食道期）が基になっており、命令嚥下（指示嚥下）の理解には適した考え方です。この他にも、4期モデル（口腔準備期、口腔送り込み期、咽頭期、食道期）、5期モデル（先行期、口腔準備期（咀嚼をする場合「咀嚼期」とよぶ場合もある）、口腔送り込み期、咽頭期、食道期）があります。また、近年では、プロセスモデルという考え方も提唱されています[19]。

　プロセスモデルでは、口腔から咽頭までの嚥下動態をstage Ⅰ transport, processing, stage Ⅱ transport, pharyngeal swallowの4つに分けて説明しており、自由嚥下（主には咀嚼を必要とするもの）の理解に適しています。これらの理由から解釈すべき事象が「命令嚥下」「自由嚥下」のいずれであるかによってモデルが異なるために注意する必要があります。モデルによる解釈の違いはありますが、摂食嚥下に必要とされる神経、筋は同じです（表16-1）。

　まず、口腔からですが、口腔期の運動は随意的に行われ、咽頭期は反射的に運動が行われています。咽頭期における反射（嚥下反射）にかかる時間は、およそ0.5～0.7秒と非常に短く、これらの運動には、50以上の筋、5つの神経（主として脳神経）が関係しており、複雑かつ巧緻な運動を行っています。

　口腔期では、水分・食物の取り込み、咀嚼、食塊形成、舌による咽頭への送り込みが行われます。この時、口唇閉鎖、頬筋の運動を顔面神経、舌の運動を舌下神経、口唇、頬、口腔底、舌の前2/3の知覚を三叉神経の分枝である下顎神経が支配し、口峡部、前後の口蓋弓、口蓋垂、舌の後1/3の運動を舌咽神経が支配しています。また、咀嚼し食塊形成を行う場合には、下顎の運動がさらに重要となり、これらは側頭筋、咬筋、内側翼突筋、外側翼突筋によって行われ、いずれも三叉神経支配です。

表16-1　嚥下に関わる神経と筋

| 三叉神経 | 顔面神経 | 舌咽神経<br>迷走神経 | 舌下神経 | 頚神経（C1-C3） |
|---|---|---|---|---|
| 側頭筋<br>咬筋<br>内側翼突筋<br>外側翼突筋<br>顎舌骨筋<br>顎二腹筋前腹<br>口蓋帆張筋 | 顔面筋<br>茎突舌骨筋<br>顎二腹筋後腹 | 披裂喉頭蓋筋<br>茎突咽頭筋<br>耳管咽頭筋<br>輪状咽頭筋<br><br>上咽頭収縮筋<br>中咽頭収縮筋<br>下咽頭収縮筋 | 内舌筋<br>オトガイ舌筋<br>舌骨舌筋<br>茎突舌筋<br>オトガイ舌骨筋 | 甲状舌骨筋<br>胸骨舌骨筋<br>胸骨甲状筋<br>肩甲舌骨筋 |

咽頭期における喉頭挙上では、舌骨上筋群に含まれるオトガイ舌骨筋の運動を舌下神経が支配し、甲状舌骨筋（しかし、舌下神経核が起始部）を頸神経が支配しています。咽頭、喉頭の知覚は、迷走神経枝である上喉頭神経と舌咽神経が支配しており、咽頭収縮および声門閉鎖の運動は、迷走神経が支配しています。

### 9. 摂食嚥下障害の評価・診断

摂食嚥下障害を評価、診断する目的は、患者の現在の摂食嚥下における「問題点を明らかにすること」と、その問題に対する「対処法や、治療の可能性を探ること」です。言語聴覚士は、治療を行う上で治療方針のイメージをもつことも重要であると考えられます。これらの評価は、スクリーニングと精密検査に大別され、スクリーニングから精密検査という順序性があります。

#### 9．1．スクリーニング

スクリーニングは、主訴・病歴の聴取、身体所見・神経学的所見の把握、質問紙とスクリーニングテストからなります。スクリーニングテスト以外のスクリーニングは、摂食嚥下障害のみならず言語聴覚療法で扱う他の障害でも同様です。以下に示すスクリーニングテストは、患者の状態、環境などから必要に応じて実施しなければいけません。ここでは、臨床現場で広く行われているスクリーニングテストについて解説します。

#### 9．1．1．反復唾液嚥下テスト（repetitive saliva swallowing test；RSST）

30秒間の空嚥下（唾液嚥下）に伴う喉頭の挙上運動の回数を計測する方法で、臨床現場において広く用いられています[20)21)]。喉頭挙上運動の判定方法は、示指（人差し指）で舌骨、中指で甲状軟骨を触知し、甲状軟骨（詳しくは喉頭隆起）が指を越えた場合に1回とカウントします（図16-19）。「3回未満/30秒間」であれば、嚥下障害を疑います。この検査では、随意的に嚥下運動を遂行できるか否かを評価していると考えられ、認知機能の低下した患者、脳卒中急性期などで覚醒状態の安定していない患者には随意的な嚥下運動の指示理解が困難となるため適用にはなりません。

検査実施前に注意すべき点は、口腔内の衛生状態を確認する必要があることです。口腔内汚染が明らかな場合は、口腔内細菌を誤嚥し誤嚥性肺炎を発症する危険性が高いため、まず口腔ケアを行わなければなりません。また、空嚥下（唾液嚥下）

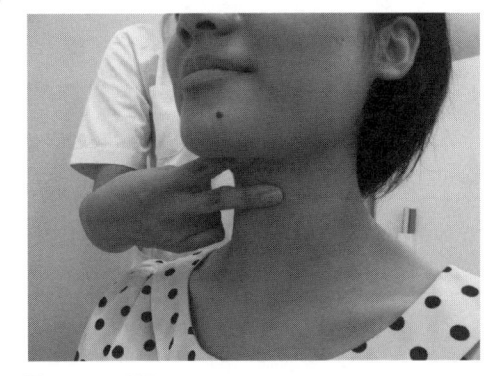

図16-19　RSST

を行うため、口腔内の湿潤状態が喉頭挙上運動に影響を及ぼす可能性があります。口腔内乾燥が著しい場合には、水 1ml 程度を滴下するか、人工唾液を噴霧します。

　検査実施中に注意しなければいけない点は、広範な頸部郭清術[注]後患者や頸部皮下脂肪の厚い患者では、甲状軟骨の触知そのものが困難となりますが、舌骨上筋群を触知することで実施可能な場合もあるということです[22)23)]。さらには、延髄梗塞により CPG（嚥下中枢）を損傷した症例では、嚥下反射が惹起されていないにも関わらず基準範囲以上の甲状軟骨の運動を触知できる場合があるため、判定には注意が必要となります。

　さらに検査時の姿勢も重要であり、陥りがちな失敗例を示します（図 16-20）。この姿勢の場合、頸部後屈になり、かつ舌骨上筋群は伸張した状態になります。緊急時の気道確保の状態に近く、嚥下動作を遂行する上では、不利でありかつ危険性の高い姿勢です。検査時には、安全な摂食姿勢（頭頸部が後屈にならない）になるようにします。

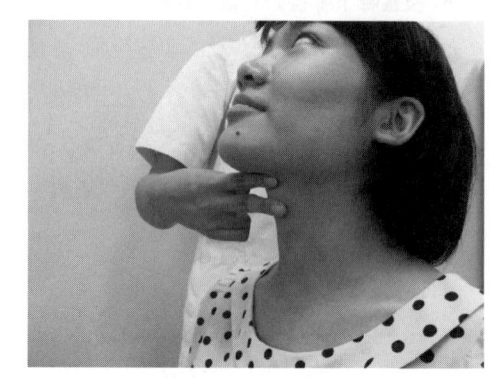

図 16-20　RSST 失敗姿勢

注）頸部郭清術：頭頸部癌を主とした頸部リンパ節転移を制御する手術。

### 9．1．2．改訂水飲みテスト（modified water swallowing test；MWST）[24)]

　本法は、冷水 3ml を嚥下させる検査であり、嚥下機能の中でも主として咽頭部における知覚の評価に有効です（もちろん知覚の評価のみではなく運動評価も含まれている）。このため、脳卒中急性期において覚醒状態の安定していない患者にも適用できますが、嚥下反射の有無、嚥下反射までの時間、呼吸状態、嚥下後に発声させ声質の変化等の観察をより慎重に行わなければなりません。しかし、発声が困難な場合もあり、その場合には呼吸に伴う湿性音などを観察します。さらに、MWST では、RSST で評価している随意的な嚥下能力も評価可能であり、評価基準 1 〜 4 までは、患者の随意的な嚥下能力の評価に重きを置いておらず、5 では、患者に反復嚥下を繰り返させることで随意的な嚥下能力を評価しています（図 16-21、315 頁）。

　本法では、シリンジを使用し冷水を口腔底に注水しますが、注水する速度などにも注意が必要です。勢いよく注水すると、咽頭に流れ込んでしまう危険性があることを認識しておかなければなりません。この際の姿勢についても、RSST の注意点を参照して下さい。

## 第 16 章　発声発語・摂食嚥下に関すること

**MWST**

方法
①冷水 3ml を口腔底にそそぎ，嚥下を指示する
②嚥下後，反復嚥下を 2 回行わせる
③評価基準が 4 点以上なら最大 2 施行繰り返す
④最低点を評価点とする

評価基準
1. 嚥下なし　むせる and/or 呼吸切迫
2. 嚥下あり　呼吸切迫（不顕性誤嚥）
3. 嚥下あり　呼吸良好、むせる and/or 湿性嗄声
4. 嚥下あり　呼吸良好、むせなし
5. 4 に加え、反復嚥下が 30 秒以内に 2 回可能

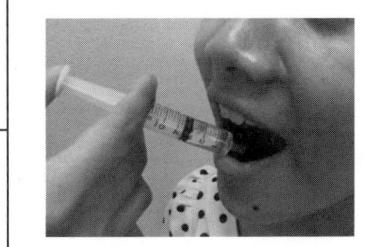

図 16-21　MWST

### 9.1.3. 食物テスト（フードテスト）

　フードテストは、プリン茶さじ 1 杯（約 4g）を嚥下させる検査です（図 16-22）。この検査は、主に口腔における食塊形成能、ならびに食塊の送り込みを評価しています。判定方法は、MWST とほぼ同じですが、異なる点は、口腔内の残留を評価する点です。テスト食は、プリンが一般的であり、クラッシュさせた状態で嚥下させることにより、口腔内における食塊形成能を評価できます。残留部位は、口腔前庭や口蓋を中心に、左右差も評価できると望ましいといえます。また、クラッシュさせない状態で摂取させることで咽頭残留などにはなりにくく、半固形物における一連の嚥下動態の評価も可能です。しかし、最近ではプリンやゼリーなどの半固形物の嚥下において、臼歯で咀嚼し嚥下する場合と舌と口蓋による押しつぶしのみで嚥下する場合があると報告されています[25]。これには、口蓋の高さが関係しており、患者が高口蓋か低口蓋かを判断し、半固形物の嚥下動態がいずれであるかを推測する必要があります。詳細な咀嚼運動は嚥下造影検査で評価すべきですが、スクリーニングテストの段階においても、下顎の開閉口運動や回転運動を観察しておくと治療方針の決定や食形態のレベルを上げていく際に重要な情報となります。

**フードテスト**

方法
①プリン茶さじ 1 杯（約 4g）を舌背前部に置き嚥下を指示する
②嚥下後，反復嚥下を 2 回行わせる
③評価基準が 4 点以上なら最大 2 施行繰り返す
④最低点を評価点とする

評価基準
1. 嚥下なし　むせる and/or 呼吸切迫
2. 嚥下あり　呼吸切迫（不顕性誤嚥）
3. 嚥下あり　呼吸良好、むせる and/or 湿性嗄声，口腔内残留中等度
4. 嚥下あり　呼吸良好、むせなし，口腔内残留ほぼなし
5. 4 に加え、反復嚥下が 30 秒以内に 2 回可能

図 16-22　フードテスト

### 9.1.4. 酸素飽和度測定

各種検査場面や食事場面において経皮的動脈血酸素飽和度（SpO$_2$）を測定する方法です（図16-23）。摂食嚥下場面では、食事中の酸素飽和度を測定し誤嚥を推測します。しかし、近年では、咳の有無、体位変換などにより、一般的なカットオフ値とされる2％は容易に変動することが明らかとなってきています[26]。また、高齢者や呼吸器疾患患者、神経筋疾患患者および末梢循環障害患者では平常時の酸素飽和度が健常者の値より低いことがあります。重要なことは、開始時にどれくらいの数値であるのか、また検査あるいは食事中にどの程度変動するかです。パルスオキシメーターを装着しているだけで酸素飽和度を測定できるため、食事場面や訓練場面で使用し、患者の状態を把握する1つの指標とすることが望ましいといえます。また、最近では、低価格の機器も販売されており、比較的購入しやすくなっています。

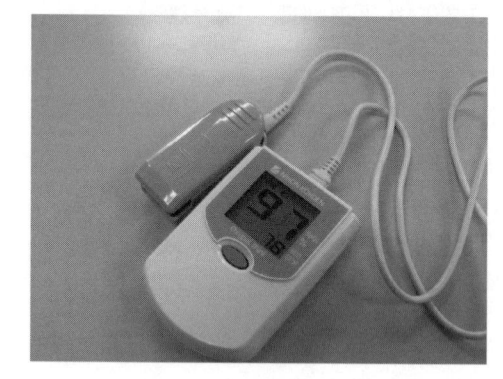

図16-23 動脈血酸素飽和度測定器

### 9.2. 精密検査

精密検査には、嚥下造影（videofluorographic examination of swallowing ; VF）と嚥下内視鏡検査（videoendoscopic evaluation of swallowing ; VE）があります。これらは侵襲的な検査であり、医師あるいは歯科医師が行わなければなりませんが、実施後にはスクリーニングで得ることのできなかった多くの情報を得ることができます。

### 9.2.1. 嚥下造影（VF）

VFの目的は、形態的異常、機能的異常などを診断する「診断指向型」、食品や体位、代償方法などを調整し、誤嚥などを減少させる方法を見つける「治療指向型」、各種治療後の訓練効果を判定する「経過観察」の3つです（表16-2、317頁）。

スクリーニングテストの段階で誤嚥の確定診断をすることはできませんが、VFによる誤嚥の確定診断はさほど難しくありません。重要なことは、誤嚥の有無を判断することではなく、誤嚥に至ったメカニズム、さらには誤嚥を予防するための代償法を探ることです。しかし、放射線を照射するため、長時間検査を行って良いわけでもありません。被検者、検査者共に被曝線量を最小限にとどめるために、円滑な検査遂行と配慮が必要です。BeckやLogemannは1回のVF検査における放射線照射は5分以内が良いとしています[27]。そのためにも、検査実施の手順、検査中の嚥下動態を評価する手順等を以下に示します。

表 16-2　VF の目的

| VF の目的 |
|---|
| 1. 診断のための検査<br>　形態的異常、機能的異常、誤嚥、残留などを明らかにする。<br>2. 治療のための検査<br>　食品や体位、摂食方法などを調節することにより安全に嚥下し、誤嚥や咽頭残留を減少させる方法を検討する。<br>3. 経過観察<br>　訓練や治療の中で、どのように変化してきているかを検討する。また、進行性疾患の場合は発症からの経過と状態を把握する。 |

### 9．2．2．嚥下造影の準備および必要物品

#### (1) 透視装置

一般的には、消化管造影などで使用される X 線透視装置で検査を行います。VF 検査の場合は、検査用椅子（リクライニング機能を有したもの）や車椅子座位にて行います。

#### (2) ビデオ記録装置

近年では、一般家庭において S-VHS や miniDV より HDD 装置が主流となり、病院や施設においても HDD 装置を設置している場合があります。HDD 装置では、ハードディスクに検査データを保存できますが、万が一の場合に備えて DVD などを記録媒体として使用することをおすすめします。DVD などの記録媒体を用いることで、パーソナルコンピューターでも検査結果を供覧できるため、患者へのフィードバック、スタッフ間の情報共有、家族指導における有用性は高くなります。

#### (3) 音声記録システム

音声を記録できるシステムを構築することで、検査場面の音声、さらには嚥下音を記録することが可能となります。音声記録を行うことで検査順序、患者のムセや体調の変化等の情報を記録でき、かつ種々の情報を書面に記録する手間が省けます。

#### (4) 検査用椅子

検査は 30 度リクライニング位あるいは普段経口摂取を行っている角度から開始する場合とがあります。そのため、スタンダード車椅子や椅子のみでは対応できず、リクライニング機能を有した車椅子が必要です。検査用椅子に望まれる機能（表 16-3、318 頁）を有した専用の車椅子も販売されていますが、いずれも高額です。そこで、病院や施設には様々なタイプの車椅子（ティルト機能を有したものやリクライニング機能を有したもの）があるため、患者にとって適したものを検査前に選択し、検査場面で使用するほうが良いでしょう。

表16-3　検査用椅子に望まれる機能

| 機　能 | 目　的 |
|---|---|
| 1. バックレストとリクライニング機構（30度から90度） | 姿勢調節 |
| 2. レッグレストの長さと角度調節機構（30度から90度） | 姿勢調節 |
| 3. 脱着可能な枕 | 頸部角度調節 |
| 4. 全幅は60cm程度，座幅は40cm程度 | 良好な撮影範囲を得る |
| 5. キャスターあるいは車輪（側面・正面の変換）　車輪は座幅から大きくはみ出していないものが良好 | 側面・正面の変換　撮影位置の微調整 |
| 6. 座面が50cmから100cm程度まで調節が可能 | 管球と被写体の位置が合わない場合に調整 |

### 9.2.3. 検査前の具体的な準備

ここでは、VF検査実施前に準備しなければいけない項目について概説します。

(1) 検査食

検査開始前にあらかじめ、検査実施計画を立て準備しておく必要があります。実際に経口摂取を行っている患者では、現在摂取している食形態と難易度の2段階高い食品までを準備しておくと良いでしょう。長期間経口摂取を行っていない患者では、検査結果によって直接嚥下訓練開始を決定する場合が多いため、増粘剤入りの水分やゼリーが中心になります。

(2) 吸引器

誤嚥した場合や、種々の代償手技を実施した後にも咽頭残留がある場合には、それらを吸引しなければなりません。また、窒息など緊急の場合も想定しておく必要があり、吸引器は即座に使用できるようにしておきます。

(3) ゴム手袋

対象者が感染症を合併している場合や、吐物、喀出物の処理においても役立ちます。

(4) パルスオキシメーター

検査中の患者の状態を評価することが最優先ですが、モニターとして装着し、心拍数、酸素飽和度を測定しておくと良いでしょう。

(5) 血圧計、聴診器、救急カート

検査中の不測の事態に備えて準備しておきます。

### 9.2.4. 検査前、患者に対して行っておくべきこと

(1) 意識状態、全身状態の観察

意識障害や睡眠不足、発熱などがある場合は検査そのものを実施しません。意識障害の判断基準は、直接嚥下訓練の開始基準を参考にすると良いでしょう。また、発症からの経過を把握しておくことが重要です。例えば、睡眠時間が検査時間と重なっている場合は、検査が決まった段階

で、その時間帯には覚醒している（患者が持っている最大の能力が出せる）ようにしなければなりません。最大の能力を発揮できる状態ではないこともあり得るので、その場合は、その旨を所見に記載しておくほうが良いでしょう（表16-4）。

表16-4　直接嚥下訓練の開始基準

| |
|---|
| 意識レベル：JCSで1桁 |
| 全身状態が安定している |
| 呼吸状態が安定している：動脈血酸素飽和度95%以上、呼吸数20未満 |
| 唾液や少量の水で嚥下反射がみられる |
| 口腔内環境：清潔で湿潤 |

(2) 心理的負担の軽減

患者によっては、検査あるいは検査室という状況だけで心理的負担が増える場合があります。それにより、訓練場面では発揮できている能力が発揮できないことが少なくなく、リラックスさせておくことが大切です。また、検査室に入室後は、自由会話を行ったり首や肩のリラクセーションを実施するなどして検査に臨むほうが良いでしょう。

(3) 口腔ケア

口腔ケアは、検査前に病室で実施しておくことが望ましいでしょう。口腔内環境の清潔維持はもとより、覚醒状態の安定しない患者の場合には覚醒させる意味でも重要です。口腔汚染がひどい場合は、二次的な障害（誤嚥性肺炎）のリスクが非常に高くなることを認識しておく必要があります。

(4) 間接嚥下訓練（発声発語器官運動）

検査室に入室後に透視下にて、[p][t][k]の構音練習を行うと共に嚥下関連器官の運動を評価します。普段の訓練場面で評価可能な器官もありますが、透視下の方がより詳細に評価できる器官（鼻咽腔閉鎖機能、喉頭挙上に関連する器官の動き）もあるため、それらを中心に評価した方が良いでしょう。

(5) 経鼻胃管

急性期、亜急性期には嚥下状態が安定せずに経管栄養であることが多くあります。特に、経鼻胃管を留置している場合が多く、OE法以外では嚥下運動の阻害因子になるため抜去して検査を実施することが望ましいでしょう。推奨する方法は、経鼻胃管の交換時期に検査を行うことです。留置中の嚥下状態、抜去後の両方の嚥下状態を評価でき、訓練の可能性、今後の治療計画の立案に役立つ情報を得ることができます。

(6) 義歯

検査前に歯の状態を確認しておきます。摂食嚥下に必要な歯が揃っていることが前提です。有歯顎の場合でも、臼歯が欠損していると食塊形成能が低下あるいは食塊形成が困難となります。また、無

歯顎の場合は、たいていの患者は義歯を持っていますが、動揺がないことも確認しなければなりません。動揺がある場合には、あらかじめ義歯の調整を行っておくべきです。さらに高齢の場合には、顎堤が退縮し顎堤粘膜も薄くなっているために、義歯そのものの調整が困難な場合もあります。その場合には、市販の義歯安定剤を使用し、安定した顎位が保てるように配慮しなければなりません。

(7) 気管カニューレ

急性期、亜急性期ならびに神経筋疾患患者は、気管カニューレを装用している場合があります。気管カニューレは、摂食嚥下において、嚥下運動を妨害する可能性が高いことを念頭に置かなければなりません。また、カフ付きカニューレの場合は、検査時に脱気[注1]して行うことが一般的ではありますが、脱気せずに検査を行う場合もあり詳細情報を記録しておく必要があります。

注1）脱気：カフの空気を抜くこと。

### 9.2.5. 検査の具体的な進め方

検査室への入室後は、疲労や被曝量を考慮して検査を速やかに行う必要があります。また、検査順序や中止の基準等は検査前に計画を立てておきます。検査は、医師、歯科医師が行いますが、言語聴覚士も同席することが望ましく、訓練場面における臨床像と検査所見が一致するかどうかを確認し、また今後の治療計画立案のための情報収集を行わなければなりません。

(1) 撮影方向

基本的には、側面像からはじめ、その後に正面像を行います。側面像、正面像における観察すべきポイントは次のとおりです。

矢状断（図 16-24）では、軟口蓋の挙上、喉頭蓋谷、梨状窩の貯留、残留の程度、舌骨、甲状軟骨の挙上、喉頭蓋の倒れ込み等を観察すると良いでしょう。

また、前額断（図 16-25）では、梨状窩における貯留、残留の左右差、声門、仮声帯の閉鎖等を確認すると良いでしょう。

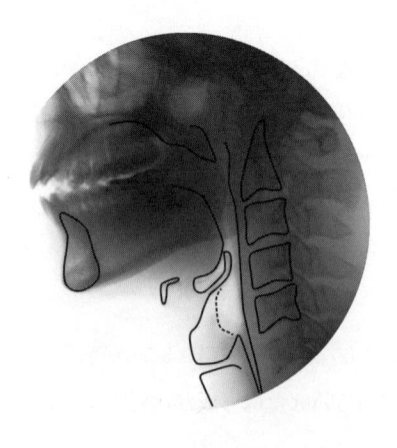

図 16-24　矢状断での観察部位 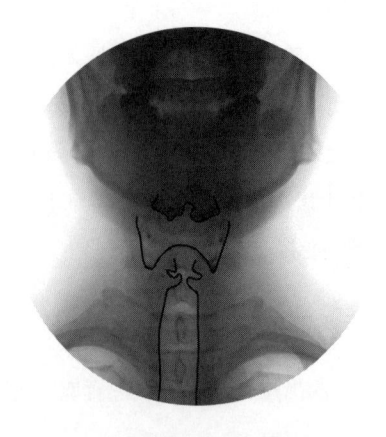　　　図 16-25　前額断での観察部位

### (2) 発声発語器官運動

造影剤を嚥下させる前に、口唇や舌、軟口蓋の挙上といった摂食嚥下運動に関係する器官の動きを観察します。続いて、空嚥下を指示し、嚥下運動を観察します（喉頭蓋の反転の様子も観察すると良い）。

### (3) 姿勢および造影剤の量

長期間経口摂取を行っていない場合は、リクライニング位 30 度、頸部前屈位から検査を開始します。また、一口量は、1 〜 3ml 程度とします。誤嚥がない場合は、徐々に一口量を増やしていきます。経口摂取をすでに行っている場合は、現在摂取している食形態、姿勢で検査を行います。誤嚥がない場合は、食形態、一口量、姿勢の順に調整を行います。

### (4) 検査食

一般的な検査食を、表 16-5 に示します。推奨する検査食は表に示すとおりですが、臨床現場では実際に提供されている食事を検査で用いる場合があります。検査食で検査を行うよりも実際に提供されている食事で検査を行う方が良いと捉えられやすいのですが、注意しなければいけない点があります。実際に提供されている食事（例えば、全粥、きざみ食など）では、日によって、粥の場合は水分含有量などが異なることがあり、副食では、肉や魚など食材が異なります。よって、物性に差がでて、検査結果の信頼性が低くなることを知っておかなければなりません。

### (5) 誤嚥に対する対応

誤嚥が認められた場合は、その条件での検査は中止します。しかし、代償的嚥下法（表 16-6）の実施によって誤嚥を防げると考えられる場合には、代償法を行います。

表 16-5　一般的な検査食の種類

| |
|---|
| 硫酸バリウム原液 |
| 希釈硫酸バリウム液 |
| 増粘剤加硫酸バリウム液 |
| バリウムゼラチンゼリー |
| バリウム寒天ゼリー |
| バリウムヨーグルト |
| バリウムプリン |
| バリウムクッキー |
| バリウム蒸しパン |
| バリウムうどん |
| 薬 |

表 16-6　代償的嚥下法

| |
|---|
| 1. 嚥下の意識化 |
| 2. 複数回嚥下，追加嚥下 |
| 3. 交互嚥下 |
| 4. 横向き嚥下 |
| 5. 顎引き嚥下 |
| 6. 喀出，吸引 |

### 9.2.6. VFにおける観察すべきポイント

結果の解釈において定量化された指標はなく、VFの所見用紙[28]が広く利用されています。しかし、結果をまとめることに集中しすぎて、どの部分に問題点があるのかを判断できていない場合が多くみられます。そこで、まずどこに着目すべきかを説明します。

(1) 安静時の観察すべき点

口腔では、歯の状態を評価すると良いでしょう。検査前に歯の状態は評価可能ですが、透視下における位置決めの際などに観察することも可能です。天然歯であるのか、人工歯（義歯など）であるのか、また動揺歯がないかを評価します。咀嚼を必要とする食形態を摂取するためには、歯が必要であることは当然ですが、ミキサー食など咀嚼を必要としない物性のものを評価する際にも、義歯は装用しておいた方が良いでしょう。

咽頭では、骨棘や喉頭蓋の形態を評価します。骨棘は安静時に評価することができ、後に検査食を摂取した嚥下動態の評価において、問題点を発見しやすくなります。喉頭蓋の形態を評価することも重要であり、喉頭蓋は3タイプに大別されていますが、タイプ毎に誤嚥の頻度が変わることも報告されています[29]。

(2) 摂食嚥下動態の評価時に観察すべきポイント

最も重要な点は、誤嚥あるいは喉頭侵入をしているかどうかの鑑別です。臨床経験の豊かな言語聴覚士は、誤嚥、喉頭侵入に加え、口腔期から食道期までの摂食嚥下関連器官の能力評価も同時に行っていることが多くあります。誤嚥、喉頭侵入の所見は、検査を継続するか否かを決定する上で重要な指標になるために、検査場面で即座に判断しなければなりません。よって、一度に多くの器官を評価できない場合は、誤嚥、喉頭侵入のみの評価をまず行えるようにするべきです。

しかし、誤嚥、喉頭侵入の鑑別のみでは、治療計画などを立てるための十分な情報を得ることはできません。やはり、検査後には、摂食嚥下関連器官の動きなどを評価しなければなりません。詳細な評価では、検査記録を録画している場合、まず口腔期から食道期までの「期」と「相」を合わせて全体の動きを把握すると良いでしょう。次に、口腔期のみの評価、すなわち口唇閉鎖、舌の運動、食塊形成が必要な食品を摂取している場合には、咀嚼運動などを評価します。その際、咽頭期の動きは評価せずに口腔期のみに着目します。口腔期の評価が終わると、検査記録を最初から再生し、次に咽頭期を評価します。咽頭期は、鼻咽腔閉鎖、喉頭蓋の反転、咽頭収縮、食道入口部の開大などを評価し、さらに咽頭残留の量なども評価します。

また、最近は検査記録がデジタルデータで保存されている場合が多く、再生速度を変化させたり、コマ送りなどが容易にできるようになっています。再生速度を遅くすることで誤嚥や喉頭侵入の判定が容易になるという利点もありますが、各器官の正常な動き、運動速度（例えば喉頭挙上など）がわからなくなるといった欠点もあります。これらの点を理解した上で、検査の所見をまとめなければなり

ません。

### (3) 検査食の違いによる評価のポイント

一般的なVF検査では、増粘剤入りの水分（表16-7）、ゼリータイプ（プリンやゼリーなど）、ピューレタイプ（ヨーグルトや粥など）、固形物（クッキーやバナナなど）などを使用します。摂取する食品の形態や、検査者が指示する内容（命令嚥下や自由嚥下）によって、結果の解釈が異なる点に注意しなければなりません。すなわち、摂取する食品が咀嚼を必要とする食品か否か、また「飲んで下さい」などと指示し、嚥下させるのかを考えなければなりません。

液体を命令嚥下させた場合には、4期連続モデルによって解釈するべきです。このモデルでは、各期が重複することなく続いていきます。一方で、咀嚼嚥下の動態は、プロセスモデルによって解釈すべきです。プロセスモデルでは、咀嚼嚥下の動態を4つのステージに分け、それらは重複しながら続いていきます。そのため、4期モデルでは、嚥下反射の遅延は判定可能ですが、プロセスモデルでは嚥下反射の遅延を判定することは困難です。通常、われわれが咀嚼を必要とする食品を嚥下する際に、毎回意識しては嚥下をしていません。しかし、水分を飲む場合は意識しています。これが、4期モデルとプロセスモデルの解釈の違いです。

表16-7 増粘剤入りの水分

|  | 段階1<br>薄いとろみ | 段階2<br>中間のとろみ | 段階3<br>濃いとろみ |
|---|---|---|---|
| 性状の説明 | スプーンを傾けるとすっと流れ落ちる<br>フォークの歯の間から素早く流れ落ちる<br>カップを傾け、流れでた後には、うっすらとあとが残る程度の付着 | スプーンを傾けるととろとろと流れる<br>フォークの歯の間からゆっくりと流れ落ちる<br>カップを傾け、流れ出た後には、全体にコーティングしたように付着 | スプーンを傾けても、形状がある程度保たれ、流れにくい<br>フォークの歯の間から流れ出ない<br>カップを傾けても流れ出ない |

### (4) 検査後、検査所見をまとめる上でのポイント

検査所見は、口腔期、咽頭期、食道期と分けて考えると良いでしょう。VF所見を繰り返し確認していると、どうしても誤嚥あるいは喉頭侵入している事象のみを取り上げてしまい、その他の機能、能力評価が疎かになってしまうことがあるので注意して下さい。

まず、口腔期ですが、口唇の動き、舌の動きに着目します。口唇の動きには、顔面神経（運動）と三叉神経（知覚）が関係し、舌の動きでは、舌下神経（運動）と三叉神経、舌咽神経（いずれも知覚）が関係しています。

次に咽頭期は、誤嚥、喉頭侵入を判断する重要な期ですが、さらに軟口蓋、喉頭蓋谷、喉頭蓋、梨状窩に着目します。軟口蓋の挙上には、口蓋帆張筋、口蓋帆挙筋、口蓋舌筋、口蓋咽頭筋、上咽

頭収縮筋が関係しています。また、喉頭蓋の反転は、喉頭の前上方への挙上、甲状舌骨筋の収縮、舌根の後下方移動による受動的な倒れ込みと披裂喉頭蓋筋（ひれつこうとうがいきん）の収縮による能動的な倒れ込みの両方によって行われているということです。

検査時に誤嚥、喉頭侵入を即座に判断しなければならないことを先に述べましたが（331）、検査後には定量的な基準（8 points penetration-aspiration scale）表 16-8 に当てはめて評価すると、再度 VF を実施した場合に変化を捉えやすくなります。

また、残留の程度などを判断する定量的な尺度は一般的に使用されていませんが、詳細に記載しておくことで判断しやすくなります。

最後に食道期ですが、食道入口部（上食道括約筋部）における残留に着目します。さらに、食道に入った食物がスムーズに胃まで到達しているかを観察するべきです。高齢者の場合は、食道の蠕動（ぜんどう）運動が低下しており、胃まで送り込むまでに時間を要する場合があります。また、食後すぐに臥位になってしまうと、食道逆流を招き最悪の場合は逆流物を誤嚥する危険性もあります。

### 9.3. 嚥下内視鏡（VE）

VE の目的は、表 16-9 に示す 6 つが一般的とされています。中でも患者・家族・スタッフへの教育指導の際には、VE の画像の方が VF の画像に比べて見やすいため、非常に適しています。また、VE は持ち運びが容易なためベッドサイドや在宅患者にも使用可能であり、かつ放射線による被曝の心配がないために長時間の検査が可能です。さらに、VF では造影剤入りの検査食を用いる必要がありますが、VE では普段摂取している食品をそのまま検査食として用いることができます。しかし、嚥下反射の瞬間（嚥下反射中の誤嚥、喉頭侵入など）や口腔で起こる事象を評価できないという欠点もあるため、必ずしも VE が VF よりも優れているとは言えず、それぞれの検査の特徴を知り、患者に応じて使い分けることが重要です（表 16-9）。

表 16-8　8 points penetration-aspiration scale

| |
|---|
| 1. 気道侵入なし |
| 2. 声門上の気道侵入で，排出される |
| 3. 声門上の気道侵入で，排出されない |
| 4. 声門部（声門に接した）の気道侵入で，排出される |
| 5. 声門部の気道侵入で，排出されない |
| 6. 声門下の気道侵入で，排出される |
| 7. 声門下の気道侵入で，努力性の排泄（咳）で排出される |
| 8. 声門下の気道侵入で，努力性の排泄（咳）で排出されない |

表 16-9　VE の目的

| |
|---|
| 咽頭の機能的異常の診断 |
| 器質的異常の評価 |
| 咀嚼・食塊形成機能の診断 |
| 咽頭の衛生状態の評価 |
| 代償的嚥下法、リハビリテーションの効果確認 |
| 患者・家族・スタッフへの教育指導 |

第 16 章　発声発語・摂食嚥下に関すること

### 9．3．1．VE の準備および必要物品

(1) 内視鏡一式

(2) 撮影・記録装置一式

(3) モニター

(4) 内視鏡用曇り止め

(5) 運搬カート

(6) 自動洗浄機、消毒薬、感染防止カバーなど

上記の準備物の詳細については、VE ガイドライン[30]を参照して下さい。

### 9．3．2．検査前、患者に対して行っておくべきこと

以下の項目につき、VF と重複する項目の詳細は VF の項目に関する記述（322 頁）を参照して下さい。

(1) 意識状態、全身状態の観察

(2) 心理的負担の軽減

(3) 口腔ケア

(4) 経鼻胃管

(5) 鼻咽腔の評価

VE では、鼻腔より内視鏡を挿入するため、鼻腔内の衛生状態ならびに器質的疾患の有無などの情報を収集しておく必要があります。鼻孔より挿入し、鼻中隔後端と軟口蓋、咽頭後壁が視野に入ったところで、鼻音（m, n 音）と非鼻音による発声や空嚥下を行わせ、軟口蓋の挙上を評価しておきます。

(6) 咽頭腔および喉頭の評価

口蓋垂後方（いわゆる高い位置）からの確認では、中咽頭（舌根部、喉頭蓋谷、咽頭後壁など）と下咽頭を観察することができます。その際、分泌物の貯留状態や粘膜の状態ならびに腫瘍性病変などを確認すると良いでしょう。頸椎症による骨棘がある場合は、咽頭後壁が隆起しています。

喉頭付近（いわゆる低い位置）からの確認では、下咽頭と喉頭が視野に入り、披裂部、語彙獲得期、披裂喉頭蓋ヒダ、喉頭前庭、声門、梨状窩の観察ができます。

(7) 披裂部、声門の運動ならびに感覚の評価

鼻腔、咽頭、喉頭の観察ならびに評価後は、呼吸時と発声時の運動を評価すると良いでしょう。また、咳払いや息こらえを促し、代償手技の実施が有用かどうかも評価しなければなりません。

### 9.3.3. VEにおける観察すべきポイント

実際に飲食物を用いた評価では、まず高い位置から観察します。この時には、口腔から咽頭に送られる食塊移送の評価が中心となります。また、嚥下反射までに食塊の先端がどの位置(喉頭蓋谷、披裂喉頭蓋ヒダ、梨状窩など)まで達するかをみておきます。この時に注意しなければいけない点は、その検査が命令嚥下か自由嚥下かによって解釈が異なってくることです。次に、低い位置からの観察では、梨状窩の残留の程度、左右差、さらには唾液などが喉頭に侵入した場合に、呼吸とともに自然に排出されるのか、あるいは誤嚥につながっているのかなどを観察すると良いでしょう。

さらに、上記の観察中に嚥下反射が惹起された場合には、white out[注]が観察されます。VE中にwhite outが観察されることは知られていますが、それが咽頭収縮の状態を反映することを知っておいた方が良いでしょう。正常な咽頭収縮の場合には、white outが観察できるので、white outがない、あるいは弱い場合は咽頭収縮力の低下を疑わなければなりません。

注) white out:記録画面が白くなり、観察できなくなる状態。


文献

1) 澤島政行:呼吸発声発語系の構造と機能.言語聴覚士講習会テキスト(医療研修推進財団監修).医歯薬出版,東京,89-94,1998

2) 城本修:症状対処的音声治療.STのための音声障害マニュアル(廣瀬肇 監修).インテルナ出版,東京,118-122,2008

3) キャスリンMヨークストン,デイヴィッドRビューケルマン,エディスAストランドら(城本修 訳):呼吸機能.運動性発話障害の臨床-小児から成人まで-(伊藤元信,西尾正輝 監訳).インテルナ出版,東京,149-170,2004

4) 新美成二:歌唱の発声,声の検査法 基礎編(日本音声言語医学会編).医歯薬出版,東京,173-182,1979

5) 鈴木正史,寺本信嗣,須藤英一ら:最大呼気・吸気筋力の加齢変化.日胸疾会誌,35;1305-1311,1997

6) Netsell R, Daniel B : Dysarthria in adults ; physiologic approach to rehabilitation. Archives of Physical Medicine and Rehabilitation, 60, 502-508, 1979

7) 西尾正輝:ディサースリアの評価.ディサースリア臨床標準テキスト.医歯薬出版,東京,81-123,2007

8) 張替徹,真柄彰:四肢麻痺患者の咳嗽能力の指標-ピークフローメーターの有用性について.

Journal of Clinical Rehabilitation, 8 ; 785-788, 1999

9) Nishio M, Niimi S : Changes in speaking fundamental frequency characteristics with aging. Folia Phoniatr Logop, 60, 120 -127, 2008

10) Verdolini, K : Voice disorders, Diagnosis in speech-language pathology（eds J. B. Tomblin, H. L. Morris, D. C. Spriesterersbach）. Sinullgar Press, 247-330, 1994

11) 今泉 敏：新編 声の検査法．嗄声の評価（日本音声言語医学会 編）．医歯薬出版，東京，239-240, 2009

12) Shprintzen RJ, Lencione RM, McCall GM, Skolnick ML : A three dimentional cinefuoroscopic analysis of velopharyngeal closure during and non-speech activivities in normals. The Cleft Palate Journal, 11, 412-428, 1974

13) Moll KL : Acinefluourograpic study of velopharyngeal function in normals during various activities. The Cleft Palate Journal, 2, 112-123, 1965

14) 後藤友信：鼻咽腔閉鎖強度とその調節に関する研究．阪大歯学誌，22 ; 87-106, 1977

15) 深井仁子，村上紀子，上田昇，大橋靖：鼻咽腔閉鎖機能のX線テレビ（VTR）による計測学的研究 第一報 正常成人について．日口蓋誌，3 ; 16-30, 1978

16) Moll KL : Velopharyngeal closure on vowels. Journal of Speech and Hearing Reseach, 5, 30-37, 1962

17) 西尾正輝：本検査の標準化．標準ディサースリア検査．インテルナ出版，東京，85-92, 2004

18) 溝尻源太郎，熊倉勇美：口腔・中咽頭がんのリハビリテーション．医歯薬出版株式会社，東京，7, 2003

19) Hiiemae KM, Palmer JB : Food transport and bolus formation during complete feeding sequences on foods of different initial consistency. Dysphagia14（1）; 31-42, 1999

20) 小口和代，才藤栄一，水野雅康ら：機能的嚥下障害スクリーニングテスト「反復唾液嚥下テスト」(the Repetitive Saliva Swallowing Test : RSST)の検討（1）正常値の検討．リハ医37（6）; 375-382, 2000

21) 小口和代，才藤栄一，馬場尊ら：機能的嚥下障害スクリーニングテスト「反復唾液嚥下テスト」(the Repetitive Saliva Swallowing Test : RSST)の検討（2）妥当性の検討．リハ医37（6）: pp383-388, 2000.

22) 池野雅裕，熊倉勇美，矢野実郎：反復唾液嚥下テストにおける舌骨上筋群触診併用の有用性について若年健常者における検討．日摂食嚥下リハ会誌，15（2）; 149-155, 2011

23) 池野雅裕，熊倉勇美：反復唾液嚥下テストにおける舌骨上筋群触診併用の有用性について

健常高齢者ならびに嚥下障害者における検討. 日摂食嚥下リハ会誌, 16 (2)；148-154, 2012

24) 才藤栄一, 椿原彰夫, 藤島一郎ら：平成13年度厚生科学研究補助金（長寿科学研究事業）.「摂食・嚥下障害の治療・対応に関する統合的研究」総括研究報告書；1-17, 2002

25) 小島千枝子, 大野友久, 長谷川賢一ら：口蓋の高さが半固形物の摂食パターンにおよぼす影響嚥下アプローチへの新たな提言. 日摂食嚥下リハ会誌, 17 (1)；25-35, 2013

26) Leder SB：Use of arterial oxygen saturation, heart rate, and blood pressure as indirect objective physiologic markers to predict aspiration. Dysphagia15 (4)；201-205, 2000

27) Radiation in video-recored fluoroscopy. In Normal and Abnormal Swallowing. Springer-Verlag, New-York, 1-6, 1991

28) 嚥下造影の検査法（詳細版）日本摂食嚥下リハビリテーション学会医療検討委員会2014年度版. 日摂食嚥下リハ会誌, 18 (2)；166-186, 2014

29) 横山美加, 道脇幸博, 高橋浩二：X線ビデオ透視画像による嚥下動態の解析（第三報）喉頭蓋の形態と誤嚥の危険性との関連. 日口腔科会誌, 50 (4)；223-226, 2001

30) 嚥下内視鏡検査の手順2012 改訂. 医療検討委員会作成マニュアル. http://www.jsdr.or.jp/ より

# 第17章

各種の制度や法規に関すること

第17章　各種の制度や法規に関すること

### 1. 社会福祉 (social welfare)

社会福祉の「福祉」ということばの原義(もともとの意味)は幸福のことであり、社会福祉という用語の一般的な意味は、公的な扶助(力を添えて助けること)によって人々に幸福をもたらそうとすることをいいます。

専門的には、社会福祉とは社会保障制度の一分野のことであり(図17-1 [1])、社会保障制度とは、国民が直面する生活上の諸困難に対し、国家が国民・住民の生活安定を図る制度的仕組みのことをいいます[1]。

図17-1のように、日本の社会保障制度の体系は、大きく「広義の社会保障」(広い意味の社会保障)と「社会保障関連制度」とに二区分され、社会福祉というのは、前者(広義の社会保障)の一部である「狭義の社会保障」(狭い意味の社会保障)の一分野に位置づけられます。

社会保障制度の中の一分野としての社会福祉とは、個別のニーズに対応して主として個別的な対人サービスを提供する制度的仕組みのことをいい、児童福祉、障害者福祉、高齢者福祉、母子及び寡婦福祉(寡婦とは夫と死別または離婚した女性のこと)などがあります[1]。

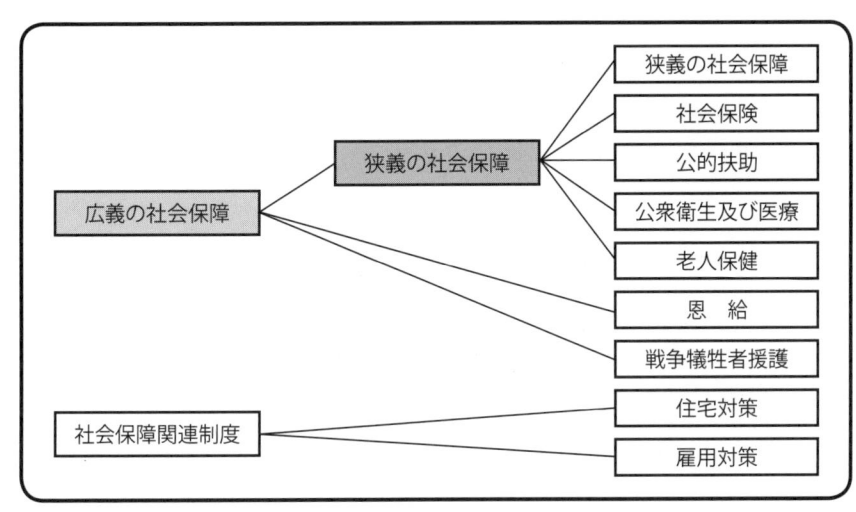

図17-1 社会保障制度の体系

### 2. 社会福祉関係法規

上記の社会福祉の制度的仕組みの根拠となっているのが、各種の法規(法律、規則など)です。

日本の社会福祉関係法規は、大きくは分野別のサービスに関する法律(生活保護法、児童福祉法、障害者総合支援法など)と、分野を横断するサービスに共通する理念、組織、人材などを規定する法律(社会福祉法、民生委員法、社会福祉士及び介護福祉士法など)とに分類されます[1]。

社会福祉を目的とするすべての事業の共通的基本事項を定めているのが、社会福祉法(昭和二十六(1951)年六月一日施行)です。

本法の目的は、表17-1に示すように、1）社会福祉を目的とする全事業に共通の基本事項を定め、2）他の関係する法律とともに福祉サービスの利用者の利益の保護および地域福祉の推進を図るとともに、3）社会福祉事業の公明かつ適正な実施の確保および健全な発達を図ることによって、社会福祉の増進に役立つこととされています。

　また、表17-2のように、主な社会福祉関係法規を総称したものがいわゆる「福祉六法」であり、生活保護法、児童福祉法、母子及び寡婦福祉法、老人福祉法、身体障害者福祉法、知的障害者福祉法の6つのことをいいます

　以前は、社会福祉法第14条に規定されている「福祉に関する事務所」、つまり福祉事務所（都道府県および市・特別区は設置が義務付けられており、町村は任意で設置することができる）が、福祉六法に定める援護、育成または更生の措置に関する事務を司る（担当する）第一線の社会福祉行政機関でした。

　しかし、1993（平成5）年4月には老人および身体障害者福祉分野で、2003（平成15）年4月には知的障害者福祉分野で、それぞれ施設入所措置事務等が都道府県から町村へ移譲（ゆずり移すこと）されたことから、都道府県福祉事務所では、以前の福祉六法から「福祉三法」（生活保護法、児童福祉法、母子及び寡婦福祉法）を所管する（担当し管理すること）こととなっています[2]。

表17-1　社会福祉法の目的

第一章　総則

（目的）
第一条　この法律は、社会福祉を目的とする事業の全分野における共通的基本事項を定め、社会福祉を目的とする他の法律と相まって、福祉サービスの利用者の利益の保護及び地域における社会福祉（以下「地域福祉」という）の推進を図るとともに、社会福祉事業の公明かつ適正な実施の確保及び社会福祉を目的とする事業の健全な発達を図り、もって社会福祉の増進に資することを目的とする。

表17-2　福祉六法

生活保護法（昭和二十五（1950）年五月四日施行）
児童福祉法（昭和二十三（1948）年一月一日施行）
母子及び寡婦福祉法（昭和三十九（1964）年七月一日施行）
老人福祉法（昭和三十八（1963）年七月十一日公布）
身体障害者福祉法（昭和二十五（1950）年四月一日施行）
知的障害者福祉法（昭和三十五（1960）年四月一日施行）

第17章　各種の制度や法規に関すること

### 3．身体障害者手帳（physically disabled certificate）

身体障害者手帳とは、「身体障害者福祉法」に基づき、一定の手続きを経て該当すると認定された方に対して、都道府県知事、指定都市[注1]市長または中核市[注2]市長が交付するものであり、手帳の等級に応じた各種の福祉サービスを受けるために必要となるものです。

交付対象者は、身体障害者福祉法別表（表17-3）に掲げる身体上の障害、すなわち視覚障害、聴覚または平衡機能の障害、音声機能・言語または咀嚼の障害、肢体不自由、心臓・腎または呼吸器の機能障害、膀胱または直腸の機能障害、小腸の機能障害、ヒト免疫不全ウイルスによる機能の障害、肝臓の機能の障害があるものです。いずれの障害についても、一定以上で永続することが要件とされています[2]。

障害の程度は、身体障害者障害程度等級表において、障害の種類別に重度の側から1級から6級の等級が定められています。なお、7級の障害は、単独では手帳交付対象とはなりませんが、7級の障害が2つ以上重複する場合または7級の障害が6級以上の障害と重複する場合は、交付対象となります。

表17-3　身体障害者障害程度等級表（身体障害者福祉法施行規則別表第5号）の一部抜粋

| 級別 | 聴覚又は平衡機能の障害 ||音声機能，言語機能又はそしゃく機能の障害|
|---|---|---|---|
| | 聴覚障害 | 平衡機能障害 | |
| 2級 | 両耳の聴力レベルがそれぞれ100デシベル以上のもの（両耳全ろう） | | |
| 3級 | 両耳の聴力レベルが90デシベル以上のもの（耳介に接しなければ大声語を理解し得ないもの） | 平衡機能の極めて著しい障害 | 音声機能，言語機能又はそしゃく機能の喪失 |
| 4級 | 1. 両耳の聴力レベルがそれぞれ80デシベル以上のもの（耳介に接しなければ話声語を理解し得ないもの）<br>2. 両耳による普通話声の最良の語音明瞭度が50パーセント以下のもの） | | 音声機能，言語機能又はそしゃく機能の著しい障害 |
| 5級 | | 平衡機能の著しい障害 | |
| 6級 | 1. 両耳の聴力レベルが70デシベル以上のもの（40センチメートル以上の距離で発声された会話語を理解し得ないもの） | | |

（「聴覚又は平衡機能の障害」、「音声機能、言語機能又はそしゃく機能の障害」については、2～6級が設定されている）

注1）指定都市：地方自治法で「政令で指定する人口50万以上の市」と規定されている都市。2014年4月現在、札幌市、仙台市、さいたま市、千葉市、川崎市、横浜市、相模原市、新潟市、静岡市、浜松市、名古屋市、京都市、大阪市、堺市、神戸市、岡山市、広島市、北九州市、福岡市、熊本市の20市。一般の市では都道府県が行っている事務のいくつかを行うので、市民の健康や福祉に関する多くの事務について、総合的かつ迅速な行政サービスの提供が可能となる。市域を複数の行政区に分けて区役所を設置し、住民票の交付や国民健康保険、地域振興など、日常生活に密着した多くの行政サービスを提供している。

注2）中核市：地方自治法で「政令で指定する人口30万以上の市」と規定されている都市。指定都市が処理することができる事務のうち、都道府県が行った方が効率的であるものを除いて中核市に対して移譲される。2015年4月現在、旭川市、函館市、青森市、盛岡市、秋田市、郡山市、いわき市、宇都宮市、前橋市、高崎市、川越市、船橋市、柏市、横須賀市、富山市、金沢市、長野市、岐阜市、豊田市、豊橋市、岡崎市、大津市、豊中市、高槻市、東大阪市、姫路市、西宮市、尼崎市、奈良市、和歌山市、倉敷市、福山市、下関市、高松市、松山市、高知市、久留米市、長崎市、大分市、宮崎市、鹿児島市、那覇市、枚方市、越谷市、八王子市の45市。

### 4．精神障害者保健福祉手帳（mental disability certificate, certificate of the mentally disabled）

精神障害者保健福祉手帳とは、何らかの精神疾患（てんかん、発達障害などを含む）により、長期にわたり（初診から6か月以上経過）日常生活または社会生活への制約がある方を対象としたもので、手帳所持者は自立と社会参加の促進を図るための様々な支援策を受けることができます。

対象となるのは、統合失調症、うつ病・そううつ病などの気分障害、てんかん、薬物やアルコールによる急性中毒またはその依存症、高次脳機能障害、発達障害（自閉症、学習障害、注意欠陥多動性障害等）、その他の精神疾患（ストレス関連障害等）です[3]。

ただし、知的障害があり、精神疾患がない方については、療育手帳制度（335頁）があるため、精神障害者保健福祉手帳の対象とはなりません（知的障害と精神疾患を両方有する場合は、両方の手帳を取得可）[3]。

精神障害者保健福祉手帳の等級には、1級から3級があります（表17-4）。

手帳所持者が受けられる全国一律のサービスは、公共料金等の割引として、NHK受信料の減免、税金の控除・減免、所得税・住民税の控除、相続税の控除、自動車税・自動車取得税の軽減（手帳1級）などがあり、その他として、生活福祉資金の貸付、手帳所持者を事業者が雇用した際の障害者雇用率へのカウント、障害者職場適応訓練の実施があります[3]。

表17-4　精神障害者保健福祉手帳の等級

| 等級 | 概要 |
| --- | --- |
| 1級 | 精神障害であって、日常生活の用を弁ずることを不能ならしめる程度のもの（概ね障害年金1級に相当） |
| 2級 | 精神障害であって、日常生活が著しい制限を受けるか、又は日常生活に著しい制限を加えることを必要とする程度のもの（概ね障害年金2級に相当） |
| 3級 | 精神障害であって、日常生活若しくは社会生活が制限を受けるか、又は日常生活若しくは社会生活に制限を加えることを必要とする程度のもの（概ね障害年金3級に相当） |

出典　厚生労働省HPより（http://www.mhlw.go.jp）

第 17 章　各種の制度や法規に関すること

なお、自立支援医療[注1]のうち精神通院医療による医療費助成や、障害者総合支援法による障害福祉サービスは、精神障害者であれば精神障害者保健福祉手帳の有無にかかわらず受けることができます[3]。

注1）自立支援医療：心身の障害を除去・軽減するための医療について、医療費の自己負担額を軽減する公費負担医療制度。対象者は、精神通院医療（精神保健福祉法第5条に規定する統合失調症などの精神疾患を有する者で、通院による精神医療を継続的に要する者）、更生医療（身体障害者福祉法に基づき身体障害者手帳の交付を受けた者で、その障害を除去・軽減する手術等の治療により確実に効果が期待できる18歳以上の者）、育成医療（身体に障害を有する児童で、その障害を除去・軽減する手術等の治療により確実に効果が期待できる18歳未満の者）。

### 5. 療育手帳（rehabilitation certificate）

療育手帳とは、「療育手帳制度について」（1973（昭和48）年9月27日厚生省発児第156号厚生事務次官通知）という通知（ガイドライン）を根拠として、知的障害児・者に対して一貫した指導・相談等が行われ、各種の援助措置を受けやすくすることを目的に、都道府県・指定都市（334頁[注1]）が独自に要綱を策定して実施しているものです。名称は療育手帳としていますが、別名を併記することもでき、たとえば『愛の手帳』、『緑の手帳』と呼ぶ自治体もあります[4]。

療育手帳の申請は市町村の窓口で行い、18歳未満の場合は児童相談所で、18歳以上の場合は知的障害者更生相談所で障害の程度等の判定を受け、その結果に基づいて都道府県知事（指定都市にあってはその市長）から交付されます[4]。

知的障害者に対する援助措置には、1）特別児童扶養手当、2）心身障害者扶養共済、3）国税・地方税の諸控除及び減免税、4）公営住宅の優先入居、5）ＮＨＫ受信料の免除、6）旅客鉄道株式会社などの旅客運賃の割引、7）生活保護の障害者加算、8）生活福祉資金の貸付、9）NTTの無料番号案内、10）携帯電話使用料の割引、11）公共施設の利用料割引があります。

なお、各自治体により、対象者やサービス内容は異なる場合があります[4]。

### 6. 医療保険（medical insurance, health insurance）、報酬点数（medical remuneration points）

国民への社会保障を目的とする強制保険のことを社会保険といいますが、そのうち医療費の負担軽減を目的としたものを医療保険といいます。

日本の医療保険制度は、国民健康保険（各市町村に在住し、他の保険に加入していない人を対象とする）、全国健康保険協会管掌保険（主として中小企業に勤める人を対象とする）、組合管掌健康保険（主として大企業に勤める人を対象とする）、共済組合（公務員、私立学校教職員を対象とする）、船員保険（船員を対象とする）、国民健康保険組合（自営業者で設立）など、職業や在住地域によって異なる保険に加入する仕組みになっています。

図17-2のように、これらの保険に加入している人（被保険者）は、普段から一定の保険料を納めているので、怪我や病気、あるいは出産などのために医療機関を受診したり治療を受けたりした場合には、要した医療費の一部を負担するだけでよい仕組みになっています。

　また、保険医療機関および保険薬局が提供する保険医療サービスに対して、保険者（各種の保険組合等）から支払われるお金のことを診療報酬といい、提供される医療や医薬品について予め診療報酬点数（1点が10円相当）が定められています。したがって、ある人が保険診療を受けた場合の医療費は、提供された各保険医療サービスの診療報酬点数を合計して10倍したものが金額となります（図17-3、337頁）。

　診療報酬点数は、厚生労働大臣が中央社会保険医療協議会（中医協）の議論を踏まえて決定され告示されますが、社会情勢や物価の動向、医療の進歩等を踏まえて2年に1回見直しが行われます。

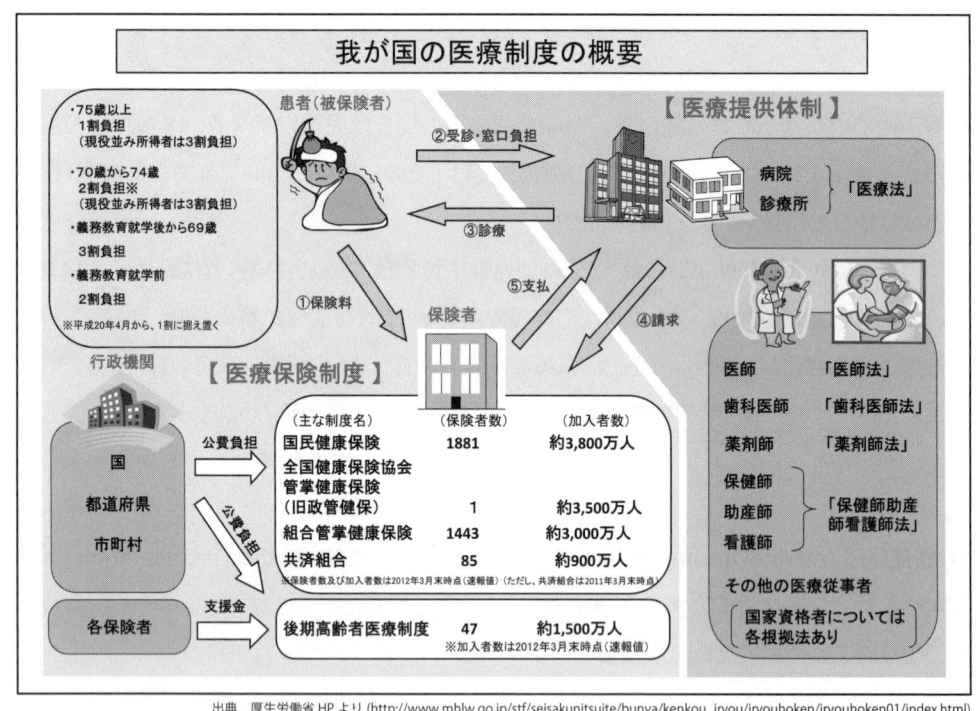

出典　厚生労働省HPより (http://www.mhlw.go.jp/stf/seisakunitsuite/bunya/kenkou_iryou/iryouhoken/iryouhoken01/index.html)

図17-2　我が国の医療制度の概要

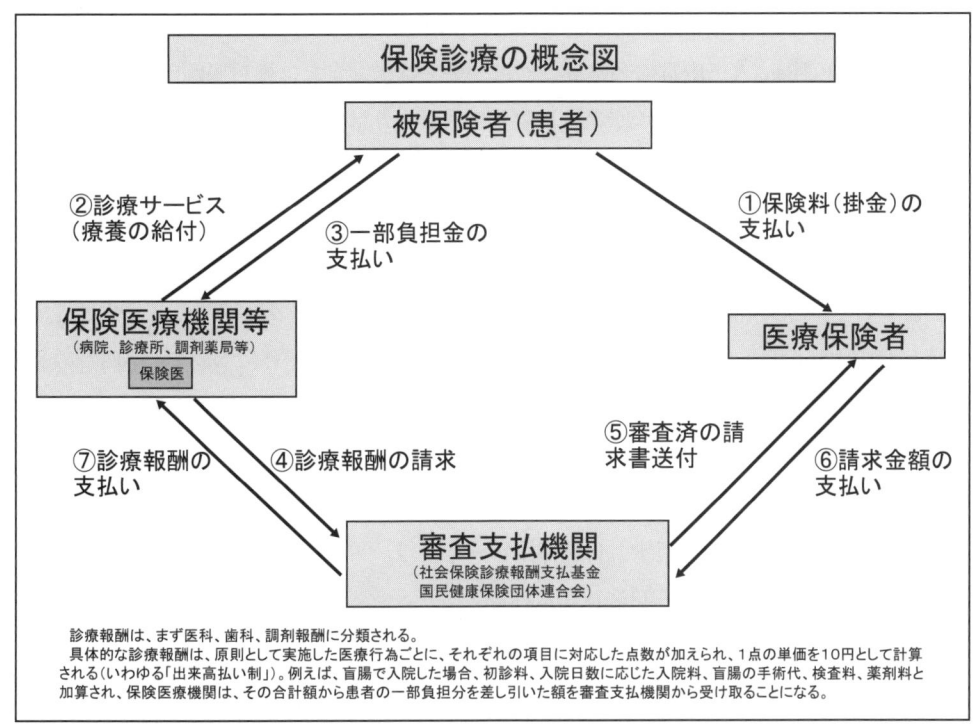

```
┌─────────────────────────────────────────────────────┐
│              保険診療の概念図                        │
│                                                      │
│                 被保険者（患者）                     │
│                                                      │
│   ②診療サービス    ③一部負担金の    ①保険料（掛金）の│
│   （療養の給付）     支払い           支払い         │
│                                                      │
│  保険医療機関等                        医療保険者    │
│  （病院、診療所、調剤薬局等）                        │
│     保険医                                           │
│                     ⑤審査済の請                     │
│                       求書送付                       │
│  ⑦診療報酬の  ④診療報酬の請求      ⑥請求金額の      │
│    支払い                              支払い        │
│                                                      │
│                  審査支払機関                        │
│              （社会保険診療報酬支払基金              │
│                国民健康保険団体連合会）              │
└─────────────────────────────────────────────────────┘
```

診療報酬は、まず医科、歯科、調剤報酬に分類される。
具体的な診療報酬は、原則として実施した医療行為ごとに、それぞれの項目に対応した点数が加えられ、1点の単価を10円として計算される（いわゆる「出来高払い制」）。例えば、盲腸で入院した場合、初診料、入院日数に応じた入院料、盲腸の手術代、検査料、薬剤料と加算され、保険医療機関は、その合計額から患者の一部負担分を差し引いた額を審査支払機関から受け取ることになる。

出典　厚生労働省 HP より (http://www.mhlw.go.jp/stf/seisakunitsuite/bunya/kenkou_iryou/iryouhoken/iryouhoken01/index.html)

図 17-3　保険診療の概念図

## 7. 関係法規（related laws and regulations）、言語聴覚士法（Speech-language-hearing therapists act）

　言語聴覚士法は、1997年12月19日に制定されました。言語聴覚士（speech-language hearing therapists）と共に主要なリハビリテーション専門職である理学療法士や作業療法士の資格について定めた、「理学療法士及び作業療法士法」は1965年6月29日に制定されているので、それと比べると実に32年以上も遅い制定といえます。

　ただし、現在の言語聴覚士に該当する専門職は、理学療法士や作業療法士に該当する専門職と同じ時期から活動を開始しており、1963年には旧厚生省（現厚生労働省）の医療制度調査会が、「PT（理学療法士）、OT（作業療法士）、ORT（視能訓練士）、ST（言語聴覚士）の資格制度化が急務である」と答申していることからもわかるように、理学療法士や作業療法士と同時期に資格制度化が実現していた可能性もあったのです。

　結果的には諸事情により資格制度化が遅れてしまい、いわゆる知名度などの点では理学療法士や作業療法士と比べて大きな差があるのが現実ですが、中には遅れた分だけより現代に即した法律になっている面もあります。

　たとえば、理学療法士・作業療法士とは異なり、言語聴覚士の養成課程として高校卒業者を対

象とした3年以上の課程だけでなく、4年制大学卒業者を対象とした2年以上の課程などもあります。また、嚥下訓練、人工内耳の調整その他については医師または歯科医師の指示の下に行わなければなりませんが、基本的には、業務に際して医師または歯科医師からは指導を受けることも含めて、連携する関係にあります。

　以下に、スペースの都合上、言語聴覚士法[5]の冒頭部分のみを掲載します。『電子政府の総合窓口イーガブ』の「法令検索」（http://law.e-gov.go.jp/cgi-bin/idxsearch.cgi）にて様々な法令の閲覧ができますので、ぜひ言語聴覚士法に目を通して下さい。もちろん、法文のすべてが重要ですが、特に第一章の本法の目的や言語聴覚士の定義について、第二章の免許について、第四章の業務、連携等、秘密を守る義務、名称の使用制限などについては十分に理解しておくことが必要です。

・・・・・・・・・・・・・・・・・・・・・・・・・・・・・・・・・・・・・・・・・・・・・・・・・・・・・・・・・・・・・・・・

言語聴覚士法（平成九年十二月十九日法律第百三十二号）
最終改正：平成二六年六月一三日法律第六九号
第一章　総則（第一条・第二条）
第二章　免許（第三条―第二十八条）
第三章　試験（第二十九条―第四十一条）
第四章　業務等（第四十二条―第四十六条）
第五章　罰則（第四十七条―第五十二条）
附則

### 第一章　総則

（目的）
　第一条　この法律は、言語聴覚士の資格を定めるとともに、その業務が適正に運用されるように規律し、もって医療の普及及び向上に寄与することを目的とする。

（定義）
　第二条　この法律で「言語聴覚士」とは、厚生労働大臣の免許を受けて、言語聴覚士の名称を用いて、音声機能、言語機能又は聴覚に障害のある者についてその機能の維持向上を図るため、言語訓練その他の訓練、これに必要な検査及び助言、指導その他の援助を行うことを業とする者をいう。

### 第二章　免許

（免許）

第三条　言語聴覚士になろうとする者は、言語聴覚士国家試験（以下「試験」という。）に合格し、厚生労働大臣の免許（第三十三条第六号を除き、以下「免許」という。）を受けなければならない。

（欠格事由）

第四条　次の各号のいずれかに該当する者には、免許を与えないことがある。
一　罰金以上の刑に処せられた者
二　前号に該当する者を除くほか、言語聴覚士の業務に関し犯罪又は不正の行為があった者
三　心身の障害により言語聴覚士の業務を適正に行うことができない者として厚生労働省令で定めるもの
四　麻薬、大麻又はあへんの中毒者

（言語聴覚士名簿）

第五条　厚生労働省に言語聴覚士名簿を備え、免許に関する事項を登録する。

（登録及び免許証の交付）

第六条　免許は、試験に合格した者の申請により、言語聴覚士名簿に登録することによって行う。
2　厚生労働大臣は、免許を与えたときは、言語聴覚士免許証を交付する。

---

#### 障害者総合支援法

　以前の障害保健福祉サービスは、身体障害・知的障害・精神障害といった障害の種類ごとに縦割りで提供され、利用者にとってわかりにくかったり、地方自治体によって提供されるサービスの格差が大きかったり、あるいは増え続けるサービス利用のための財源確保が困難といった問題点があったため、改善のために2006年4月から「障害者自立支援法」が施行されました。

　さらにこの障害者自立支援法は、「地域社会における共生の実現に向けて新たな障害保健福祉施策を講ずるための関係法律の整備に関する法律」（2012年6月公布）により、「障害者の日常生活及び社会生活を総合的に支援するための法律」（障害者総合支援法）となりました（図17-4、340頁）。

障害者総合支援法のポイントについては、独立行政法人福祉医療機構のウェブページに掲載された資料（『「障害者総合支援法」制定までの経緯と概要について』[6]）に詳しく解説されているので、そちらをご参照下さい。

### 地域社会における共生の実現に向けて 新たな障害保健福祉施策を講ずるための関係法律の整備に関する法律の概要

（平成24年6月20日 成立・同年6月27日 公布）

**1. 趣旨**

障がい者制度改革推進本部等における検討を踏まえて、地域社会における共生の実現に向けて、障害福祉サービスの充実等障害者の日常生活及び社会生活を総合的に支援するため、新たな障害保健福祉施策を講ずるものとする。

**2. 概要**

1. 題名
   「障害者自立支援法」を「障害者の日常生活及び社会生活を総合的に支援するための法律（障害者総合支援法）」とする。
2. 基本理念
   法に基づく日常生活・社会生活の支援が、共生社会を実現するため、社会参加の機会の確保及び地域社会における共生、社会的障壁の除去に資するよう、総合的かつ計画的に行われることを法律の基本理念として新たに掲げる。
3. 障害者の範囲（障害児の範囲も同様に対応。）
   「制度の谷間」を埋めるべく、障害者の範囲に難病等を加える。
4. 障害支援区分の創設
   「障害程度区分」について、障害の多様な特性その他の心身の状態に応じて必要とされる標準的な支援の度合いを総合的に示す「障害支援区分」に改める。
   ※ 障害支援区分の認定が知的障害者・精神障害者の特性に応じて行われるよう、区分の制定に当たっては適切な配慮等を行う。
5. 障害者に対する支援
   ① 重度訪問介護の対象拡大（重度の肢体不自由者等であって常時介護を要する障害者として厚生労働省令で定めるものとする）
   ② 共同生活介護（ケアホーム）の共同生活援助（グループホーム）への一元化
   ③ 地域移行支援の対象拡大（地域における生活に移行するため重点的な支援を必要とする者であって厚生労働省令で定めるものを加える）
   ④ 地域生活支援事業の追加（障害者に対する理解を深めるための研修や啓発を行う事業、意思疎通支援を行う者を養成する事業等）
6. サービス基盤の計画的整備
   ① 障害福祉サービス等の提供体制の確保に係る目標に関する事項及び地域生活支援事業の実施に関する事項についての障害福祉計画の策定
   ② 基本指針・障害福祉計画に関する定期的な検証と見直しを法定化
   ③ 市町村は障害福祉計画を作成するに当たって、障害者等のニーズ把握等を行うことを努力義務化
   ④ 自立支援協議会の名称について、地域の実情に応じて定められるよう弾力化するとともに、当事者や家族の参画を明確化

**3. 施行期日**

平成25年4月1日（ただし、4. 及び5. ①〜③については、平成26年4月1日）

**4. 検討規定**（障害者施策を段階的に講じるため、法の施行後3年を目途として、以下について検討）

① 常時介護を要する障害者等に対する支援、障害者等の移動の支援、障害者の就労の支援その他の障害福祉サービスの在り方
② 障害支援区分の認定を含めた支給決定の在り方
③ 障害者の意思決定支援の在り方、障害福祉サービスの利用の観点からの成年後見制度の利用促進の在り方
④ 手話通訳等を行う者の派遣その他の聴覚、言語機能、音声機能その他の障害のための意思疎通を図ることに支障がある障害者等に対する支援の在り方
⑤ 精神障害者及び高齢の障害者に対する支援の在り方
※上記の検討に当たっては、障害者やその家族その他の関係者の意見を反映させる措置を講ずる。

出典　厚生労働省：地域社会における共生の実現に向けて新たな障害保健福祉施策を講ずるための関係法律の整備に関する法律について　より

図 17-4　障害者総合支援法の概要

### 医療法（Medical care act, Medical service law）

医療法の目的は、第一条において、「医療を受ける者による医療に関する適切な選択を支援するために必要な事項、医療の安全を確保するために必要な事項、病院、診療所及び助産所の開設及び管理に関し必要な事項並びにこれらの施設の整備並びに医療提供施設相互間の機能の分担及び業務の連携を推進するために必要な事項を定めること等により、医療を受ける者の利益の保護及び良質かつ適切な医療を効率的に提供する体制の確保を図り、もつて国民の健康の保持に寄与す

ること」とされています。

　医療法は、主に医療を提供するための医療施設について定めたもので、たとえば、本法における「病院」の定義は、「第一条の五　この法律において、「病院」とは、医師又は歯科医師が、公衆又は特定多数人のため医業又は歯科医業を行う場所であって、二十人以上の患者を入院させるための施設を有するものをいう。病院は、傷病者が、科学的でかつ適正な診療を受けることができる便宜を与えることを主たる目的として組織され、かつ、運営されるものでなければならない」とされています。

　また、「診療所」の定義は、「第一条の五　2　この法律において、「診療所」とは、医師又は歯科医師が、公衆又は特定多数人のため医業又は歯科医業を行う場所であって、患者を入院させるための施設を有しないもの又は十九人以下の患者を入院させるための施設を有するものをいう。」とされています。

### 医師法（Medical practitioners act）、歯科医師法（Dental practitioners act）

　医師法（1948（昭和23）年7月30日制定）は医師（physician, medical doctor）の、歯科医師法（1948（昭和23）年7月30日制定）は歯科医師（dentist）の、資格、免許、国家試験、業務などについて定めたものです。

　医師法においては、「第十七条　医師でなければ、医業をなしてはならない。」「第十八条　医師でなければ、医師又はこれに紛らわしい名称を用いてはならない。」と定められています。医業とは、医行為[注1]を反復継続する意思をもって行うことであり、要するに、医師でない人が医師（または紛らわしい名称）を名のったり、反復継続するつもりで医行為を行ったりしてはいけないということです。

　同様に、歯科医師法においても、「第十七条　歯科医師でなければ、歯科医業をなしてはならない。」「第十八条　歯科医師でなければ、歯科医師又はこれに紛らわしい名称を用いてはならない。」と定められています。

　以上のように、医師や歯科医師は、業務独占（有資格者だけが業務を行うことができる）であり、また名称独占（有資格者だけがその名称を名のることができる）でもある資格です。

注1）医行為：医師の医学的判断及び技術をもってするのでなければ人体に危害を及ぼし、又は危害を及ぼすおそれのある行為のこと。

**保健師助産師看護師法**（Act on public health nurses, midwives and nurses）

　保健師助産師看護師法（1948（昭和23）年7月30日制定）は、保健師（public health nurse）、助産師（nurse-midwife）、看護師（nurse）の資格、免許、国家試験、業務などについて定めたものです（保健師助産師看護師法のことを、略して「保助看法」ということがあります）。

　保健師の資格は、看護師国家試験に合格した上で保健師国家試験に合格することで得られ、助産師の資格は、同じく看護師国家試験に合格した上で助産健師国家試験に合格することで得られます。

　なお、保健師および看護師の資格は、男性も取得することができますが、助産師の資格については、男性は取得できません。

**理学療法士及び作業療法士法**（Physical therapists and occupational therapists act）

　理学療法士及び作業療法士法（1965（昭和40）年6月29日制定）は、理学療法士（physical therapist；PT）および作業療法士（occupational therapist；OT）の資格、免許、国家試験、業務などについて定めたものです。

　言語聴覚士法のところでも述べたように（337頁）、理学療法士および作業療法士の資格制度は、視能訓練士、言語聴覚士と同時期から検討されていた中で、最も早く実現しています。

文献

1) 言語聴覚士テキスト第2版（廣瀬肇 監）. 医歯薬出版, 東京, 2011
2) 厚生労働省ウェブページ（http://www.mhlw.go.jp/stf/seisakunitsuite/bunya/hukushi_kaigo/shougaishahukushi/shougaishatechou/index.html）, 2014年5月11日アクセス
3) 厚生労働省：みんなのメンタルヘルス総合サイト（http://www.mhlw.go.jp/kokoro/index.html）, 2014年5月11日アクセス
4) 国立障害者リハビリテーションセンター：発達障害情報・支援センター（http://www.rehab.go.jp/ddis/）, 2014年5月11日アクセス
5) e-Gov 法令検索（http://law.e-gov.go.jp/htmldata/H09/H09HO132.html）, 2014年7月13日アクセス
6)「障害者総合支援法」制定までの経緯と概要について：福祉医療機構ウェブサイト（http://www.wam.go.jp/content/wamnet/pcpub/top/appContents/wamnet_shofuku_explain.html）, 2014年7月13日アクセス

## あとがき

　私は、言語聴覚士の国家資格化にまだそれほどの現実味がなかった頃から、ST養成の仕事に携わってきました。その間、STの先輩方が継続されてきた、資格制度化へ向けた多大な努力のごく一部を自分自身も引き継いではいましたが、実際に制度化が実現するであろうという思いは持てないままでした。言語聴覚士の国家資格化は絶対に必要だと考えていましたし、自分ができる努力は最大限しながらも、資格制度が実現するという感触はないままだったのです。

　そうした状況にもかかわらず、STになりたいと考えて養成課程へ入学してくる学生さんたちがたくさんおられたのはなぜでしょうか？　もちろん、訳がわからないまま入学してきて、初めてSTという仕事を知ったという人もいましたが、そうした場合も含めて大切なことは、STについてある程度深く知った上で、なおかつ本当にSTになりたいと考えるかどうかということです。

　当時、資格制度がないことで、職業として見た場合には不利で不安定な要素が多いにもかかわらず、STになりたいという人たちが多くおられたのは、STの仕事が持つ魅力のためであろうと考えられます。資格制度の有無や職業としての有利・不利ではなく、仕事そのものの魅力が大きいからこそ、多くの人がSTになりたいと考えたのだと思います。

　言語聴覚士法が制定されてすでに17年以上（2015年8月現在）も経過した今、言語聴覚士を目指すあなた、あるいは言語聴覚士として働き始めたばかりのあなたを取り巻く状況は、以前とは大きく変化しています。そして、不利な職業ではなくなったどころか、むしろ有利な職業とさえいわれる言語聴覚士ですが、以前と変わらないことは、その仕事が持つ魅力でしょう。

　もしかして、現在、言語聴覚士を目指すための勉強や、臨床現場での仕事に行き詰まりを感じている方がおられるかも知れません。そうした方は、もう一度、言語聴覚士の仕事の中身そのものを深く知る努力をし、その魅力を再確認してみて下さい。そして、仕事の中身に惚れ込んだ上で、改めて新たな気持ちで言語聴覚士を目指したり、言語聴覚士としてのレベルアップを目指したりされてみてはどうでしょうか。

　私は、この順序がとても大切だと考えています。資格が先にあるのではなく、自分にとって魅力的でやりたい仕事をするために必要な資格を取得する、あるいは勉強が先にあるのではなく、プロフェッショナルとしての責任を果たすのに必要な能力を高めるために勉強をするのです。

　皆様には、こうした考え方を持ちながら、本書を十分にご活用いただき、言語聴覚士を目指す上での基礎、あるいは言語聴覚士としての基礎を培っていただければと願っております。

2015年8月31日

編著者　山田弘幸

# 索引

## 日本語

**ア** アクセント（accent）231p
アブストラクト（abstract）46p
アラビア数字（Arabic numerals）55p

**イ** イントネーション（intonation）233p
インフォームド・コンセント（informed consent）202p

**ウ** ウェクスラー（Wechsler, D.）118p

**エ** エリクソン（Erikson, E. H.）169p

**カ** ガイアット（Guyatt）210p
カウンセリング（counseling・counselling）197p

**キ** キイワード（key word）46p

**ク** クオリティ・オブ・ライフ（quality of life ; QOL）202p
グライス（Grice）189p

**コ** コ・メディカル（co-medical）209p
コミュニケーション（communication）215p
コミュニケーション障害（communication disorder）124p

**サ** サケット（Sackett, D.）210p
サメロフ（Sameroff, A）160p

**シ** シェマ（スキーマ）（shema）170p
シモン（Simon, T.）118p
シュテルン（Stern, W.）118p

**ス** スキャモン（Scammon, R E,）161p
スクリーニング検査・選別検査（screening test）103p
スピーチ・チェイン（話しことばの鎖）（speech chain）15p
スペクト（SPECT（single photon emission computed tomoggraphy））274p

**セ** セカンドオピニオン（second opinion）203p

**ソ** ソシュール（Saussure, F. de）223p

**タ** ターマン（Terman, L. M.）118p

**チ** チャンドラー（Chandler, M）160p

344

| テ | デシベル（decibel ; dB） 90p |

| ト | トールマン（Tolman, E. C.） 158p
トライアングルモデル（triangle model） 142p |

| ニ | ニューロン（neuron） 261p |

| ハ | パーソナリティ（personality） 195p
ハヴィガースト（Havighurst, R. J.） 173p
パブロフ（Pavlov, I） 177p
バリアフリー（barrier-free） 205p
ハル（Hull, C.） 158p
バルテス（Baltes, P. B.） 160p |

| ヒ | ピアジェ（Piajet, J.） 170p
ピープショウ検査（peep-show test） 114p
ビネー（Binet, A） 118p
ビネー式知能検査（Binet's intelligence scale） 118p |

| フ | フィードバック・リンク（feedback link） 19p
プレゼンテーション（presentation） 246p
フロイト（Freud, S.） 169p
プロソディ（prosody） 230p |

| ホ | ポインティング課題（pointing task） 148p |

| マ | マッチング課題（matching task） 150p |

| モ | モーラ（mora） 229p |

| ユ | ユニバーサルデザイン（universal design） 206p |

| ロ | ローマ数字（Roman numerals） 55p
ロゴジェンモデル（logogen model） 141p
ロジャース（Rogers, C. R.） 197p
ロナルド・メイス（Ronald L. Mace） 206p |

| ワ | ワトソン（Watson, J. B.） 158p |

| い | 閾値（threshold） 104p
医師法（Medical Practitioners Act） 341p
遺伝相談・遺伝カウンセリング（genetic counseling） 209p
医療法（Medical Care Act, Medical Service Law） 340p
医療保険（medical insurance, health insurance） 335p
引用文献（reference） 43p |

**う** 運動発達（motor development） 176p

**え** 嚥下造影（videofluoroscopic examination of swallowing ; VF） 316p
嚥下内視鏡（videoendoscopic examination of swallowing ; VE） 324p

**お** 音圧レベル（sound pressure level ; SPL） 91p
音韻表記（phonological transcription） 30p
音声学（phonetics） 227p
音声言語機能の評価 131p
音声表記（phonetic transcription） 27p

**か** 改訂水飲みテスト（modified water swallowing test ; MWST） 314p
解剖学（anatomy） 251p
学習（learning） 142
学術講演会・学術集会（academic meeting ; academic conference） 244p
拡大・代替コミュニケーション（augmentative and alternative communication ; AAC） 219p
学力偏差値（academic standard-score） 78p
加減乗除（addition, subtraction, multiplication and division） 63p
下降系列（descending series） 106p
加重平均（weighted mean） 78p
学会（academic society） 244p
活動電位（action potential） 264p
感音系（sensorineural hearing system） 282p
感覚（sensation） 279p
間隔尺度（interval scale） 84p
感覚モダリティ（sense modality） 280p
感覚レベル（sensation level） 95p
環境閾値説 158p
関係法規（related laws and regulations） 337p
観察法（observational method） 117p
感情（feeling, affection） 196p
関数（function） 70p
漢数字（Chinese numeral） 55p
鑑別（differentiation） 125p
鑑別診断（differential diagnosis） 125p

**き** 記憶（memory） 139p
幾何平均（geometric mean, geometrical mean） 78p
記号（sign） 223p
記述統計学（descriptive statistics） 70p
記数法（numeral system） 56p
帰無仮説（null hypothesis） 70p
虐待（abuse） 204p
強化刺激（reinforcing stimulus） 145p
強化子（reinforcer） 145p
局所解剖学（topographic anatomy） 252p
極限法（method of limits） 106p
記録の取り方（実習日誌やカルテの記載法、各種の記号システム） 145p

**け** 系統解剖学（systematic anatomy） 251p
結果（result） 45p
結語（conclusion） 45p
検査（test） 102p
検査バッテリー（test battery） 102p
研究活動（research activities） 243p
研究論文（research paper） 42p
言語（language） 221p
言語学（linguistics） 226p
言語聴覚障害の診断 17p
言語的コミュニケーション（verbal communication） 216p
言語発達（development of speech and language） 179p
言語病理学的診断（speech pathological diagnosis） 124p
言語聴覚士法（Speech-Language Hearing Therapists Act） 337p

**こ** 交感神経系（sympathetic nervous system） 270p
口腔構音器官（声道）（vocal tract） 306p
考察（discussion） 45p
高次脳機能（higher brain function） 234p
恒常法（constant method） 107p
行動（behavior） 136p
国際音声記号（International Phonetic Alphabet；IPA） 28p
国際単位系（International System of Units；SI） 85p
国際標準化機構（International Organization for Standardization；ISO） 88p
語用論（pragmatics） 220p

**さ** 再評価（reassessment） 131p
索引（index） 36p
雑誌（journal） 35p
査読（peer review） 42p
算術平均（arithmetic mean, arithmetical mean） 78p
酸素飽和度測定 316p
散布度（dispersion） 74p

**し** 子音（consonant） 28p
歯科医師法（Dental Practitioners Act） 341p
視覚強化式聴力検査（visual reinforcement audiometry；VRA） 108p
視覚的アナログ尺度（visual analog scale；VAS） 107p
自己決定（self-determination） 198p
字書・字典（dictionary, Chinese character dictionary） 39p
辞書・辞典（dictionary） 39p
指数（exponent） 68p
実験法（experimental method） 117p
失行（apraxia） 235p
実数（real number） 60p
失認（agnosia） 236p
事典（encyclopedia） 39p
社会啓発 187p
社会福祉（social welfare） 331p
社会福祉関係法規 331p
尺度（scale, measure） 83p

347

尺度水準（level of scale） 83p
純音聴力検査（pure tone audiometry） 79p
順序尺度（ordinal scale） 83p
障害者総合支援法 339p
生涯発達（life-span development） 160p
条件詮索反応聴力検査（conditioned orientation response audiometry ; COR） 108p
上昇系列（ascending series） 106p
小数（decimal, decimal fraction） 61p
情報処理モデル（information processing model） 141p
常用対数（common logarithm） 66p
食物テスト（フードテスト） 315p
書籍（book） 35p
序論（introduction） 45p
自律神経系（autonomic nervous system ; ANS） 270p
神経画像検査（neuroimaging test） 272p
神経系（nervous system） 263p
神経生理学的検査（neurophysiological examination） 272p
身体障害者手帳（physically disabled certificate） 333p
診断（diagnosis） 123p
診断基準（diagnostic criteria） 125p
信頼性（reliability） 100p
心理検査・心理テスト（psychological test） 119p

す　図（figure） 47p
遂行機能（executive function） 236p
推測統計学（inferential statistics） 70p
数式（numerical formula） 69p
数直線（number line） 63p

せ　成熟優位説 158p
正常発達（normal development） 183p
精神作用としてのシンボル機能の獲得 177p
精神障害者保健福祉手帳（mental disability certificate, certificate of the mentally disabled） 334p
精神物理学的測定法（psychophysical methods） 106p
整数（integer） 60p
成長（growth） 161p
正の強化刺激（positive reinforcing stimulus） 145p
精密検査（detailed examination） 316p
生理学（physiology） 257p
摂食嚥下 312p
摂食嚥下器官 311p
摂食嚥下障害（dysphagia） 313p
接頭語・接頭辞（prefix） 88p
全数調査（complete survey） 70p
専門用語（technical term） 25p

そ　騒音レベル（sound level） 94p
相互作用説 160p
相乗平均（multiply mean） 78p
測定（measurement） 99p

索引

348

**た** 代表値（average） 71p
対立仮説（alternative hypothesis） 71p
妥当性（validity） 100p
単位（unit） 87p
単位記号（unit symbol） 87p
単純平均（simple arithmetic mean） 79p

**ち** 知覚（perception） 279p
知能検査・知能テスト（intelligence test） 118p
知能指数（intelligence quotient ; IQ） 134p
知能偏差値（intelligence standard score ; ISS） 78p
注意（attention） 138p
中枢神経系（central nervous system ; CNS） 267p
聴覚閾値（auditory threshold） 93p
聴覚器（auditory organ） 287p
聴覚系（auditory system） 282p
聴覚障害（hearing disorder, hearing impairment） 290p
聴覚中枢（auditory center, acoustic center） 287p
聴覚伝導路・聴覚上行路・聴覚路（auditory pathway, acoustic pathway） 287p
聴力レベル（hearing level ; HL） 93p
調整法（method of adjustment） 106p

**て** 定型発達（typical development） 183p
哲学（philosophy） 201p
伝音系（sound conduction system） 282p

**と** 統計学（statistics） 70p
統計的仮説検定（statistical hypothesis testing） 70p
頭字語（acronym） 30p
図書館（library） 50p

**に** 日本工業規格（Japanese Industrial Standards ; JIS） 89p
日本工業標準調査会（Japanese Industrial Standards Committee ; JISC） 88p
乳幼児聴覚検査 111p
認知（cognition） 138p
認知モデル（cognitive model） 141p

**の** 脳神経（cranial nerve） 269p
脳損傷性の情動の障害 237p
脳波（electroencephalogram ; EEG） 272p

**は** 罰（punishment） 145p
発声発語器官 297p
発達（development） 157p
発達支援 186p
発達指数（developmental quotient ; DQ） 136p
発達障害（developmental disorder） 183p
発達スクリーニングと発達評価 166p
発達遅滞（developmental retardation） 186p

349

発達の歪み　186p
発達の里程標（マイルストーン）（mile stone）　164p
発達理論　169p
範囲・レンジ（range）　74p
汎化（generalization）　140p
反復唾液嚥下テスト（repetitive saliva swallowing test ; RSST）　313p
凡例（introductory notes, explanatory notes）　41p

ひ　非言語的コミュニケーション（non-verbal communication）　216p
比尺度・比率尺度・比例尺度（ratio scale）　84p
表（table）　47p
評価（assessment）　131p
評価法（assessment method, evaluation method）　131p
表記法（orthography, notational system）　25p
標準偏差（standard deviation）　75p
標本（sample）　77p
標本調査（sampling survey）　77p
病理学（pathology）　257p
比率IQ（ratio IQ）　134p

ふ　副交感神経系（parasympathetic nervous system）　270p
輻輳説　158p
不偏分散（unbiased estimate of population variance）　74p
文献（literature）　42p
文献検索（document retrieval）　49p
文献データベース（bibliographic database）　49p
文献リスト・文献一覧（bibliography）　43p
分散（variance）　74p
分数（fraction）　62p

へ　平均値（mean）　78p
偏差IQ（deviation IQ）　134p
偏差値（deviation）　78p

ほ　母音（vowel）　28p
報酬（reward）　145p
報酬点数（medical remuneration points）　335p
方法（method）　45p
保健師助産師看護師法（Act on Public Health Nurses, Midwives and Nurses）　342p
補充現象（recruitment phenomenon）　95p
母集団（population）　77p

ま　末梢神経系（peripheral nervous system ; PNS）　266p

め　名義尺度（nominal scale）　83p

も　問題志向型記録法（problem oriented medical record ; POMR）　146p

**ゆ** 有意水準（level of significance） 71p

**よ** 要約（summary） 46p
予稿集・抄録集（proceeding） 245p

**り** 理学療法士及び作業療法士法（Physical Therapists and Occupational Therapists Act） 342p
療育手帳（rehabilitation certificate） 335p
倫理（ethics） 200p

**る** 累乗（power） 68p

**ろ** 論文（paper, article） 42p
論文の構成 45p

**A** A 特性周波数重み付け音圧レベル（A-weighted sound pressure level） 94p

**E** EBM・根拠に基づく医療（evidence based medicine ; EBM） 210p

**S** SISI 検査（short increment sensitivity index test） 95p
SI 接頭語（SI prefix） 87p


**英数字**

**A** augmentative and alternative communication ; AAC（拡大・代替コミュニケーション） 219p
abstract（アブストラクト） 46p
abuse（虐待） 204p
academic meeting ; academic conference（学術講演会・学術集会） 244p
academic society（学会） 244p
academic standard-score（学力偏差値） 78p
accent（アクセント） 231p
acronym（頭字語） 30p
Act on Public Health Nurses, Midwives and Nurses（保健師助産師看護師法） 342p
action potential（活動電位） 264p
addition, subtraction, multiplication and division（加減乗除） 63p
agnosia（失認） 236p
alternative hypothesis（対立仮説） 71p
anatomy（解剖学） 251p
apraxia（失行） 235p
Arabic numerals（アラビア数字） 55p
arithmetic mean, arithmetical mean（算術平均） 78p
ascending series（上昇系列） 106p
assessment method, evaluation method（評価法） 131p
assessment（評価） 131p
attention（注意） 138p
auditory center, acoustic center（聴覚中枢） 287p
auditory organ（聴覚器） 287p

auditory pathway, acoustic pathway（聴覚伝導路・聴覚上行路・聴覚路） 287p
auditory system（聴覚系） 282p
autonomic nervous system ; ANS（自律神経系） 270p
average（代表値） 71p
A-weighted sound pressure level（A特性周波数重み付け音圧レベル） 94p

**B** Baltes, P. B.（バルテス） 160p
barrier-free（バリアフリー） 205p
behavior（行動） 136p
bibliographic database（文献データベース） 49p
bibliography（文献リスト・文献一覧） 43p
Binet, A（ビネー） 118p
Binet's intelligence scale（ビネー式知能検査） 118p
book（書籍） 35p

**C** central nervous system ; CNS（中枢神経系） 267p
Chandler, M（チャンドラー） 160p
Chinese numeral（漢数字） 55p
cognition（認知） 138p
cognitive model（認知モデル） 141p
co-medical（コ・メディカル） 209p
common logarithm（常用対数） 66p
communication（コミュニケーション） 215p
conditioned orientation response audiometry ; COR（条件詮索反応聴力検査） 108p
consonant（子音） 28p
constant method（恒常法） 107p
counseling' counselling（カウンセリング） 197p
cranial nerve（脳神経） 269p

**D** decibel ; dB（デシベル） 90p
decimal, decimal fraction（小数） 61p
Dental Practitioners Act（歯科医師法） 341p
descending series（下降系列） 106p
descriptive statistics（記述統計学） 70p
development（発達） 157p
developmental disorder（発達障害） 183p
developmental quotient ; DQ（発達指数） 136p
developmental retardation（発達遅滞） 186p
deviation（偏差値） 78p
deviation IQ（偏差IQ） 134p
diagnosis（診断） 123p
diagnostic criteria（診断基準） 125p
dictionary（辞書・辞典） 39p
dictionary, Chinese character dictionary（字書・字典） 39p
differential diagnosis（鑑別診断） 125p
dispersion（散布度） 74p
document retrieval（文献検索） 49p

**E** encyclopedia（事典） 39p
Erikson, E. H.（エリクソン） 169p
ethics（倫理） 200p

evidence based medicine ; EBM（EBM・根拠に基づく医療）　210p
executive function（遂行機能）　236p
experimental method（実験法）　117p
exponent（指数）　68p

**F**　feedback link（フィードバック・リンク）　19p
feeling・affection（感情）　196p
figure（図）　47p
fraction（分数）　62p
Freud, S.（フロイト）　169p
function（関数）　70p

**G**　generalization（汎化）　140p
genetic counseling（遺伝相談・遺伝カウンセリング）　209p
geometric mean, geometrical mean（幾何平均）　78p
Grice, P（グライス）　189p
growth（成長）　161p
Guyatt, G（ガイアット）　210p

**H**　Havighurst, R. J.（ハヴィガースト）　173p
hearing disorder, hearing impairment（聴覚障害）　290p
hearing level ; HL（聴力レベル）　93p
higher brain function（高次脳機能）　234p
Hull, C.（ハル）　158p

**I**　index（索引）　36p
inferential statistics（推測統計学）　70p
information processing model（情報処理モデル）　141p
informed consent（インフォームド・コンセント）　202p
integer（整数）　60p
intelligence standard score ; ISS（知能偏差値）　78p
intelligence test（知能検査・知能テスト）　118p
International Organization for Standardization ; ISO（国際標準化機構）　88p
International Phonetic Alphabet ; IPA（国際音声記号）　28p
intelligence quotient ; IQ（知能指数）　134p
International System of Units ; SI（国際単位系）　85p
interval scale（間隔尺度）　84p
intonation（イントネーション）　233p
introductory notes, explanatory notes（凡例）　41p

**J**　Japanese Industrial Standards Committee ; JISC（日本工業標準調査会）　88p
Japanese Industrial Standards ; JIS（日本工業規格）　89p
journal（雑誌）　35p

**K**　key word（キイワード）　46p

**L**　language（言語）　221p
learning（学習）　142p
level of scale（尺度水準）　83p
level of significance（有意水準）　71p

library（図書館） 50p
life-span development（生涯発達） 160p
linguistics（言語学） 226p
literature（文献） 42p

**M** matching task（マッチング課題） 150p
mean（平均値） 78p
measurement（測定） 99p
Medical Care Act, Medical Service Law（医療法） 340p
medical insurance, health insurance（医療保険） 335p
Medical Practitioners Act（医師法） 341p
medical remuneration points（報酬点数） 335p
memory（記憶） 139p
mental disability certificate, certificate of the mentally disabled（精神障害者保健福祉手帳） 334p
method of adjustment（調整法） 106p
method of limits（極限法） 106p
mile stone（発達の里程標（マイルストーン）） 164p
modified water swallowing test ; MWST（改訂水飲みテスト） 314p
mora（モーラ） 229p
multiply mean（相乗平均） 78p

**N** nervous system（神経系） 263p
neuroimaging test（神経画像検査） 272p
neuron（ニューロン） 261p
neurophysiological examination（神経生理学的検査） 272p
nominal scale（名義尺度） 83p
non-verbal communication（非言語的コミュニケーション） 216p
normal development（正常発達） 183p
null hypothesis（帰無仮説） 70p
number line（数直線） 63p
numeral system（記数法） 56p
numerical formula（数式） 69p

**O** observational method（観察法） 117p
ordinal scale（順序尺度） 83p
orthography, notational system（表記法） 25p

**P** paper, article（論文） 42p
pathology（病理学） 257p
Pavlov, I（パブロフ） 177p
peep-show test（ピープショウ検査） 114p
perception（知覚） 279p
peripheral nervous system ; PNS（末梢神経系） 266p
personality（パーソナリティ） 195p
philosophy（哲学） 201p
phonetic transcription（音声表記） 27p
phonetics（音声学） 227p
phonological transcription（音韻表記） 30p
Physical Therapists and Occupational Therapists Act（理学療法士及び作業療法士法） 342p
physically disabled certificate（身体障害者手帳） 333p
physiology（生理学） 257p

Piajet, J.（ピアジェ）　170p
pointing task（ポインティング課題）　148p
population（母集団）　77p
positive reinforcing stimulus（正の強化刺激）　145p
power（累乗）　68p
pragmatics（語用論）　220p
prefix（接頭語・接頭辞）　88p
presentation（プレゼンテーション）　246p
problem oriented medical record；POMR（問題志向型記録法）　146p
proceeding（予稿集・抄録集）　245p
prosody（プロソディ）　230p
psychological test（心理検査・心理テスト）　119p
psychophysical methods（精神物理学的測定法）　106p
punishment（罰）　145p
punit symbol（単位記号）　87p

Q　quality of life；QOL（クオリティ・オブ・ライフ）　202p

R　range（範囲・レンジ）　74p
ratio IQ（比率 IQ）　134p
ratio scale（比尺度・比率尺度・比例尺度）　84p
real number（実数）　60p
reassessment（再評価）　131p
recruitment phenomenon（補充現象）　95p
reference（引用文献）　43p
rehabilitation certificate（療育手帳）　335
reinforcer（強化子）　145p
reinforcing stimulus（強化刺激）　145p
related laws and regulations（関係法規）　337p
reliability（信頼性）　100p
repetitive saliva swallowing test；RSST（反復唾液嚥下テスト）　313p
research activities（研究活動）　243p
reward（報酬）　145p
Rogers, C. R.（ロジャース）　197p
Roman numerals（ローマ数字）　55p
Ronald L. Mace（ロナルド・メイス）　206p

S　Sackett, D. L.（サケット）　210p
Sameroff, A（サメロフ）　160p
sample（標本）　77p
Saussure, F. de（ソシュール）　223p
scale, measure（尺度）　83p
Scammon, R E,（スキャモン）　161p
screening test（スクリーニング検査・選別検査）　103p
second opinion（セカンドオピニオン）　203p
self-determination（自己決定）　198p
sensation level（感覚レベル）　95p
sensation（感覚）　279p
sense modality（感覚モダリティ）　280p
sensorineural hearing system（感音系）　282p
shema（シェマ（スキーマ））　170p

short increment sensitivity index test（SISI 検査） 95p
SI prefix（SI 接頭語） 87p
sign（記号） 223p
Simon, T.（シモン） 118p
simple arithmetic mean（単純平均） 79p
single photon emission computed tomoggraphy；SPECT（スペクト） 274p
social welfare（社会福祉） 331p
sound conduction system（伝音系） 282p
sound level（騒音レベル） 94p
sound pressure level；SPL（音圧レベル） 91p
speech chain（スピーチ・チェイン（話しことばの鎖）） 15p
speech pathological diagnosis（言語病理学的診断） 124p
Speech-Language Hearing Therapists Act（言語聴覚士法） 337p
standard deviation（標準偏差） 75p
statistical hypothesis testing（統計的仮説検定） 70p
statistics（統計学） 70p
Stern, W.（シュテルン） 118p
summary（要約） 46p
systematic anatomy（系統解剖学） 251p

**T** table（表） 47p
technical term（専門用語） 25p
Terman, L. M.（ターマン） 118p
test（検査） 102p
test battery（検査バッテリー） 102p
threshold（閾値） 104p
Tolman, E. C.（トールマン） 158p
topographic anatomy（局所解剖学） 252p
typical development（定型発達） 183p

**U** unbiased estimate of population variance（不偏分散） 74p
unit（単位） 87
universal design（ユニバーサルデザイン） 206p

**V** validity（妥当性） 100p
variance（分散） 74p
videoendoscopic examination of swallowing；VE（嚥下内視鏡） 324p
verbal communication（言語的コミュニケーション） 216p
videofluoroscopic examination of swallowing；VF（嚥下造影） 316p
visual analog scale；VAS（視覚的アナログ尺度） 107p
visual reinforcement audiometry；VRA（視覚強化式聴力検査） 108p
vowel（母音） 28p

**W** Watson, J. B.（ワトソン） 158p
Wechsler, D.（ウェクスラー） 118p
weighted mean（加重平均） 78p

## 頭字語

**A**  AAC　219p
　　  ANS　270p

**C**  CNS　267p
　　  COR　108p

**D**  dB　90p
　　  DQ　136p

**E**  EBM　210p
　　  EEG　272p

**H**  HL　93p

**I**  IPA　28p
　　  IQ　134p
　　  ISO　88p
　　  ISS　78p

**J**  JIS　89p
　　  JISC　88p

**M**  MWST　314p

**P**  PNS　266p
　　  POMR　146p

**Q**  QOL　202p

**R**  RSST　313p

**S**  SI　87p
　　  SPECT　274p
　　  SPL　91p

山田 弘幸　（九州保健福祉大学　保健科学部　特任教授）

阿部 晶子　（国際医療福祉大学　保健医療学部）

飯干 紀代子　（志學館大学　人間関係学部）

池野 雅裕　（川崎医療福祉大学　医療技術学部）

太田 栄次　（九州保健福祉大学　保健科学部）

北風 祐子　（日本福祉リハビリテーション学院　言語聴覚学科）

斉藤 吉人　（弘前医療福祉大学　保健学部）

福永 真哉　（川崎医療福祉大学　医療技術学部）

吉村 貴子　（京都学園大学　健康医療学部）

---

## 言語聴覚療法習得のための必須基礎知識

2015年10月1日　初版第1刷　発行

編　著　山田 弘幸
　　著　阿部 晶子　飯干 紀代子
　　　　池野 雅裕　太田 栄次
　　　　北風 祐子　斉藤 吉人
　　　　福永 真哉　吉村 貴子
発行者　鈴木弘二
発行所　株式会社エスコアール
　　　　千葉県木更津市畑沢 2-36-3
電　話　販売　0438-30-3090　FAX　0438-30-3091
　　　　編集　0438-30-3092
印刷所　平河工業社

乱丁・落丁本につきましては弊社にて交換いたします。

©Hiroyuki Yamada, Masako Abe, Kiyoko Iiboshi, Masahiro Ikeno, Eiji ota, Yuuko Kitakaze, Yoshito Saito, Shinya Fukunaga, Takako Yoshimura 2015
ISBN 978-4-900851-77-1